W0191168

Falk Stirkat

ICH KAM, SAH UND INTUBIERTE

WAHNWITZIGES UND NACHDENKLICHES AUS DEM LEBEN EINES NOTARZTES

SCHWARZKOPF & SCHWARZKOPF

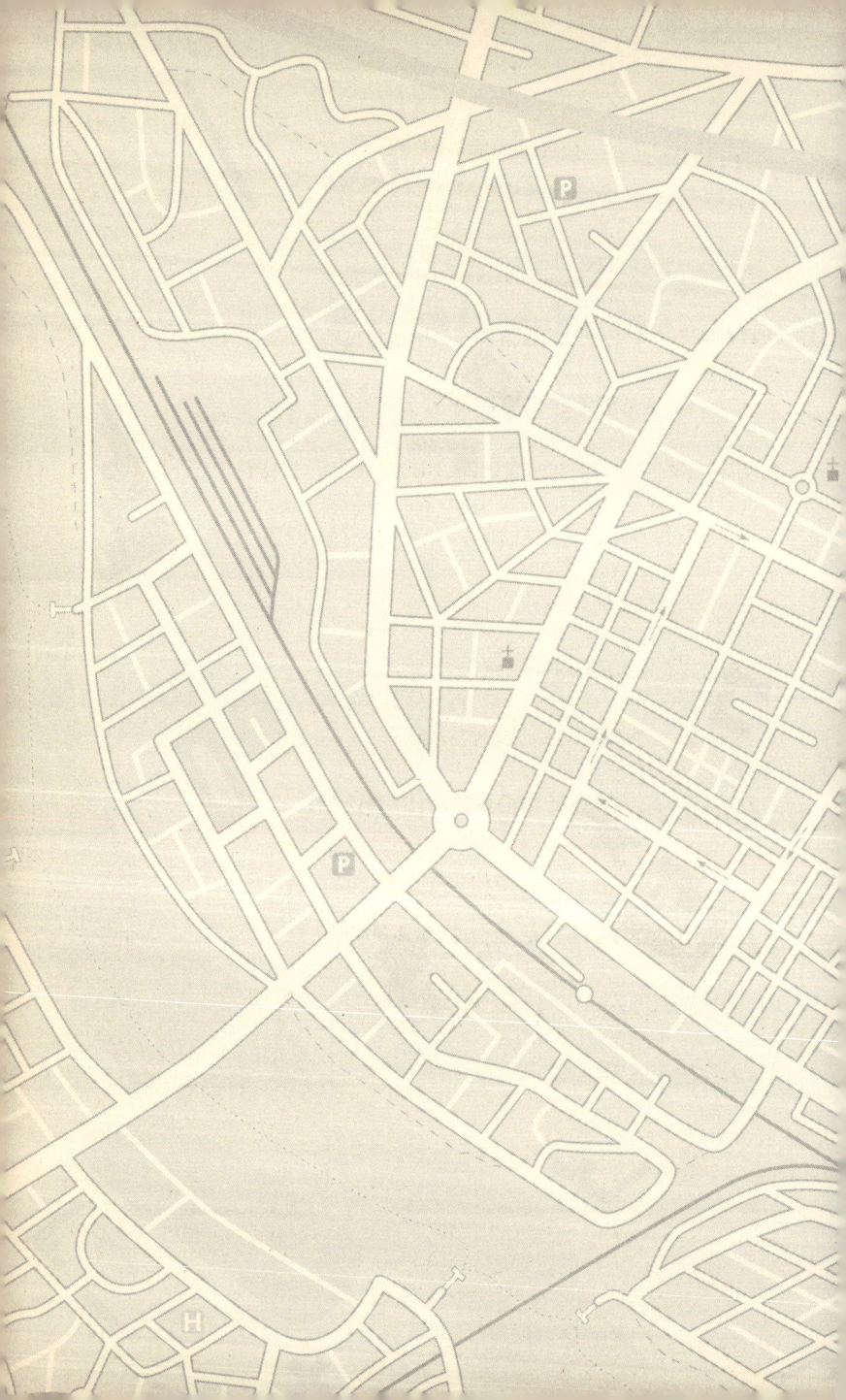

Inhalt

Von vergessenen Schicksalen

VORWORT

Nachdem ich eine Zeit lang im Beruf des Notarztes gearbeitet hatte, wurde mir klar, dass all die menschlichen Schicksale und Geschichten, denen ich tagtäglich begegne, eine Gemeinsamkeit haben: Sie verschwinden, auf billiges Papier gepresst und als Protokoll deklariert, in Ordnern und vergilben dort vor sich hin.

All die Dramatik eines Notarzteinsatzes endet an dem Punkt, an dem die letzte Unterschrift unter das letzte Protokoll gesetzt wurde und das Team in ein neues Abenteuer startet. Dabei gäbe es manchmal so einiges zu erzählen. Ob es sich um Situationen handelt, in denen wir um Menschenleben kämpfen, oder um ganz alltägliche Dinge: Zwei Wochen auf einer Rettungswache bieten genug Stoff für einen ganzen Film – oder eben ein Buch.

Egal, wie skurril oder gefährlich die Situationen sind, die Menschen dazu bringen, einen Notruf abzusetzen, wir müssen ruhig und sachlich bleiben. Ohne Wenn und Aber. Denn wir sind für Notleidende oft die letzte Instanz. Egal, wo das Schicksal zuschlägt – wir fahren hin. Und erleben erschütternde, furchtbare, manchmal aber auch schöne oder lustige Geschichten. Wenn mein Team und ich am Morgen im Gemeinschaftsraum sitzen, sprechen wir nicht selten über die Einsätze, die uns am meisten beschäftigen. Oft sind diese Begebenheiten so unglaublich, dass es einer Verschwendung gleichkäme, sie nicht auch mit einem größeren Publikum zu teilen.

Mein Onkel sagte einst zu mir: »Du spielst jeden Tag Armdrücken mit dem Tod. Und manchmal gewinnst du!« Genau so möchte ich meinen Beruf sehen.

Ziel dieses Buches ist es, Ihnen einen Einblick in den wahrscheinlich abwechslungsreichsten Job der Welt zu geben. Denn Notärzte leben am Limit. Ich gehe jeden Morgen zur Arbeit, ohne zu wissen, was mich erwartet. Vielleicht werde ich ein Leben retten, vielleicht aber auch eines verlieren. Oft müssen mein Team und ich mit den unmöglichsten Situationen fertig werden. Manchmal reicht es, den Patienten zu beruhigen oder ihm gut zuzureden, um seine Welt wieder ins Lot zu bringen, manchmal sind Mut und viel medizinischer Sachverstand gefragt.

Doch eines bleibt immer: die Erkenntnis, dass unser Leben unendlich wertvoll ist und dass oft nur wenige Augenblicke über Glück oder Leid entscheiden.

Dass alle Namen und Orte geändert und manche Begebenheiten zur Wahrung der Anonymität aller Beteiligten abgewandelt wurden, versteht sich in einem Beruf, der vom Vertrauen des Patienten gegenüber dem Arzt lebt, von selbst. Sollten trotzdem irgendwelche Ähnlichkeiten auftreten, so ist das reiner Zufall.

Herzlich
Ihr Falk Stirkat

1

Notarzt, Assistent und Disponent

EIN RICHTIG GUTES TEAM

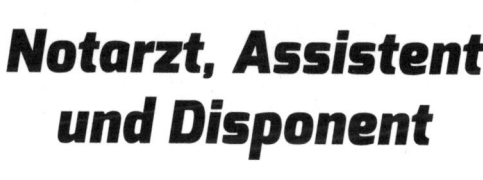

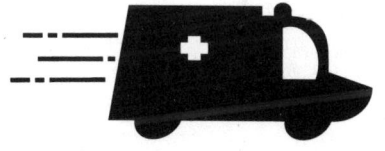

Können Sie sich noch an Ihren ersten Arbeitstag erinnern? Ich schon. Ich hatte Glück, denn es war alles in allem kein besonders ereignisreicher Tag. Ich half einem älteren Mann, der aus drei Metern Höhe von einem Dach gefallen war, und hinderte ein kleines Mädchen daran zu verbluten. Sie war gestolpert und auf ein zerbrochenes Saftglas gefallen, das ihr dann die Pulsadern aufschnitt. Ach ja, und dann war da noch der Mann mit dem Herzinfarkt. Der, den wir nachts um drei gerade noch rechtzeitig in die Klinik gebracht haben, bevor sein Herz endgültig den Geist aufgegeben hätte. Alles in allem ein ruhiger Tag. Zum Glück, denn wer möchte an seinem ersten Arbeitstag schon Stress haben? Man plant doch, erst einmal die neuen Kollegen kennenzulernen und seinen Schrank zu belegen.

Ich habe den meiner Meinung nach schönsten Beruf der Welt. Ich bin Notarzt. Und auf den folgenden Seiten werde ich Ihnen davon berichten, wie weniger ruhige Arbeitstage bei uns aussehen.

*

Sie alle kennen die Situation: Mitten im Berufsverkehr hören Sie plötzlich das Martinshorn und sehen im Rückspiegel einen oder mehrere Wagen mit Blaulicht auf Sie zubrettern. Wie die meisten Menschen – ich werde Ihnen später noch von den Ausnahmen berichten – suchen Sie nun irgendwo eine Lücke, in die Sie Ihr Auto quetschen können, um dem Rettungsdienst freie Bahn zu ermöglichen. Es geht schließlich um Leben oder Tod.

Ein Beispiel: Sie sitzen gerade gemütlich beim sonntäglichen Mittagessen mit Ihren Großeltern. Schon seit einer ganzen Weile haben Sie den Eindruck, dass Ihr Großvater nicht mehr so richtig auf dem Damm ist. Normalerweise ist er immer dynamisch und körperlich aktiv gewesen. Seit einigen Wochen aber hängt ihn seine Frau sogar ab, wenn es nur darum geht, in die Eigentumswohnung im zweiten Stock zu gelangen.

Irgendetwas stimmt nicht, doch jetzt, beim sonntäglichen Familientreff, ist wahrscheinlich nicht der beste Zeitpunkt, das Thema anzusprechen. Das müssen Sie auch nicht, denn just als Ihr Großvater den Nachtisch ins Esszimmer bringt, weicht alle Farbe aus seinem Gesicht, er knickt ein, greift sich mit beiden Händen an die Brust und segelt in halsbrecherischer Geschwindigkeit dem Fußboden entgegen. Während Ihre Großmutter, ebenfalls kreidebleich im Gesicht ob des Debakels auf dem Teppichboden, auf dem sich der gesamte Nachtisch verteilt hat, noch schimpft wie ein Rohrspatz, haben Sie die Situation erfasst, fischen Ihr Handy aus der Hosentasche und wählen die 112.

Weil Ihr Großvater das Glück hat, in Deutschland zu leben, wird es nun weniger als zehn Minuten dauern, bis ihm professionelle Hilfe zuteilwird. In den allermeisten Fällen werden Sie während dieser Zeit von Ihrem Ansprechpartner am anderen Ende der Leitung betreut und in die Maßnahmen zur Ersten Hilfe eingewiesen. Deutschland, und darauf können wir stolz sein, verfügt über eines der besten Rettungssysteme der Welt – meiner Meinung nach sogar über das beste.

Sofort nachdem Sie den Notruf abgesetzt haben, werden Sie mit der Integrierten Rettungsleitstelle verbunden. Hier arbeiten kompetente Feuerwehrleute oder Rettungsassistenten, die über eine langjährige praktische Erfahrung verfügen und dafür verantwortlich sind, die Lage bei Ihnen im Wohnzimmer richtig einzuschätzen.

Der Mitarbeiter wird Sie nun viele Dinge fragen, die Ihnen in diesem Moment wahrscheinlich als vollkommen irrelevant erscheinen, das weitere Schicksal ihres Großvaters aber maßgeblich beeinflussen. Während Sie ihm in mehr oder weniger panischem Tonfall genau das Gleiche sagen, was er täglich von Dutzenden verzweifelten Menschen zu hören bekommt, nämlich: »Kommen Sie schnell, meinem Großvater geht es schlecht«, wird er versuchen, durch eine gezielte Befragung detailliertere Informationen zu erlangen, die er dann an das Rettungsteam weitergeben kann.

Nichtsdestotrotz – das Telefonat dauert Ihnen zu lange. Ihr Puls rast und auch Sie fangen an zu schwitzen. Aber nicht, weil Sie einen Herzinfarkt haben, sondern weil Ihnen das Gequatsche gründlich auf die Nerven geht. Eigentlich könnte die Ambulanz doch schon lange unterwegs sein. Die Fragerei hält doch nur auf!

Ich kann Sie beruhigen: Was die meisten Menschen als eine Ewigkeit sinnlosen Austausches von Daten empfinden, dauert meist nicht länger als eine halbe Minute. Einem Menschen, der seine Angehörigen oder sich selbst in höchster Not sieht, kommt natürlich auch diese Zeit wie eine Ewigkeit vor. Die Informationen, die der Disponent durch seine Fragen erlangt, sind allerdings von absoluter Notwendigkeit. So schließt er in Ihrem Fall aus der kurzen Befragung, dass es schlimm um Ihren Großvater steht, und schickt Ihnen ein vollständiges Rettungsteam.

Das bedeutet im Einzelnen, dass gerade zwei Autos zu Ihnen unterwegs sind: das Notarzteinsatzfahrzeug, kurz NEF, und ein Rettungswagen, kurz RTW. Besetzt sind die beiden Fahrzeuge mit mindestens drei professionellen Rettungsassistenten – und einem Notarzt. Denn weil der Leitstellendisponent bei dem, was Sie ihm über die Beschwerden Ihres Großvaters gesagt haben, davon ausgehen muss, dass hier etwas wirklich ganz und gar nicht stimmt, schickt er eben nicht nur einen RTW, sondern auch gleich den Notarzt mit zu Ihrem Großvater.

Der ist mittlerweile nicht mehr bei Bewusstsein. Vom Erste-Hilfe-Kurs, den Sie irgendwann einmal besucht haben, wissen Sie noch, dass man Menschen, die ohne Bewusstsein sind, aber noch atmen, in die sogenannte stabile Seitenlage bringen muss, damit sie nicht an ihrem eigenen Erbrochenen ersticken. Und das tun Sie. Denn Ihr Großvater atmet noch. Und so sitzen Sie da. Auf dem Boden neben Ihrem hilflosen Großvater und versuchen, ihm zu helfen und gleichzeitig Ihre völlig aufgelöste Großmutter zu beruhigen. Und das, wo Sie selbst jemanden bräuchten, der Ihnen gut zuredet.

In vielen anderen Ländern der Welt wäre das jetzt das Ende der Reise für Ihren Großvater, denn was sich da in seinem Körper gerade abspielt, wird ihn ohne sofortige medizinische Hilfe binnen weniger Minuten töten. Obwohl die Rettungskräfte nicht einmal fünf Minuten brauchen, bis sie mit grell heulendem Martinshorn bei Ihnen vorfahren, kommt Ihnen die Zeit des Wartens wieder vor wie eine Ewigkeit, und Sie sind langsam genervt. Eine Ewigkeit am Telefon, noch mal eine Ewigkeit warten – das macht gleich zwei Ewigkeiten, und Ihr Großvater braucht *jetzt* einen Arzt und nicht irgendwann. Als Sie auf die Uhr schauen, sind Sie ganz überrascht, weil Ihnen auffällt, dass seit Ihrem Notruf noch keine drei Minuten vergangen sind.

Und dann geht alles ganz schnell. Ihre Wohnung wird gestürmt von vier Menschen in roten oder blauen Uniformen, die sich Ihnen zwar vorstellen, aber wie sollen Sie sich jetzt Namen merken. Einer von ihnen bittet Sie freundlich, aber bestimmt, das Feld zu räumen, während sich die anderen um Ihren Großvater kümmern. Und Sie fühlen sich machtlos – was Sie in dieser Situation auch sind. Jetzt heißt es Vertrauen haben. Vertrauen in die Männer vom Rettungsdienst und in den Notarzt.

So, nun wissen Sie schon mal, was auf Sie zukommt, wenn Sie den Notruf wählen. Ich wünsche Ihnen, dass Sie nie in eine solche Situation kommen werden, aber wenn doch, dann können Sie beruhigt sein, weil Sie wissen, dass jemand Ihnen helfen wird!

*

Wie Sie gleich sehen werden, wird ein Notarztanwärter ordentlich auf die Durchführung seiner verantwortungsvollen Tätigkeit vorbereitet. Das war auch bei mir so. Nach dem Studium begann ich meine Ausbildung, erst in einer chirurgischen Klinik, dann in einer für Innere Medizin. Zwischendrin arbeitete ich in Notaufnahmen und auf Intensivstationen. Und nach über zwei Jahren ärztlicher

Tätigkeit packte ich meine Sachen sowie meinen Kollegen und besten Freund Josef und wagte gemeinsam mit ihm die lange Zugfahrt von Bayern auf die Insel Sylt, um dort den berühmten Notarztkurs zu absolvieren.

Denn um in Deutschland als Notarzt arbeiten zu dürfen, reicht ein normaler Universitätsabschluss nicht aus. Man muss eine ganze Reihe an zusätzlichen Qualifikationen erlangen und am Ende in den meisten Bundesländern sogar zu einer Prüfung antreten. Erst wenn der angehende Notarzt mindestens zwei Jahre auf einem notfallmedizinischen Gebiet, also beispielsweise in der Chirurgie oder der Inneren Medizin, gearbeitet hat und außerdem eine gewisse Erfahrung in der Betreuung von Intensiv- und Notfallpatienten vorweisen kann, darf er sich als Anwärter auf den Notarztposten auf die Prüfung vorbereiten.

Doch bevor man sich von einem Gremium aus drei oder mehr Kollegen mit Fragen zur Rettung von Menschenleben löchern lässt, ist es Vorschrift, die Grundlagen der Rettungsmedizin in einem ungefähr zehntägigen Kurs aufzufrischen. Der Arzt, der gerade Ihrem Großvater das Leben gerettet hat, wusste also, was er tat, denn er hat sich über zwei Jahre lang auf diese Aufgabe vorbereitet.

Notarztkurse gibt es überall im Land. Sie werden von verschiedenen Organisationen oder Kliniken angeboten. Ich hatte aber gehört, dass man auf der Nordseeinsel das Nützliche mit dem Angenehmen verbinden und neben einer intensiven Ausbildungswoche auch eine Menge Spaß haben kann. Und genau so war es.

Schon die Zugfahrt erwies sich als Abenteuer. Haben Sie schon einmal versucht, sich bei einer komplexen Reise (und um nichts anderes handelt es sich bei einer Fahrt von Bayern nach Sylt) auf die Planung der Bahn zu verlassen? Beim ersten Schild, auf dem ein Maulwurf mit Helm und Schaufel Ihnen sagt, dass Ihr Zug zwar verspätet ist, das aber nur zu Ihrem eigenen Komfort geschieht, bleiben Sie noch tolerant und sagen sich: Na klar, die Strecken müssen ja in Schuss gehalten werden. Wenn Sie dann aber den dritten Zug in

Folge verpassen, kommt Ihnen der blöde Maulwurf nur noch wie ein zynischer Wegweiser zum nächsten Höllentrip vor.

Mit einer Verspätung, die uns einen halben Tag kostete und die Vermieter unserer kleinen Ferienwohnung zwang, bis tief in die Nacht auf uns zu warten, kamen wir endlich müde, aber glücklich auf Sylt an. Neben uns hatten sich ungefähr achtzig andere junge, teils aber auch nicht mehr ganz so junge Ärzte auf den Weg in den Norden gemacht.

Tatsächlich gibt es nämlich auch ältere Kollegen, die sich für eine Karriere als rasender Lebensretter entscheiden, nachdem sie schon viel Erfahrung im Arztberuf gesammelt haben. Einige sind vom Alltag im Krankenhaus so frustriert, dass sie sich nach Alternativen umschauen.

Die Ausbildung auf Sylt war hart. Die Kurse begannen jeden Morgen um neun und zogen sich über den ganzen Tag, teils bis zwanzig, einundzwanzig Uhr, hin. Allerdings bilden sie auch die Basis für unser Handeln am Patienten, und da es in unserem Beruf um Sekunden geht, sollte die Ausbildung natürlich entsprechend fordernd sein. Vierstündige Seminare am Morgen wurden durch praktische Übungen am Nachmittag und Diskussionsrunden bis in den späten Abend ergänzt. All die Dinge, die später für uns wichtig sein würden, konnten in aller Ruhe mit routinierten Rettern besprochen werden. Wir schnallten uns gegenseitig auf Tragen und drehten diese um, sodass der Angeschnallte quasi bauchüber in den Gurten hing, um zu sehen, welch widrigen Verhältnissen ein menschlicher Körper auf einer Trage trotzen kann. Wir trainierten die Reanimation an menschengroßen Puppen und schnitten an einem Abend sogar einen simuliert Eingeklemmten aus einem Auto.

Viele der Lektionen aus dem Kurs konnte ich in meine tägliche Praxis integrieren und ich bin den Ausbildern dafür sehr dankbar. Zwei Anekdoten aus dieser Zeit sind mir besonders in Erinnerung geblieben und zaubern mir auch heute noch ein Schmunzeln auf die Lippen, wenn ich daran denke.

Eines Morgens, irgendwann in der Mitte des Kurses, wurde das Thema Polytrauma behandelt. Als Polytrauma bezeichnen wir ein Krankheitsbild, bei dem ein gesunder Mensch infolge von äußeren Einflüssen zu einem ziemlich ungesunden, teils deformierten Patienten wird. Auf gut Deutsch: Autounfall.

Wir diskutierten, wie wir uns in so einem Fall verhalten mussten, und irgendwann kam die Sprache auf den Umgang mit am Unfallort Verschiedenen. Es ist nämlich wichtig, dass wir als Notärzte uns um die Lebenden kümmern. So schlimm es ist, wenn wir zu einem verbeulten Auto kommen und sehen, dass dessen Insassen tot sind; wir müssen etwas für die tun, die leben, und dürfen den Gefühlen, die sich angesichts des Dramas in uns aufstauen, keinen Platz einräumen. Besonders hart ist das bei Kindern.

Zur Veranschaulichung bekamen wir ein Video von einem Unfall gezeigt, bei dem eine ganze Familie involviert war. Sie mögen das vielleicht furchtbar finden. Wieso muss man sich so etwas denn anschauen? Es ist schlimm genug, dass am Rande von Unfällen so viel gegafft wird, da muss es dazu doch keine Videos geben. Richtig so!

Bedenken Sie aber, was passieren würde, wenn der Notarzt zu einem schlimmen Verkehrsunfall kommt und sich erst einmal um sich selbst kümmern muss, weil er der Situation nicht gewachsen ist. Um das zu vermeiden, müssen wir uns vorher mit den Bildern, die da auf uns zukommen, auseinandersetzen. Und genau das taten wir an diesem Morgen.

Keiner hatte uns gewarnt, und so saßen wir da, mit einem dezenten Völlegefühl vom Frühstück und einem leichten Kater vom Abend zuvor, und warteten auf den angekündigten Film, über dessen Inhalt wir nichts wussten. Sinn des Beitrags war, uns zu schockieren. Und das funktionierte.

Es funktionierte so gut, dass wir in einem besonders spannungsgeladenen Augenblick, als das Auto soeben gegen den Lastwagen geknallt war und die Kamera über die vier Insassen schwenkte – ob einer beziehungsweise wer von ihnen den Unfall überlebt hatte, war unklar –, ein lautes Krachen hörten. Und das kam nicht aus den Boxen der Stereoanlage, sondern von einem Sitzplatz unmittelbar in meiner Nähe.

Einer der Anwesenden hatte die Vorstellung von einer binnen Bruchteilen von Sekunden ausgelöschten Familie nicht ganz so gut wegstecken können, was sein Bewusstsein dazu veranlasste, sich kurz mal auszuklinken, ohne ihn darüber zu informieren.

Wenn Sie sich aussuchen könnten, wo Sie in Ohnmacht fallen, würden Sie dann nicht auch einen Raum voller Ärzte wählen, die gerade die Ausbildung zum Notarzt durchlaufen? Glauben Sie mir, so prickelnd ist das nicht. Der Kursleiter griff sich eine Notfalltasche, von denen ja mehr als genug im Raum herumstanden, stürzte auf den armen Kollegen zu und sprach folgenden denkwürdigen Satz: »Rufen Sie einen Notarzt!«

Nachdem das allgemeine Raunen verstummt war, zog ich mein Handy heraus und rief die 112 an. Ich befürchtete, nicht durchgestellt zu werden, weil wahrscheinlich noch zwanzig andere Kursteilnehmer parallel das Gleich versuchten, aber glücklicherweise wurde ich umgehend mit der Rettungsleitstelle Sylt verbunden.

»Was kann ich für Sie tun?«, fragte der Mann am anderen Ende der Leitung.

Ich erklärte ihm, dass ich Teilnehmer an einem Kurs sei und ein anderer Kollege soeben in Ohnmacht gefallen war.

»Was für ein Kurs ist das denn?«, wollte der Disponent wissen.

»Ein Notarztkurs!«

Schweigen. Nach ein paar Augenblicken fragte er, ob ich von irgendeinem Radiosender sei und ihn verarschen wolle.

Ich versicherte ihm, dass dem keineswegs so war, und bat ihn, so schnell wie möglich den Rettungsdienst zu schicken. Als das Telefonat beendet war, konnte ich sehen, dass der Kollege langsam wieder zu sich kam. So schlimm schien es also nicht zu sein.

Um uns dem Team von achtzig jungen und mitteljungen Ärzten nicht auch noch anschließen zu müssen, gingen Josef und ich nach draußen, um den Notarzt in Empfang zu nehmen. Was glauben Sie, was der für Augen machte, als er in einen Saal voller Ärzte kam, die sich zum Notarzt ausbilden lassen wollten, und ihm klar wurde, dass über achtzig Augenpaare jeden seiner Schritte ganz genau beobachteten. Er tat das einzig Richtige und nahm den Erkrankten mit nach draußen, um ihn und sich vor den neugierigen und, noch schlimmer, überaus hilfswilligen Kollegen in Sicherheit zu bringen.

*

Die andere Geschichte, die ich von Sylt mit nach Hause gebracht habe, hatte uns einer der anwesenden Rettungsassistenten erzählt.

Es ging an diesem Nachmittag um Kinderreanimation und Erste Hilfe bei Kindern. Niemand mag gern über so etwas reden – auch nicht, wenn man gerade die Ausbildung zum professionellen Lebensretter durchläuft. Denn tatsächlich gibt es Notfälle und Kindernotfälle. Wenn der Einsatzmelder heute anspringt und mein Team und mich zu einem großen Autounfall mit vielen Verletzten oder zu einem Mann mit Herzinfarkt schickt, dann bleibe ich auf der Anfahrt zum Notfallort relativ entspannt und unterhalte mich mit dem Rettungsassistenten über das Wetter oder die Erlebnisse vom letzten Wochenende.

Bei einem Kindernotfall ist das ganz anders. Ein Kind in Not stellt für alle noch mal eine größere Herausforderung dar als ein Erwachsener. Woran das liegt, weiß ich nicht. Vielleicht an unserem angeborenen Beschützerinstinkt gegenüber den Kleinsten und Schwächsten unserer Gesellschaft, möglicherweise aber auch daran, dass die meisten von uns weniger Erfahrung mit Kindern haben als mit Erwachsenen. Warum auch immer – wenn es um Kinder geht, herrscht meist angespannte Stille.

Das war auch der Grund, weshalb wir dieser Übungseinheit besonders aufmerksam lauschten. Niemand wollte irgendetwas verpassen, schließlich hätte das in letzter Konsequenz einen Nachteil für einen kleinen Mitmenschen bedeuten können. Der Rettungsassistent führte uns mit einiger Empathie an das Thema heran und versuchte, die Stimmung mit ein paar lustigen Geschichten aufzulockern. So erzählte er uns, als es um das Thema Luftnot bei Kindern ging, von einem Ausflug, den er und seine Familie vor Kurzem ins städtische Kino unternommen hatten.

Der Sohn des Rettungsassistenten war im besten Vorschulalter und sein Vater kaufte ihm, wie sich das gehört, eine Packung dieser leckeren mit Schokolade umhüllten Nüsse, damit er während der Vorstellung etwas zu Naschen hatte.

Kurz nach Beginn des Filmes stieß nun der Filius dem Vater in die Seite, um ihm zu signalisieren, dass irgendetwas nicht ganz in Ordnung war. Was wohl die Untertreibung des Jahrtausends ist, denn als Daddy seinen Sohn böse anschauen und ihn fragen wollte, wieso er ihn denn schon gleich am Anfang des Filmes störte, sah er das blaue Gesicht seines Sprösslings. Eine Nuss hatte die falsche Abzweigung genommen und sich in die Luftröhre verirrt. Was dazu führte, dass diese nach allen Regeln der Kunst blockiert war, sodass die doch nicht ganz unwichtige Luft nicht mehr in die Lungen strömen konnte.

Ohne zu zögern, tat der Vater das, was er tun musste – er nahm den Sohn, umarmte ihn von hinten und drückte in schnellen, regelmäßigen Abständen mit voller Wucht gegen das Zwerchfell des Sprösslings. Als er das fünf Mal getan hatte, schlug er ihm mit voller Wucht auf den Rücken – weitere fünf Mal. Mehr war gar nicht nötig, denn der plötzliche Druckanstieg in der Luftröhre sorgte dafür, dass die Nuss in hohem Bogen nach außen befördert wurde und der Junge wieder atmen konnte. Und alle waren glücklich … Denkste!

Denn was meinen Sie, wie der Kleine reagierte? Na klar, er fing bitterlich an zu weinen. Die anderen Zuschauer im Kino, die keine Ahnung von der Nuss und dem Beruf des Vaters hatten, sahen nur eines: Ein Vater wird von seinem Sohn angestupst, rastet völlig aus und beginnt ihn mitten im Kinosaal aus Leibeskräften zu verprügeln, sodass der Kleine in Tränen ausbricht. Die Aktion sorgte also für einen kollektiven Missmut dem armen Mann gegenüber, der vor seinem geistigen Auge gerade seinen Sohn hatte ersticken sehen und ihm unter Aufbringung all seines Könnens das Leben gerettet hatte. Undankbarkeit ist der Welten Lohn!

Die Familie verließ beschämt das Kino und die Zuschauer hatten am nächsten Tag eine schöne Geschichte zu erzählen. »Stell dir vor, da hat ein Vater mitten in der Kinovorstellung seinen Sohn geschlagen, nur weil der ...«

*

Sie sehen also: Leben retten kann manchmal gefährlicher sein, als Sie denken! Wir professionellen Retter kommen tatsächlich oft in Situationen, in denen wir unseren eigenen Kopf riskieren, obwohl wir das eigentlich nicht tun sollten. Denn für derartige Dinge gibt es schließlich die Polizei. In einigen Bundesländern gibt es mittlerweile sogar Bestrebungen, die Mitarbeiter im Rettungsdienst mit schusssicheren Westen zu bestücken.

Und genau darum soll es im nächsten Kapitel gehen. Nicht um schusssichere Westen natürlich, sondern um die eine oder andere heikle Situation, die ich mit meinem Team erleben musste – einmal auch mit einem ziemlich makaberen Ende.

Zum Schluss des ersten Kapitels möchte ich Sie aber erst noch mit einem kleinen Fun Fact versorgen: Wissen Sie eigentlich, aus welcher Berufsgruppe sich der Rettungsdienst entwickelt hat? Dreimal dürfen Sie raten! Die Begründer unserer Zunft hatten ursprünglich eine ganz andere Aufgabe. Sie wurden gerufen, wenn eigentlich alles zu spät war. Manchmal, ganz selten, mussten die Herren in den schwarzen Anzügen dann aber feststellen, dass ihr Kunde noch gar nicht bereit für das Leichenhaus war, und fuhren ihn stattdessen ins Krankenhaus. Kein Witz! Die ersten Krankentransporte wurden mit Leichenwagen durchgeführt.

Falls Sie schon länger als zwanzig Jahre auf diesem Planeten weilen, dann versuchen Sie sich doch mal zu erinnern, wie die Krankenwagen früher aussahen! Bestand da nicht eine gewisse Ähnlichkeit mit den schwarzen Autos? Man mag es kaum glauben, aber es war wirklich so. Die ersten Rettungsfachkräfte waren Leichenwagenfahrer! Mit den Notärzten verhält es sich ein klein wenig anders. Deren Wurzeln liegen auf dem Schlachtfeld.

Schon im vorletzten Jahrhundert wurde den europäischen Feldherren zunehmend klar, dass es wirtschaftlich und selbstverständlich auch menschlich (wobei dieser Faktor vermutlich eine eher untergeordnete Rolle spielte) sinnvoller war, angeschlagene Soldaten zu behandeln und wieder auf die Beine zu bringen, als sie sterben zu lassen und dann viel Geld in die Ausbildung neuer Killermaschinen stecken zu müssen, die dann ebenfalls wieder auf dem Schlachtfeld ihr Ende finden würden. Also dachte man sich: Wenn der Patient nicht mehr beim Arzt vorstellig werden kann, warum nicht den Arzt zum Patienten bringen? Gesagt, getan. Die Kollegen vom Militär hatten eher wenig Mitspracherecht; sie mussten fortan dafür sorgen, dass nicht nur sie selbst, sondern auch ihre Patienten heil vom Schlachtfeld zurückkehrten.

Und im Prinzip ist es noch immer so. Das Schlachtfeld hat sich zwar gewandelt, aber die Mission ist gleich geblieben: Leben retten und am Leben bleiben.

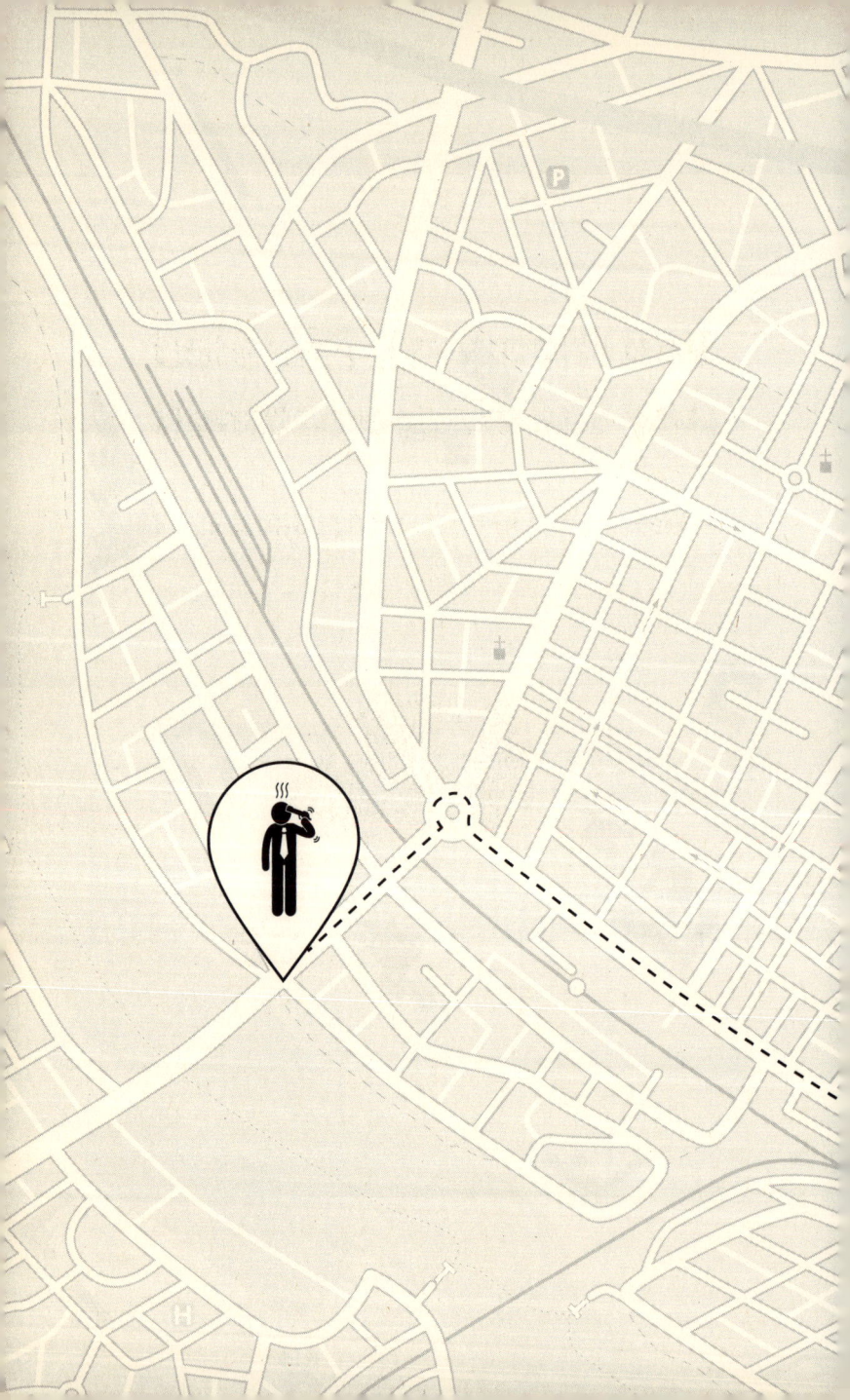

2

Von Messern, Pistolen und Quietscheentchen

WENN LEBEN RETTEN ZUR GEFAHR WIRD

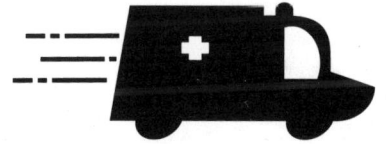

Einer der wichtigsten Merksätze für professionelle Lebens-retter lautet: Bring dich auf keinen Fall selbst in Gefahr. Das ist allerdings leichter gesagt als getan. Denn tatsächlich wissen wir niemals, wo uns der nächste Einsatz hinführt. Die Menschen rufen den Rettungsdienst nicht nur bei physischen, sondern auch bei psychischen Notfällen. Und die können manchmal ziemlich heikel werden. Dann gilt es, zwischen der Rettung des eigenen Lebens und der des Lebens anderer abzuwägen.

Sie haben eingangs schon meinen Freund Josef kennengelernt. Er ist einer von vielen Ärzten, die neben der Rettung akut Erkrankter auch noch andere Dinge im Kopf haben – zum einen ist er nämlich »nebenbei« noch Chirurg, zum anderen hat er eine wunderbare kleine Familie. Da ist es nur allzu verständlich, dass die Arbeit als Notarzt für ihn untergeordnete Priorität hat. Tatsächlich gibt es viele junge Ärzte, die sich beim Rettungsdienst nur ein Zubrot zum mageren Klinikgehalt verdienen. Hauptamtliche Notärzte sind eher selten oder, je nach Struktur des Landesrettungsdienstes, überhaupt nicht anzutreffen. Und für Josef haben, wie gesagt, andere Dinge Priorität. So ist es nicht verwunderlich, dass ich wesentlich früher als er meine Ausbildung abgeschlossen und praktische Erfahrung gesammelt habe.

Eines schönen Tages offenbarte mir Josef, dass er noch einige Einsätze auf dem Notarztwagen brauche, um zur Prüfung zugelassen zu werden. Sie erinnern sich? Um als Notarzt arbeiten zu können, muss man neben dem absolvierten Notarztkurs und einer ganzen Menge klinischer Erfahrung auch eine bestimmte Anzahl lebensrettender Einsätze als Praktikant bei einem geprüften Notarzt vorweisen können. Und genau diese Erfahrung fehlte Josef noch. Theoretisch optimal vorbereitet, galt es für ihn nun, sein Wissen in der Praxis zu vertiefen.

Und so standen wir eines Morgens gemeinsam im Aufenthalts-raum der Notarztwache und übernahmen den Einsatzmelder, in der Hoffnung, ein paar interessante Fälle zu erleben. Wir sollten nicht enttäuscht werden.

Wie üblich, wenn man unbedingt etwas lernen möchte, verging der Vormittag ruhig. Natürlich freuten wir uns darüber, dass niemand in Not geriet. Ich zeigte Josef die Wache, stellte ihn den Kollegen vor und erklärte ihm Technik und Tücken unseres mobilen Krankenhauses. Der Vormittag ging in den Mittag über, und nach dem Essen legten wir uns aufs Ohr, um ein gemütliches Schläfchen zu halten. Normalerweise ist das mittägliche Ruhebedürfnis ein Garant für einen Einsatz; auch wenn den ganzen Tag über rein gar nichts los ist: Man kann sich darauf verlassen, dass der Melder rebelliert, sobald man sich aufs Ohr legen möchte. Aber selbst dieses Naturgesetz war an diesem Tag ausgehebelt.

Josef zweifelte langsam an der Sinnhaftigkeit des »Praktikums«, denn er hatte noch nicht viel praktische Erfahrung sammeln können, als der Melder uns dann doch »endlich« mitteilte, dass irgendwer dringend unsere Hilfe brauchte. Wir schwangen uns ins Auto wie Cowboys auf dem Weg zum letzten Gefecht, Christoph, der Rettungsassistent, schaltete das Blaulicht an und los gings.

»Leitstelle an 1/82«, meldete sich die Stimme aus dem Funk.

»Hört Sie!«, antwortete Christoph, der für die Bedienung des Funkgerätes zuständig war.

Der Disponent nannte uns die Adresse, die wir sowieso schon kannten, da sie automatisch auf unser Navigationsgerät im Auto übertragen wurde. Und während wir mit halsbrecherischer Geschwindigkeit und unter Missachtung aller für Normalbürger gültigen Verkehrsregeln auf dem Weg zum Einsatzort waren, erklärte er uns, warum man uns gerufen hatte: »Psychiatrischer Notfall. Wir wissen nicht genau, was vorliegt. Fahren Sie hin und sondieren Sie die Lage! Geben Sie dann Rückmeldung!«

Allein diese Aufforderung bewirkte, dass sich ein dicker Kloß in meinem Hals bildete.

»So was ist nie gut!«, erklärte ich Josef. »Da weißt du nie, was kommt.«

Auch Christoph war dementsprechend besorgt.

Die Anfahrt dauerte nur ein paar Minuten, und als wir in die Straße einbogen, in die uns das Navi geschickt hatte, kam von der anderen Seite her schon den Rettungswagen und hielt ebenfalls vor dem Haus, aus dem der Notfall gemeldet worden war. Ich war froh, zwei qualifizierte und langgediente Kollegen aus dem Wagen steigen zu sehen.

»Moin«, sagte ich betont lässig, um ein wenig die Spannung aus der Situation zu nehmen. »Alles klar bei euch?«

Die beiden anderen wussten auch noch nicht richtig, was anlag.

»Wo war es noch mal?«, fragte Evelyn, eine Rettungsassistentin, die den Job schon gefühlte fünfzig Jahre macht und von der ich mich, sollte mir irgendwann einmal etwas passieren, am ehesten retten lassen würde. Mit ihr an Bord war Mike – ebenfalls schon seit über zehn Jahren dabei. Beste Voraussetzungen also.

»Ich glaube, Hausnummer 4«, versuchte Josef, seinen Teil bei-zutragen, während er zusammen mit Christoph den Rucksack mit dem Notfallequipment und die Sauerstoffflasche aus dem Auto lud.

Ich stellte Josef den anderen vor und versuchte dann herauszu-bekommen, was hier los war. Lange musste ich nicht nach Arbeit suchen. Ein etwas zwielichtig aussehender Mann kam mir entgegen. Ich war nicht weiter überrascht; die Gegend hier war nicht gerade die beste.

»Haben Sie uns gerufen?«, fragte ich den Mann, dessen Klei-dung sicher schon seit Längerem keine Waschmaschine von innen gesehen hatte.

»Kommt mit! Ihr müsst da hoch!«, forderte uns der Mann auf.

Zwar war er sicher nicht viel älter als dreißig, aber die Falten in seinem Gesicht sowie die Augenringe und die weißen Haare zeug-ten von ein paar sehr intensiv gelebten Jahren.

»Was ist denn los?«, fragte ich. Ich würde mein Team sicher nicht einfach so in ein Haus hineinrennen lassen, in dem jemand wohnte, der verdammt nach intravenösem Drogenmissbrauch aussah, und in dem sich eine angebliche Patientin befand, von der keiner wusste, was sie eigentlich hatte. Die Vermutung, dass es irgendetwas mit Alkohol oder Drogen zu tun hatte, lag nahe.

Vielleicht denken Sie, dass es etwas kurzsichtig ist, vom Äußeren eines Menschen auf ihn selbst zu schließen, und halten uns für vorurteilsbeladen. Bedenken Sie aber eines: Das Erscheinungsbild eines Menschen gibt uns eine Menge Aufschluss darüber, welche Krankheitsbilder vorliegen und ob wir in Sicherheit arbeiten können. Und in diesem Fall hat unsere Zurückhaltung uns vielleicht sogar das Leben gerettet.

»Was ist denn überhaupt los?«, fragte nun auch Evelyn den Mann.

Durch ihre ruhige und mitfühlende Art schien sie sein Vertrauen zu gewinnen.

»Ach, meine Freundin hat wieder mit unserem Nachbarn gepoppt. Als ich von der Arbeit gekommen bin, habe ich sie dabei erwischt. Und jetzt hab ich keinen Bock mehr.« Während der Mann sprach, wurde klar, dass er schon den einen oder anderen Schluck intus hatte. »Als ich gesagt hab, ich zieh aus, da hat sie das Messer genommen und gedroht, sich was anzutun. Da hab ich euch gerufen.«

Spätestens bei so einem Satz sollten bei jedem Retter die Alarmglocken läuten! Glücklicherweise funktionierten die unsrigen.

»Okay, keiner geht da rein!«, instruierte ich meine Leute. »Christoph, du forderst über Funk die Polizei an.«

Gesagt. Getan.

»Aber Sie müssen meiner Freundin doch helfen!«, versuchte der Mann, uns zum Eintreten zu überreden.

Aber ich blieb hart. Josef hingegen war sich nicht ganz im Klaren darüber, wieso wir hier draußen unnötig Zeit vertaten, während da oben eine Frau eindeutig unsere Hilfe brauchte, ja, eventuell schon mit dem Tode rang. Erinnern Sie sich daran, was ich über die Wartezeit, nachdem man einen Notruf abgesetzt hat, schrieb? Minuten können sich anfühlen wie Stunden. Genauso ging es uns an diesem Nachmittag, nachdem wir die Kollegen in Grün angefordert hatten. Nur, dass wir leider nicht nur das Gefühl hatten, es dauere viel zu lange – die Zeit verging tatsächlich ohne das kleinste Zeichen der Polizei.

Nach einer viertel Stunde, die ich dazu verwandte, dem Freund der Patientin zu erklären, warum wir jetzt nicht heldenmutig in sein Haus stürmten und die Frau überwältigten, fragte Christoph dezent bei der Leitstelle nach, ob es denn einen halbwegs vernünftigen Grund gebe, weshalb wir immer noch ohne exekutive Hilfe waren. Die lokale Polizei sei im Einsatz und ein Fahrzeug aus dem Nachbarkreis stecke am Bahnübergang fest, lautete die Antwort. Wir waren also vorerst auf uns gestellt.

Ich schickte alle, die ich im Moment nicht brauchte – also alle außer mich selbst – mit dem Auto ein paar Meter weiter die Straße runter, damit sie sich nicht unnötig im Gefahrengebiet aufhielten.

Gerade als die Kollegen murrend das Weite suchten und ich auch den Freund überreden wollte, sich mit mir doch ein wenig vom Haus zu entfernen – schließlich war er der Stein des Anstoßes –, öffnete sich ein Fenster im ersten Stock und gab den Blick auf einen zweiten jungen Burschen frei. Der erschrak zwar etwas, als er seinen Nebenbuhler erblickte, blieb aber standhaft. Offenbar war das, was er uns mitzuteilen hatte, wichtiger als seine Scheu vor dem Freund der Patientin.

»Sie ist zusammengesackt und kaum noch ansprechbar«, rief der Liebhaber. »Kommen Sie schnell.«

Aber ich war nicht zu erweichen. Denn in allererster Linie trage ich die Verantwortung für mein Team, und es war bereits der Verdacht geäußert worden, es würde im Haus mit Waffen herumgefuchtelt. Ich war nicht bereit, die Kollegen dieser Gefahr auszusetzen. Und auch ich selbst wollte noch eine Weile in der Lage sein, für meine Familie zu sorgen. Denn selbst wenn wir täglich Leben retten, bei uns geht es nicht zu wie in den großen amerikanischen Fernsehserien, in denen gut aussehende (und zwar *ausschließlich* gut aussehende) junge Ärzte täglich ihr Leben für das Wohl der Patienten riskieren. In Wahrheit geht das nämlich nicht immer gut. Und unser eigenes Leben sollte immer das Wichtigste sein. Der Merksatz »Das Team muss den Einsatz überleben!« ist einer der besten, die ich diesbezüglich gehört habe.

»Bringen Sie die junge Frau raus«, sagte ich zu dem Liebhaber. »Dann können wir sie behandeln.«

Aber irgendwie tat er das nicht. Warum, konnte ich nur mutmaßen, denn eigentlich sah er ganz sportlich aus.

»Wie viel wiegt Ihre Freundin denn?«, fragte ich den Freund der Frau.

Der schaute mich mit großen Augen an: »Fünfzig, vielleicht fünfundfünfzig Kilo!« Dann fügte er hinzu: »Mehr aber auf keinen Fall!«

Hier stimmte eindeutig etwas nicht. Bevor ich weiter darüber nachdenken konnte, kam die Polizei mit quietschenden Reifen um die Ecke gebogen. Ich erklärte den beiden Kollegen, was los war, und sie »stürmten« das Gebäude – gerade noch rechtzeitig, wie sich erwies. Denn sie erwischten die Patientin, alles andere als ohnmächtig, dabei, wie sie versuchte, auf ihren Nachbarn und Liebhaber einzustechen. Und der hatte auch schon die eine oder anderen Narbe davongetragen.

Es hätte also ganz schön schlecht für uns ausgehen können, wenn wir aufs Geratewohl da hineinspaziert wären. Ich weiß ja nicht, wie es Ihnen geht, aber ich bin nicht darin geschult, einer Wahnsinnigen (wie sich im Nachhinein herausstellte, war sie das nämlich) ein Messer abzunehmen. Die Polizei hingegen hat da so ihre Argumente. Meist werden diese in Form von kleinen, handlichen Feuerwaffen dargelegt und helfen relativ zuverlässig dabei, die Situation zu entschärfen. So auch bei unserer Patientin.

Nachdem klar war, dass sie kein Messer mehr in irgendeiner Hinterhand versteckte, gingen Josef, Evelyn und ich ins Haus. Wir versorgten den halb filetierten Nachbarn mit sterilen Verbänden und die Frau mit, na sagen wir, *meinungsanpassenden* Medikamenten. Dann fuhren wir die beiden in die Klinik – allerdings jeweils in eine andere Fachabteilung. Während der Nachbar von den Kollegen der Chirurgie wieder zusammengenäht wurde, fühlten sich für die junge Patientin eher die Fachärzte der Psychiatrie zuständig.

Wie sich herausstellte, waren die Schnitte nur oberflächlich. Die Wunden in der Psyche der jungen Frau allerdings konnten nicht so schnell repariert werden. Das klingt zwar pathetisch, tatsächlich stellte sich aber heraus, dass bei der Patientin ein so gravierendes Kindheitstrauma vorlag, dass sich ihre Angst, verlassen zu werden, jedweden Weg nach draußen suchte. Dass sie selbst eine Trennung provoziert hatte, indem sie sich mit ihrem Nachbarn vergnügte, spielte dabei keine Rolle. Leider werden Notfälle dieser Art, in die Patienten involviert sind, die ihre Gefühle nicht kontrollieren und ihre Ängste nicht im Zaum halten können, immer häufiger.

Für Josef war es allerdings ein gelungener erster Einsatz, denn auch wenn unsere Aufgabe hier nicht in erster Linie medizinischer Art war, so werden wir doch häufig vor ebenjene Herausforderungen gestellt. Und dürfen dabei den Eigenschutz nie vergessen.

*

Aber nicht immer sind Einsätze bei psychiatrisch Erkrankten gefährlich für uns. Vor einiger Zeit wurden wir in der Nacht zu einem Mann gerufen, der vorgab, sich umbringen zu wollen. Mit vollem Blaulicht düsten wir los, um den Plan des Patienten zu vereiteln. Gleichzeitig hatte die Leitstelle auch Polizei und Rettungswagen mit alarmiert, sodass wir ganz entspannt und ohne große Sorge zum Einsatzort fuhren.

Dort angekommen, wurde unser Optimismus dadurch untermauert, dass es sich bei dem Einsatzort um eine psychologische Praxis handelte – also: alles unter Kontrolle. Fachgerechte Hilfe war vor Ort und ich wusste kurzzeitig gar nicht, was ich tun sollte. Ich schien so unnütz wie ein Kropf, denn der Patient war ja bereits optimal versorgt. Nichtsdestotrotz hatte uns jemand zu Hilfe gerufen, also machten wir uns ein Bild von der Situation, um herauszufinden, wo wir diese leisten konnten.

Die Antwort bekamen wir relativ zügig: Bei dem Patienten handelte es sich nämlich nicht um jemanden, der sich bereits in psychologischer Behandlung befand, sondern um den Psychologen selbst! Völlig betrunken versuchte der Mann, der Rettungsassistentin, die bereits vor Ort war, zu erklären, wieso er keine Lust mehr auf diese schnöde Welt hatte. Seine Argumente klangen dabei alles andere als schlüssig, und ich hatte den Eindruck, dass er in erster Linie Aufmerksamkeit wollte.

Als er mich sah, fing er furchtbar an zu lachen: »Ach der Herr Doktor ist da, um mich davon abzuhalten, mich umzubringen. Das können Sie nicht! Ich bin vom Fach! Wenn ich mich vor den Zug werfen will, dann mach ich das!« Unterbrochen wurde seine Tirade von ein paar tief aus dem Inneren kommenden Rülpsern.

Ich bemühte mich, offen mit dem Patienten zu sprechen und etwas über seine Motive herauszufinden, aber das war schier unmöglich, da er keinen von uns, erst recht nicht mich (was wusste ich schon?, schließlich war *er* hier der Psychologe), für voll nahm und uns auf die den Psychologen manchmal ganz eigene Art und Weise zum Narren hielt.

Irgendwann wurde es den Polizisten dann zu bunt. Da sowieso völlig klar war, dass die ganze Sache auf einen »Paragraf 10« – also eine Zwangseinweisung gegen den Wunsch des Patienten – hinauslief, begann ich mich um einen geeigneten Platz zu bemühen. Das Problem war nur: Der Mann war in der Gegend bekannt, fast schon eine Institution. Die Menschen hatten Vertrauen in seine Fähigkeiten und schätzen ihn. Wenn wir ihn in eine der lokalen psychiatrischen Kliniken einwiesen, dann war er seinen Job los, und das würde ihn sicher noch tiefer in die Depression, an der er ganz offenkundig litt, stürzen.

Ich brauchte eine geschlagene halbe Stunde, bis ich endlich, fast hundert Kilometer weiter, ein Bett für den Patienten organisiert hatte. Der war mittlerweile, dank der guten Arbeit der jungen Rettungsassistentin, wieder etwas runtergekommen und liebäugelte nicht mehr ganz so sehr mit dem Freitod.

Als er mich sah, erklärte er mir: »Vielleicht bringe ich mich ja doch nicht um. Dann werde ich ein Buch hierüber schreiben!« Hicks. »Denn Sie wissen ja gar nicht, mit wem Sie es zu tun haben. Ich bin ein landesweit anerkannter Traumatherapeut!« Er wurde sich seiner Sache immer sicherer. Der Freitod schien erst einmal verschoben. »Ja genau, ich schreibe ein Buch.«

Der Kommentar des Rettungsassistenten, der sich bisher schwer zurückgehalten hatte, brachte die Sache auf den Punkt. So staubtrocken wie der Sommer in der Wüste sagte er: »Nennen Sie es doch *Seitenwechsel*.«

*

Sie sehen, manchmal wohnt selbst solchen Einsätze eine gewisse Komik inne, bei denen es um den Versuch eines Menschen geht, sich aus dem Leben zu verabschieden. Ähnlich war es an einem gemütlichen Wintertag, an dem der Dienst eigentlich ohne weitere Vorkommnisse ablaufen sollte. So zumindest der Plan! Nun kommt es aber leider oft anders, als man denkt.

Anfangs schien es wirklich kein sonderlich ereignisreicher Samstag zu werden. Wir wurden um die Mittagszeit zu einem Herzinfarkt gerufen, der sich als Sodbrennen nach dem Genuss von unglaublich großen Mengen Fleisch herausstellte, aber das blieb unser einziger Einsatz. Die Stadt war ruhig und ausnahmsweise war niemand in Gefahr, niemand zu retten. Bis kurz vor Sonnenuntergang der Melder losging und uns auf ein kleines Dorf am Rande der Stadt schickte. »Psychiatrischer Notfall«, lautete das Einsatzstichwort. Und wie gesagt: Dahinter kann sich schlichtweg alles verbergen. Ab und an kommt es sogar vor, dass uns ein Herzinfarkt als psychiatrischer Notfall verkauft wird, weil der Anrufer dem Leitstellendisponenten so verwirrt vorkommt, dass dieser schlichtweg erklärt, der Patient habe einen am Sträußchen.

Ich war an diesem Tag mit Heinz, einem Ex-Militär, unterwegs, den im zivilen Rettungsdienst überhaupt gar nichts zu schocken vermochte.

»Moin! Jetzt bekommen wir doch noch was zu tun!«, begrüßte er mich, als ich im Auto Platz nahm.

Grummelnd nickte ich ihm zu, denn der Einsatz war für mich zur gänzlich falschen Zeit gekommen.

»Hast wohl grad ein Nickerchen gemacht?«, fragte mich Heinz und trat in die Pedalen.

Binnen weniger Minuten waren wir am Ort des Geschehens angekommen und versuchten, uns erst einmal ein Bild zu machen. Es handelte sich um ein Einfamilienhaus mitten am Waldrand. Wir befanden uns am A… der Welt. Und dort wohnte Johannes. Johannes war ein ganz normaler, sympathischer Handwerker, der nach und manchmal auch vor Feierabend das tat, was Handwerker schon seit jeher gerne tun – ein Bierchen trinken. Gerade auf manchen Dörfern ist die Kein-Alkohol-während-der-Arbeit-Mentalität noch nicht zur Gänze angekommen.

Wir wurden schon am Tor von Johannes' Freundin empfangen, die nicht ganz so aussah, als sei sie auf dem Dorf groß geworden.

»Ich hab keinen Bock mehr! Ich gehe!«, schmetterte uns die vielleicht Fünfunddreißigjährige entgegen.

»Okay?!«, antwortete ich und sah Heinz fragend an.

Der zog nur die Augenbrauen hoch, schulterte den Notfallrucksack, und zusammen betraten wir Johannes' Haus.

Johannes war die Ruhe selbst, saß am Küchentisch und nippte gemütlich an einer Flasche Bier. Es galt also herauszufinden, wer hier eigentlich der Patient war. Johannes jedenfalls schien keinen Bedarf an ärztlicher Hilfe zu haben.

Ich begrüßte ihn und stellte Heinz und mich selbst vor. »Welche Beschwerden haben Sie denn, wie können wir Ihnen helfen?«, fragte ich ihn dann.

Johannes schaute mich mit großen Augen an, und erst in diesem Moment wurde mir klar, dass der Mann weinte.

Bevor er auf meine Frage antworten konnte, begann seine ständige Interessenvertretung bereits, uns über das Krankheitsbild zu informieren: »Ich kann das nicht mehr. Ich ziehe aus. Johannes ist Alkoholiker und will mit dem Saufen einfach nicht aufhören.«

Der Patient – also doch Johannes – versuchte überhaupt nicht, uns seine Sicht der Dinge darzulegen. Offenbar hatte er ob der enormen Übermacht in seinem Haus bereits aufgegeben.

»Und was können wir für Sie tun?«, wiederholte ich meine Frage.

»Vorhin, als er von der Arbeit gekommen ist und wieder nach Bier gestunken hat, ist es mir zu bunt geworden. Als ich ihm gesagt habe, dass ich jetzt ausziehe, hat er gedroht, sich das Leben zu nehmen.«

»Aber das hab ich doch nur so gesagt«, versuchte Johannes, sich zu rechtfertigen.

»Vielleicht, aber du hast es gesagt, und man weiß ja, wie so was endet. Glaubst du, ich will schuld sein, wenn du …«

Die Tirade dauerte gefühlte fünf Minuten, und als die Dame des Hauses endlich einen Moment pausierte, um sich mit frischer Luft zu versorgen, ergriff ich die Gelegenheit: »Wollen Sie sich denn wirklich umbringen?«

»Ach i wo. Ich will nur nicht, dass sie geht.«

Unterdessen waren auch die Kollegen vom Rettungswagen eingetroffen und wurden von Heinz über die Situation ins Bild gesetzt. Einen der beiden Rettungsassistenten hatte ich noch nie gesehen. Er bat mich, kurz mit ihm nach draußen zu kommen. Dort erklärte er mir, dass er eine sogenannte KIT-Ausbildung habe und sich der Sache sehr gern annehmen würde. Er heiße übrigens Klaus.

KIT ist die Abkürzung für Kriseninterventionsteam. Die Aufgabe der Kollegen vom KIT ist es, verfahrene Situationen zu deeskalieren oder Menschen in Not beizustehen. Klaus' Angebot kam also gerade recht. Denn eins war vollkommen klar: Was Johannes nicht brauchte, war eine notfallmedizinische Behandlung. Zuwendung und jemanden, der ihm half, seine kriselnde Beziehung wieder ins Lot zu bekommen, war das Einzige, was ich verschreiben konnte.

Nach einem kurzen Gespräch war Johannes denn auch tatsächlich bereit, sich auf den »Psychoquatsch« einzulassen, und sogar seine Freundin willigte ein, es noch mal zu versuchen. »Aber nur, wenn du zugibst, dass du Alkoholiker bist.«

Heinz und ich packten schnell unsere Sachen und verschwanden.

»Wenn du die zu Hause hast, dann musst du ja zum Säufer werden«, tat Heinz mit der für ihn charakteristischen Flapsigkeit seine Meinung zur Frau des Hauses kund.

Wir fuhren wieder zur Rettungswache und ließen es uns den Rest des Tages gut gehen. Einem deftigen Abendessen folgte ein gemütlicher Fernsehabend. Gerade als ich mich verabschieden wollte, um mich meinem Schönheitsschlaf hinzugeben, meldete sich der Pieper.

»Notfalleinsatz für den 1/82. Fahren Sie mit Sondersignal in den Steinweg 5, dort psychiatrischer Notfall mit Androhung von Waffengewalt.«

Steinweg 5? Waren wir da heute nicht schon mal gewesen?

Ich traf Heinz beim Auto.

»Da hat sie ihn wohl zum Ausrasten gebracht«, sagte er.

Und so fuhren wir zum zweiten Mal an diesem Tag zu Johannes. In meinem Bauch machte sich ein ganz schön flaues Gefühl breit. Was war passiert? Ich bin zwar kein Psychiater, aber unter Krisenintervention verstehe ich eigentlich etwas anderes, als den Patienten dazu zu bringen, eine Fünfundvierziger auszupacken. Wir donnerten also zum Steinweg 5 und hatten keine Ahnung, was auf uns zukommen würde. Schon von Weitem sahen wir das flackernde Blaulicht verschiedener Fahrzeuge.

»Also wenn er bis jetzt noch nicht ausgerastet ist«, sagte Heinz, »dann wird ihn spätestens der Lichtzirkus dazu bringen.«

Und recht hatte er. Normalerweise stellt man bei aufgeregten oder aggressiven Patienten die Blaulichter ab, um die Menschen nicht noch mehr zu reizen. In diesem Fall war das wohl vergessen worden. Als wir vorm Haus hielten, merkte ich, dass es zu allem Überfluss auch noch angefangen hatte zu schneien.

»Na toll, jetzt frieren wir uns hier den Hintern ab!«, sagte ich, schon ahnend, dass die ganze Aktion etwas länger dauern würde. Wie lange es tatsächlich sein würde, konnte ich zu diesem Zeitpunkt noch nicht einmal erahnen.

Ich stapfte also durch die dünne Schneedecke auf das Polizeiauto zu. Darin saßen zwei Beamte, die in Sachen körperliche Fitness ihre beste Zeit schon ein paar Jährchen hinter sich gelassen haben mussten, und begrüßten mich mit sorgenverhangenem Gesicht. Auf der Rückbank saßen Klaus und die Freundin von Johannes. Mir schwante Übles.

»Hallo Doc!«, begrüßte mich der Polizist, der sich anhand der vier Sterne an seinem Revers eindeutig als der Anführer des Duos identifizieren ließ. »Wir haben hier eine etwas verzwickte Situation.«

Ich schaute ihn in Erwartung einer Erklärung fragend an, aber er schien gesagt zu haben, was er sagen wollte.

»Was ist denn passiert?«, versuchte ich es mit Klartext, diesmal an Klaus gewandt, der seit unserem letzten Zusammentreffen um dreißig Zentimeter geschrumpft zu sein schien.

»Wir haben uns lange unterhalten. Eigentlich lief alles ganz gut, doch dann ist der Mann ausgerastet und hat uns rausgeschmissen.«

Die Freundin von Johannes saß schluchzend da, sagte aber nichts.

»Er hat uns förmlich aus der Wohnung geschoben«, fuhr der Rettungsassistent fort. »Und als wir schon fast draußen waren, sagte er, er würde sein Gewehr aus dem Keller holen und es auch benutzen, wenn wir es noch einmal wagten, in sein Haus einzudringen.«

Ich war verblüfft. Das hätte ich Johannes eigentlich gar nicht zugetraut. Aber offenbar war da eine Sicherung bei ihm durchgebrannt.

»Einen Moment bitte«, sagte ich zu den Polizisten und ging zurück zum NEF, wo Heinz auf mich wartete. Ich erklärte ihm, was vorgefallen war, und bat ihn um seine Meinung. Schließlich war er als ehemaliger Militär solche Situationen eher gewohnt als ich, dessen gewaltsamste Erfahrung im Leben die Schneeballschlacht in der zweiten Klasse gewesen war, bei der ich mir eine Platzwunde über dem Auge zugezogen hatte.

Heinz wirkte besorgt. »Eigentlich kam mir der Mann nicht besonders gewaltbereit vor. Aber man weiß so was natürlich nicht. Vielleicht war es nur eine leere Drohung, aber was, wenn nicht?« Nach einer kurzen Denkpause fügte er hinzu: »Wir sollten das auf jeden Fall nicht auf die leichte Schulter nehmen, sondern die Drohung als geplante Anwendung von Waffengewalt einstufen.«

Ich nickte. Das würde übel für Johannes ausgehen.

Ich ging zurück zum Polizeiwagen und erklärte den Beamten, dass ich mich entschieden hatte, das Ganze sehr ernst zu nehmen und die entsprechenden Schritte einzuleiten. Die beiden Gesetzeshüter schauten mich etwas verdutzt an. Offenbar war ihnen das alles mehr als unangenehm. Schließlich hatten auch sie eine ähnliche Situation nie zuvor erlebt.

»Also gut«, sagte ich. »Sie verständigen Ihren Schichtführer, der muss dann das SEK benachrichtigen. Zur Sicherheit sperren wir alle angrenzenden Straßen ab. Und ich sorge für die Bereitstellung.«

Weitere Polizeiautos kamen an (übrigens ohne Blaulicht) und sperrten die Zufahrtsstraßen zum Haus ab. Die Kollegen vom Rettungswagen, Heinz und ich positionierten uns in einiger Entfernung zum Haus und ich kümmerte mich um die Bereitstellung: Ist zu befürchten, dass es während eines Einsatzes zu mehreren Verletzten kommt, so ist es Aufgabe des Notarztes, für den Fall der Fälle weitere Rettungswagen einzubestellen.

Die Furcht war allen Beteiligten anzusehen. Auch ich hatte Muffensausen. Ich schätzte Johannes zwar nicht als gewalttätig ein, aber was, wenn sich hinter der freundlichen Fassade eines Mannes, der ab und zu mal ein Bierchen zu viel trinkt, eine tickende Zeitbombe verbarg? Es galt, kein Risiko einzugehen.

Als schließlich alle Rettungswagen vor Ort waren, der Dienstgruppenleiter der Polizei das SEK angefordert hatte und die Freundin des Patienten (oder des Täters, das war ja noch nicht so klar) vom Ort des Geschehens entfernt worden war, hieß es abwarten. Denn das SEK kam aus der Landeshauptstadt. Und die war ein paar Kilometer entfernt.

Der Schneefall hatte unterdessen an Stärke zugelegt. Unsere Geduld wurde ziemlich auf die Probe gestellt, und ich wagte kaum daran zu denken, was passieren würde, wenn Johannes tatsächlich beschloss, seinem Leben ein Ende zu setzen und ein paar von uns oder auch nur seine Freundin mitzunehmen. Denn ich konnte mir nur schwer vorstellen, dass die beiden pummeligen Gesetzeshüter imstande waren, ihm in diesem Fall Einhalt zu gebieten.

Aber alles hat ein Ende, das gilt zum Glück auch für die Warterei auf das SEK. Über zwei Stunden nachdem der Einsatzauftrag für uns rausgegangen war – Heinz und ich unterhielten uns gerade angeregt über den letzten Urlaub und schwelgten dabei in warmen Gedanken –, klopfte es unvermittelt an die Fensterscheibe unseres NEF. Ich sah auf und blickte in eine schwarze Maske. Ob sich hinter der gruseligen Verkleidung ein Mann, eine Frau, oder ein Ungeheuer befand, konnte ich nicht erkennen.

Verschreckt ließ ich das Fenster runter. »Ja?«

Mit sachlicher, männlicher Stimme stellte sich die Maske als Leiter der SEK-Einsatzkräfte vor. Also doch kein Ungeheuer! Ich stellte mich ihm ebenfalls vor und nannte ihm dabei auch meinen Namen, als ich ihn aber nach seinem fragte, antwortete er doch tatsächlich: »Das ist für diesen Einsatz völlig irrelevant.«

Ich kam mir vor wie in einem Hollywood-Thriller. Nur die hübschen Frauen fehlten irgendwie.

Der Mann bat mich, ihm in sein mobiles Einsatzfahrzeug zu folgen und ihn zur aktuellen Lage zu briefen. Ich gehorchte. Der große, schwarze Wagen mit den Initialen der Einsatzgruppe auf der Seite stand etwas abseits in einer der abgesperrten Seitenstraßen. Insgesamt waren fünf Einsatzkräfte angerückt. Alle trugen sie schwarze Masken.

Nachdem ich ihm alle relevanten Informationen gegeben hatte, erklärte mir der Einsatzleiter das weitere Vorgehen. »Sie werden mit Ihrem Team immer im Hintergrund bleiben«, sagte er.

Mir war das mehr als recht.

»Wir gehen durch den Keller rein, arbeiten uns dann ins Erdgeschoss vor und gehen dann, sollte es nötig sein, in den ersten Stock. Die Waffen sind laut der Freundin im Keller gelagert.«

Er besaß also wirklich welche, zwei abgesägte (!) Pumpguns, wie ich später erfahren sollte. Er hatte sich die Waffen, die in Deutschland nicht zugelassen sind, irgendwie aus dem Ausland beschafft.

»Haben Sie noch Fragen?«, wollte der Mann in Schwarz wissen.

Ich verneinte. Und dann ging es los. Ich weihte Heinz in die Pläne ein. Für ihn war das alles Routine, denn er hatte für solche Einsätze bei der Armee trainiert. Die anderen Rettungsdienstmitarbeiter sollten draußen auf uns warten.

Während ich mir noch überlegte, wie viele Schusswunden wir versorgen konnten, ohne dass die Kapazitäten knapp würden, begannen die Leute vom SEK bereits mit ihrer Arbeit. Ohne einen Laut von sich zu geben, hebelten sie die Kellertür auf und schwärmten im gesamten Stockwerk aus. Es dauerte keine halbe Minute, da gab einer der Männer uns ein Zeichen. Der Keller war gesichert.

Als wir eintraten, kam uns bereits ein anderer SEK-Mann mit den beiden Pumpguns entgegen. Nun wurde ich doch ein bisschen nervös. Der Mann besaß also tatsächlich Waffen! Wer sagte mir, dass er nicht mit einem dritten Gewehr oben saß und nur auf uns wartete?

Noch während ich darüber nachdachte, ob die Arbeit als Hautarzt nicht doch geeigneter für mich sei, bewegten sich die fünf SEK-Männer nahezu lautlos die Treppe in den ersten Stock hinauf. Heinz und ich warteten. Diesmal dauerte es etwas länger, bis wir nach oben geholt wurden.

»Wir haben das ganze Haus gecheckt«, sagte der Truppenführer. »Es ist alles sicher. Der Mann muss also da drin sein!« Er zeigte auf eine geschlossene Tür. »Das ist überhaupt die einzige verschlossene Tür im ganzen Haus.«

Die Situation kam mir zunehmend surreal vor. Doch offenbar hatte sich Johannes tatsächlich da drinnen verschanzt.

»Sie bleiben im Hintergrund und gehen erst da rein, wenn ich es Ihnen sage. Auch wenn Schüsse fallen sollten. Wenn Ihnen Ihr Leben lieb ist, dann machen Sie Ihren Job erst, wenn ich meinen gemacht habe.«

Wir nickten. Dann verteilten sich die schwarzen Männer im Raum – zwei standen rechts von der Tür, zwei links, und der Chef der Gruppe ließ es sich nicht nehmen, den Zugriff selbst durchzuführen. Mit einem kräftigen Tritt trat er die Tür ein. Wie sich herausstellte, war es die Tür zum Badezimmer. Und mitten im Raum saß Johannes – und zwar in der Badewanne. Inmitten von Schaumtürmen saß er da, ein gelbes Quietscheentchen in der Hand, und starrte fassungslos in den Lauf von fünf halbautomatischen Waffen. Ich werde diesen Anblick mein Lebtag nicht vergessen!

Er hatte sich, um den Frust über seine Freundin zu vergessen, ein gemütliches Bad eingelassen.

Nach ein paar Schrecksekunden legte Johannes die gelbe Gummiente zur Seite und fragte völlig verdattert: »Was isn hier los?«

Im Nachhinein stellte sich heraus, dass er seine Drohung, er werde notfalls auch mit Waffengewalt gegen seine Freundin und Klaus vorgehen, in dem Moment wieder vergessen hatte, als die Tür hinter seiner »Alten« ins Schloss gefallen war.

Tja, hinterher ist man immer schlauer. Aber es hätte eben genauso gut sein können, dass Johannes Ernst gemacht hätte. Und in diesem Fall wäre das Leben von vielen Menschen in Gefahr gewesen.

Noch heute erzählen Heinz und ich die Geschichte gerne weiter und haben dabei immer ein breites Grinsen auf dem Gesicht. Aber Tatsache ist: Wir haben schlichtweg Glück gehabt. Und dafür bin ich dankbar. Alles in allem hat es also seine Berechtigung, dass es für bestimmte Situationen ein sehr genaues Protokoll gibt, das wir einhalten müssen!

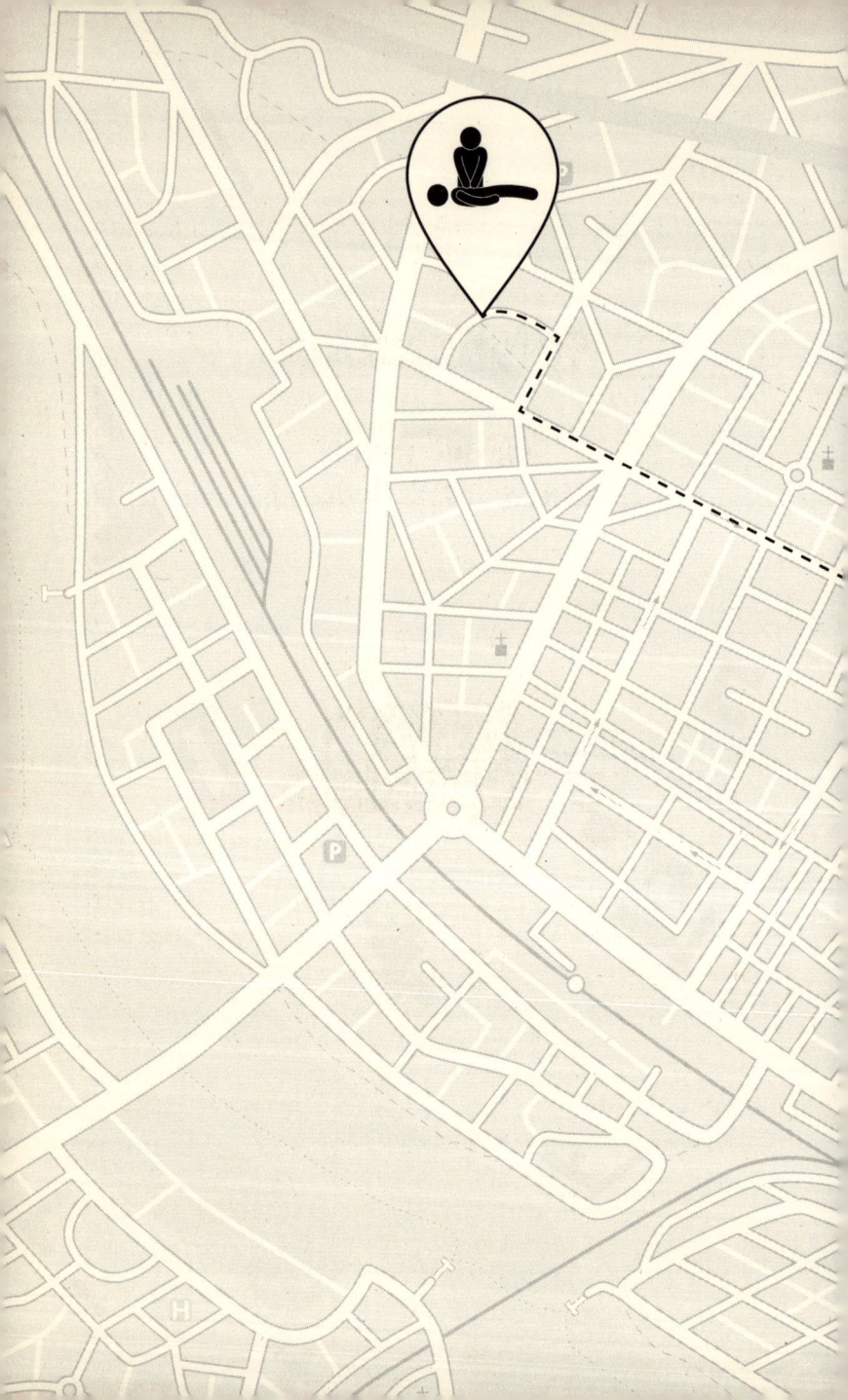

3

Reanimation

**»STAYING ALIVE«
ODER »HIGHWAY TO HELL«?**

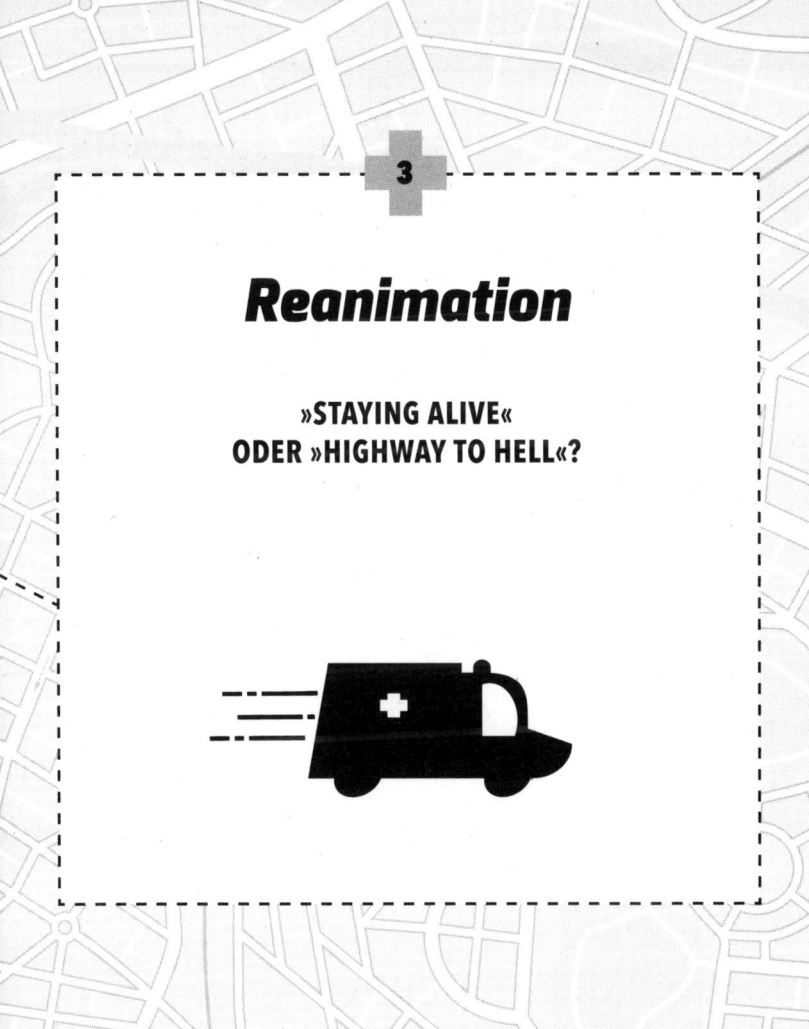

Haben Sie sich auch schon einmal gefragt, was so ein Notarzt eigentlich den ganzen Tag macht? Ich meine, schließlich gibt es nicht jede Minute jemanden zu retten – und das ist ja auch gut so! Wo kämen wir denn hin, wenn ständig irgendwer in Gefahr wäre. Und tatsächlich: Oft kommt es vor, dass wir stundenlang gar nichts zu tun haben. Da wird man in Bezug auf Zeitvertreibe schon mal kreativ. Je nach Alter und Interessengebiet haben sich bei den Kollegen die unterschiedlichsten Hobbys herausgebildet.

Der überwiegende Teil der Notärzte bastelt natürlich an der eigenen Karriere. Denn wenn es auf der Wache gerade nichts zu tun gibt, dann ist das ein wunderbarer Zeitpunkt, um sich medizinisch auf den neusten Stand zu bringen, für die Facharztprüfung zu büffeln oder an wissenschaftlichen Aufsätzen zu arbeiten. Einige Kollegen haben aber auch andere, kreativere Hobbys.

So ist einer beispielsweise ein begeisterter Modellbauer. Er bringt seine Bausätze mit auf die Wache und klebt aus Hunderten Einzelteilen funkferngesteuerte Flugzeuge zusammen. Die lässt er bei gutem Wetter sogar manchmal von der Wiese vor unserer Wache aus in die Lüfte steigen. Ein anderer Kollege ist verrückt nach Yoga und nutzt das Notarztzimmer für seine Übungen. Viele Notärzte lesen auch gern oder schauen sich Filme oder Serien im Fernsehen an. Wichtig ist, dass man ab und zu mal den Kopf freibekommt.

Wenn allerdings der Melder losgeht, lassen wir alles stehen und liegen und sind innerhalb von Sekunden einsatzbereit. Denn es geht um Leben oder Tod.

Am wichtigsten ist das schnelle Eingreifen bei der Herz-Lungen-Wiederbelebung, der sogenannten Reanimation. Eigentlich sollte jeder Inhaber eines Klasse-B-Führerscheins in der Lage sein, diese Maßnahme durchzuführen. Aber seien wir ehrlich – die meisten Menschen werden sich nicht an das erinnern, was sie als gelangweilte Siebzehnjährige von irgendeinem Typen vom Roten Kreuz über die Herzdruckmassage erzählt bekommen haben. Allerdings ist das schade. Eigentlich nicht nur schade, sondern dramatisch, denn von der zügigen und korrekten Durchführung einer solchen Massage kann auch Ihr Leben abhängen.

Bleibt bei einem Menschen – egal aus welchem Grund – das Herz stehen, so wird er in aller Regel ziemlich schnell ohnmächtig. Ruft dann irgendwer den Rettungsdienst, so brauchen wir, wenn es gut läuft, mindestens fünf bis sieben Minuten, bis wir vor Ort sind. Bedenkt man, dass bei einem Herzstillstand die Chance auf Rettung mit jeder vergangenen Minute ohne Herz-Lungen-Wiederbelebung um ganze zehn Prozent sinkt, dann können Sie sich ausrechnen, wie es um den armen Menschen steht, wenn kein Beistehender beherzt eingreift. Nicht der Notarzt rettet einen Menschen mit Herz-Kreislauf-Stillstand, sondern derjenige, der während der ersten Minuten richtig reagiert.

Und bedenken Sie: Es kann jeden treffen. Entgegen der landläufigen Meinung sind nicht nur ältere Menschen von einem plötzlichen Herztod betroffen. Erst letzte Nacht wurde ich zu einem Notfall gerufen, bei dem ein junger Mann ganz unerwartet verstarb, weil Hilfe nicht verfügbar war. Was war passiert?

Ich lag gerade friedlich schlummernd in meinem Bett im Bereitschaftsraum, als um vier Uhr der Melder losging. Bei der Rettungsleitstelle hatte ein Mann angerufen, der über Brustschmerzen klagte, die plötzlich eingesetzt hätten. Mitten im Gespräch mit dem Disponenten brach die Stimme des Mannes plötzlich weg und der Leitstellenmitarbeiter hörte nur noch ein Röcheln. Glücklicherweise hatte der Patient seinen Standort, einen Autobahnrastplatz, bereits mitgeteilt, und so machte ich mich zusammen mit der Rettungsassistentin Anne auf den Weg dorthin.

Normalerweise war ein anderer Notarzt für dieses Gebiet verantwortlich, dieser hatte aber gerade einen Einsatz und wir übernahmen. Allerdings mussten wir zum Einsatzort dreißig Kilometer fahren, was naturgemäß ein paar Minuten dauerte. Erschwerend kam hinzu, dass wir nur wussten, dass der Patient sich in einem roten Mercedes befinden sollte.

Als wir am Einsatzort ankamen, waren die Kollegen vom Rettungswagen schon fieberhaft auf der Suche nach besagtem Pkw. Aber so sehr wir uns anstrengten – auch zusammen konnten wir das Auto nicht finden. Der Grund dafür war, dass es sich bei dem gesuchten Wagen überhaupt nicht um einen Pkw handelte. Der Anrufer war ein Fernfahrer, der aus seinem Lastkraftwagen um Hilfe gebeten hatte. Als uns das Missverständnis klar wurde, fanden wir den Wagen schnell.

Augenblicklich kletterten wir auf den Bock, wo wir von einem deutlich verstimmten kleinen Hund in Empfang genommen wurden. Das Tier versuchte wütend bellend, sein Herrchen zu verteidigen. Der lag reglos, blau und mit weißem Schaum vor dem Mund auf der Liege der Fahrerkabine. Ich konnte nur noch den Tod des Mannes feststellen.

Wahrscheinlich hatte er unter einer koronaren Herzerkrankung gelitten, einer Verkalkung der Herzkranzgefäße, deren Ursache wenigstens zum Teil in ungesundem und wenig aktivem Lebenswandel zu sehen ist und von der zunehmend auch jüngere Menschen betroffen sind, gerade in der westlichen Hemisphäre. Hat die Verstopfung am Herzen eine gewisse Grenze überschritten, so folgt unmittelbar der Infarkt. Und der kann zum Herzstillstand führen. Ich bin mir fast sicher, dass das der Grund für den viel zu frühen Tod des armen Mannes war.

Selbst wenn wir nicht nach einem Pkw, sondern gleich nach dem Laster gesucht hätten, und auch wenn nicht wir, sondern das viel näher stationierte zuständige Rettungsteam zum Notfallort gefahren wäre – der Mann hätte wohl trotzdem nicht überlebt; die Umstände, sprich Ort und Zeitpunkt des Infarktes waren gegen ihn.

Aber was, wenn er mitten am Tag in einer Fußgängerzone umgefallen wäre? Wäre er frühzeitig reanimiert worden, würde er jetzt vielleicht noch leben. In so einem Fall gelingt es uns regelmäßig, die Menschen zu retten. Aber in erster Linie sind sie auf ihre Mitmenschen angewiesen. Nur wenn die eine Herz-Lungen-Wieder-belebung starten, hat der Patient eine Chance.

*

Ein Beispiel für einen positiven Ausgang stellt der Techniker unse-rer Rettungswache dar: Ludwig, ein lebensfroher Mittfünfziger, des-sen Herz eines Tages beschloss, den Geist aufzugeben. Erst schlug es nur noch sehr langsam, da merkte er schon, dass irgendetwas nicht stimmte. Dann spürte er einen Druck auf der Brust und es wurde ihm schwindelig. Ludwig tat genau das Richtige und holte Hilfe; er ging zu seiner Frau und bat sie, so schnell wie möglich den Rettungsdienst zu rufen.

Schon setzte sein Herz aus, sein Mund füllte sich mit Schaum, sein Gesicht wurde aschfahl und er wurde ohnmächtig. Seine Frau aber verfiel nicht etwa in Panik, obwohl sie ob des erschütternden Anblicks alles Recht der Welt dazu gehabt hätte, sondern rief den Notarzt und begann dann unverzüglich, ihren Mann wiederzube-leben. Offenbar ist Ludwig immer ein treuer und liebevoller Ehe-mann gewesen, wer weiß, wie seine Frau sonst gehandelt hätte. Aber Spaß beiseite. Von den Geschichten, die ihr Mann von der Arbeit mit nach Hause gebracht hatte, wusste sie ganz genau, wie wichtig es war, sofort zu handeln, und dass ein Zögern seinen Tod bedeu-ten würde. Also begann sie zu drücken. Rhythmisch massierte sie den Brustkorb ihres Mannes und spendete ihm von Zeit zu Zeit etwas Atem. Als die Notärztin ein paar Minuten nach Absetzen des Notrufs eintraf, konnte sie unseren Ludwig mit Hilfe von Elektro-schocks ins Leben zurückholen.

Sie kennen sicher diese Szenen in amerikanischen Arztserien, in denen die Ärzte mithilfe von an einen Defibrillator angeschlos-senen Paddles ihren Patienten reanimieren. In Wirklichkeit läuft das ganz ähnlich ab, nur dass heutzutage ungefähr handgroße, mit einem Gel beschichtete Aufkleber benutzt werden, die Strom durch den Körper des Patienten jagen und so sein Herz wieder in Gang bringen können. Ganz ähnlich wie bei einem Starthilfekabel – nur ungemein nützlicher.

Ludwigs Herz schlug nun wieder. Doch damit war er noch nicht außer Lebensgefahr. Das Problem, das den Herzstillstand verursacht hatte, musste immer noch behoben werden. Die Kollegin diagnostizierte mithilfe des EKG, der elektrischen Aufzeichnung der Herzaktivität, einen Verschluss der Herzkranzgefäße und verabreichte unserem Techniker Medikamente, um diesen aufzulösen.

Dann wurde Ludwig, der mittlerweile im künstlichen Koma lag (all das geschah auf dem Wohnzimmerboden seiner Wohnung!) und durch einen Schlauch im Hals künstlich beatmet wurde, in den Rettungswagen geladen und auf schnellstem Wege in eine kardiologische Klinik gefahren. Unser RTW ist zum Glück ausgestattet wie eine moderne Intensivstation. In dem klobigen Auto, das von außen aussieht wie ein Paketzustellwagen mit Blaulichtern, kann moderne Medizin auf höchstem Niveau praktiziert werden. Im allerschlimmsten Fall ist es sogar möglich, den Brustkorb eines Patienten zu öffnen, was, wie Sie später noch sehen werden, auch von Zeit zu Zeit notwendig ist.

Ludwig wurde also unter Hochdruck in die Klinik gefahren und dort sofort ins Katheterlabor gebracht, wo man mit Hilfe eines kleinen Drahtes, den man über die Leistenarterie ins Herz schob, die Diagnose der Notärztin bestätigen und den Arterienverschluss sofort behandeln konnte. Dazu bekam unser Techniker ein kleines Röhrchen, einen sogenannten Stent, eingesetzt.

Ludwig weilt heute immer noch unter uns, geht regelmäßig und gern zur Arbeit und ist einer unser lustigsten und vor allem lebensfrohsten Kollegen. Und das, obwohl er bereits klinisch tot war. Doch die Kombination aus moderner Medizin, einer großartigen Notärztin und einer nicht minder großartigen, aufmerksamen Ehefrau hat ihm ein zweites Leben geschenkt. Und das genießt er.

*

Wenn Sie aus der Lektüre dieses Buches eines lernen sollen, dann das: Sie können jeden Tag zum Lebensretter werden! Es ist wirklich gar nicht so schwer. Viele Hilfsorganisationen bieten Erste-Hilfe-Kurse an, in denen Sie die wichtigsten Maßnahmen erlernen beziehungsweise Ihr Wissen auffrischen können. Ich möchte Ihnen diese Kurse an dieser Stelle sehr ans Herz legen.

Wo ich Ihnen aber nun schon so viel über die Bedeutung der Wiederbelebung erzählt habe, möchte ich Ihnen ein paar grundlegende Dinge natürlich nicht vorenthalten. Zunächst stellt sich natürlich die Frage, woran man überhaupt erkennt, dass ein Mensch reanimiert werden muss. Eigentlich sind dafür nur zwei Anzeichen ausschlaggebend:

1. Der Patient ist bewusstlos.
2. Der Patient atmet nicht.

Sind diese zwei Kriterien erfüllt, gibt es kein Überlegen mehr. Vergessen Sie alles, was man Ihnen über das Fühlen des Puls und so weiter erzählt hat. In einer solchen Stresssituation werden Sie den Herzschlag des Hilfsbedürftigen nicht beurteilen können. Wenn jemand nicht mehr atmet, hat er in der Regel auch keinen Puls mehr – und dann sind Sie gefragt. Sorgen Sie dafür, dass der Patient auf einem halbwegs harten Untergrund liegt, denn die ganze Herzdruckmassage bringt reichlich wenig, wenn sie von einer Matratze abgefedert wird. Liegt der Ohnmächtige auf dem Rücken, setzen Sie Ihre Hände auf die Mitte seines Brustkorbes, und dann geht's los:

Dreißig Mal drücken, zwei Mal beatmen.

Mehr müssen Sie nicht wissen. Sollten Sie aus hygienischen oder welchen Gründen auch immer vor einer Mund-zu-Mund-Beatmung zurückscheuen, dann verzichten Sie eben darauf. Besser ist es natürlich, wenn eine Beatmung erfolgt, aber die Druckmassage ist das Wichtigste! Sie ersetzt die Herzfunktion des Patienten. Also, drücken Sie, was das Zeug hält!

Auf diese Weise können Sie zum Lebensretter werden. Und glauben Sie mir: Ein Leben gerettet zu haben fühlt sich richtig gut an.

Vielleicht haben Sie sich eingangs gefragt, was diese respektlose Kapitelüberschrift bedeutet – *Staying Alive* oder *Highway to Hell*!? Immerhin geht es doch um ein ziemlich ernstes Thema. Doch tatsächlich will ich mit den beiden Songtiteln nicht auf den möglichen Ausgang einer Wiederbelebung anspielen, sondern auf den richtigen Rhythmus bei der Herzdruckmassage. Denn die Überlebenschance Ihres Patienten ist größer, wenn Sie im Takt bleiben.

Laut aktuellen Empfehlungen sollte die Herzdruckmassage mit einer Frequenz von hundert Mal Drücken pro Minute erfolgen. Und glauben Sie mir – das ist ganz schön anstrengend. Da die wenigsten von uns mit einem eingebauten Taktgeber durch die Gegend wandern, muss man sich im Fall der Fälle irgendwie anders behelfen.

Zum einen wäre da der Gebrauch von Apps. Es gibt mittlerweile das eine oder andere Programm fürs Handy, das Ihnen den Takt ganz gut vorgibt. Aber wer denkt im Notfall schon daran, sein Handy aus der Tasche zu ziehen, die entsprechende Applikation zu suchen, sie zu starten und so weiter und so fort, wo es doch um jede Sekunde geht.

Viel praktikabler ist es da, im Geiste ein Liedchen anzustimmen, in dessen Takt man den Brustkorb des Betroffenen eindrückt. Und tatsächlich eignen sich *Staying Alive* und *Highway to Hell* hierfür besonders! Aber denken Sie dran: Sie sind gut beraten, nicht laut mitzusingen, denn das kann auf unwissende Passanten recht irritierend wirken.

So, nun wissen Sie also, was Sie tun müssen und wie schnell Sie es tun müssen. Bleibt noch das Unangenehmste. Wie *tief* müssen Sie eigentlich drücken?

Das Herz ist ein Hohlmuskel, der zwischen Brustbein und Wirbelsäule sitzt und eigentlich durch den Brustkorb geschützt werden soll. Und genau diesen Schutz gilt es im wahrsten Sinne des Wortes zu durchbrechen. Denn um eine wirkungsvolle Herzdruckmassage zustande zu bekommen, sollte man den Brustkorb vier bis fünf Zentimeter tief eindrücken. Und das ist eine ganze Menge. Seien Sie also nicht schockiert, wenn es nach zwei, drei Stößen plötzlich knackt. Das waren dann die Rippen. Und die gehören während einer guten Reanimation gebrochen. Das klingt zwar erst einmal rabiat und irgendwie nicht nach einer besonders eleganten Art, Leben zu retten, dafür ist es aber effektiv. Hören Sie also nicht auf, wenn es knackt. Die Rippen heilen später wieder zusammen. Wenn hingegen die Herzdruckmassage nicht ordentlich – sprich: kräftig genug – durchgeführt wird, dann heilt da nicht mehr viel. Tot ist tot. Ein paar gebrochene Rippen machen also im Verhältnis zur Alternative nichts aus.

Also – trauen Sie sich und werden Sie zum Lebensretter! Denn niemand weiß, ob er nicht schon morgen die Hilfe eines engagierten Ersthelfers benötigt.

*

Auch die meisten Menschen, zu denen wir gerufen werden, ahnen beim Aufstehen nicht, dass im Laufe des Tages noch ein ganzes Rettungsteam in ihrem Wohnzimmer stehen wird. So bekommen wir viele zum Teil recht persönliche Einblicke in das häusliche Umfeld und die Gewohnheiten der Patienten. Schließlich räumt niemand am Abend auf, weil am nächsten Morgen vielleicht der Notarzt kommen könnte. Das kann manchmal zu ganz schön skurrilen Situationen führen. Wie bei folgendem Einsatz.

Meine Schicht hatte kaum begonnen, der erste Kaffee des Tages hatte die Maschine noch nicht verlassen, da durchbrach das kratzige Gejohle meines Melders die vorweihnachtliche Besinnlichkeit auf der Rettungswache.

»1/82, stellen Sie Einsatzbereitschaft her!«, lautete die knappe Anweisung der Rettungsleitstelle, der Christoph und ich auch umgehend Folge leisteten. Keine zwanzig Sekunden später saßen wir startbereit im Auto.

»Einsatzbereitschaft ist hergestellt. Wo geht's denn hin?«, fragte Christoph die Leitstelle. Der Disponent gab uns die Adresse.

Eine junge Frau habe völlig aufgelöst angerufen und darüber geklagt, dass sie ihren Mann nicht aufwecken könne. Auf die Frage, wie alt der sei, antwortete sie, er sei gerade erst einundvierzig geworden.

»Eigentlich zu jung für was Schwerwiegendes!«, sagte ich. Aber da man ja nie weiß, gab Christoph trotzdem kräftig Gas.

Unterwegs wurden wir, wie leider viel zu oft, von anderen Verkehrsteilnehmern ordentlich ausgebremst. Es ist unglücklicherweise ein ziemlich häufiges Szenario, dass die Menschen das Martinshorn erst zu spät oder überhaupt nicht wahrnehmen. Das führt dann manchmal zu grotesken Situationen, die uns, die Menschen in den anderen Autos und natürlich die wartenden Patienten gefährden.

Der Klassiker unter den Fehlreaktionen und eine sehr ernst zu nehmende Gefahr ist folgendes Verhalten: Vor uns zwei Autos, die wir überholen wollen. Die Gegenfahrbahn ist frei und Christoph drückt auf die Tube, um schnell und sicher an beiden vorbeizukommen. Das erste der beiden Autos fährt rechts ran, weil es den Notfall erkannt hat. Der Fahrer oder die Fahrerin hinter ihm denkt sich: Super! Jetzt kann ich die Schnarchnase vor mir endlich überholen!, und schert nach links aus. – Erst vor Kurzem sind zwei Kollegen genau wegen eines solchen Fehlverhaltens eines anderen Verkehrsteilnehmers schwer verunglückt.

Ein weiteres Highlight stellt das freundliche In-der-Kurve-Halten dar. Weil von hinten der Notarzt angedüst kommt, versucht man alles, um den Weg so schnell wie möglich frei zu machen, und was hat da noch mal der Fahrschullehrer gesagt? Anhalten!? Was auch immer. Mit Anhalten kann man sicher nichts falsch machen. – Stellen Sie sich vor, wie es für uns ist, wenn der vor uns fahrende Pkw in einer Kurve plötzlich eine Notbremsung hinlegt und wir keine Möglichkeit haben zu überholen, weil … genau! Weil es mitten in der Kurve passiert.

Die Ursache für solches Fehlverhalten ist meiner Meinung nach nicht darin zu suchen, dass die Verkehrsteilnehmer sich nicht richtig verhalten *wollen*, sondern darin, dass sie ganz einfach nicht wissen, wie sie das tun sollen. Ein anderer Faktor ist die immer schalldichtere Bauweise der Autos. In vielen hört man das Sondersignal unserer Fahrzeuge kaum noch.

Aber zurück zu unserem jungen Mann, der sich weigerte aufzuwachen. Christoph und ich scheuten bei der Anfahrt kein Risiko, um dem Mann und seiner Frau so schnell wie möglich zu Hilfe zu kommen. Am Einsatzort – einem schicken Einfamilienhaus auf dem Dorf – angekommen, empfing uns die verheulte junge Frau, die versuchte, sich draußen mit einer Zigarette von der Sorge um ihren Mann abzulenken.

»Die anderen sind schon oben!«, sagte sie. »Beeilen Sie sich!«

Wir nahmen die Beine in die Hand und hetzten mit unserer Notfallausrüstung die Treppe zum Schlafzimmer des jungen Paares hinauf. Das Team des Rettungswagens, das einige Zeit vor uns eingetroffen war, war bereits an der Arbeit, wir konnten ihre Stimmen schon auf dem Flur hören.

»Du drückst jetzt, ich hole den Stauschlauch«, sagte eine männliche Stimme, die ich unschwer Markus, einem älteren und sehr erfahrenen Kollegen, zuordnen konnte.

»Das klingt nicht gut!«, sagte ich zu Christoph, der mir seine Zustimmung durch ein beherztes Nicken mitteilte. Wir betraten das Zimmer, aus dem die Geräusche offensichtlich kamen.

»Moin«, schmetterte mir Markus entgegen, ohne aufzublicken. Er versuchte gerade, eine Nadel in den Arm des Patienten zu friemeln, was bei fehlender Blutzirkulation gar nicht so einfach ist. »Wir sind auch gerade erst gekommen, ich kann dir also nicht viel sagen.«

Während Markus die Haut desinfizierte, drückte sein Kollege, ein Bufdi, dessen Name mir gerade nicht erinnerlich war, auf der Brust des Bewusstlosen herum. Erste Schweißperlen auf der Stirn des Jünglings zeugten von einer relativ schlechten allgemeinen Ausdauer.

»Aber als wir kamen, lag der Patient im Bett, war blau und gab keinen Mucks von sich«, erzählte Markus, während er eine circa vier Zentimeter lange Nadel nahm und sie dem armen Mann mit Schmackes in den Arm rammte. »Mist.« Offenbar hatte der Zugang seinen Platz in der Vene immer noch nicht gefunden.

Unterdessen schaute mich der junge Bufdi mit flehenden Augen an, sodass ich Christoph die Herzmassage übernehmen ließ und dem Neuling auftrug, alles für die Intubation vorzubereiten.

»Keine Atmung, kein Puls. Wir haben sofort angefangen«, informierte Markus mich mit knappen Worten weiter. »Aber keiner weiß so richtig, wie lange der schon so dalag.«

»Weiß einer, ob irgendeine Vorerkrankung bekannt ist?«, fragte ich.

Bevor ich eine Antwort bekam, hörte ich auf einmal ein relativ unangenehm klingendes Knirschen.

»So macht man das!«, sagte Christoph zum Bufdi. Dem war mittlerweile merklich das Blut aus dem Gesicht gewichen.

Aber Christoph hatte recht. Eine Herz-Lungen-Massage ist nur dann richtig effektiv, wenn man den Widerstand der Rippen überwindet und seine ganze Kraft auf das Herz fokussieren kann. Auf gut Deutsch: Die Chancen des Patienten sind nur dann richtig gut, wenn die Rippen brechen. Aber das habe ich Ihnen ja bereits auseinandergesetzt.

Während jeder der Kollegen die von mir verteilten Aufgaben erfüllte, nahm ich unseren Herzmonitor von meiner Schulter und verband den Patienten mittels EKG-Kabeln und Klebepaddles mit dem Gerät, damit ich mir ein Bild vom Zustand des Herzens machen konnte. Sobald ich damit fertig war, bat ich alle anderen, ganz kurz vom Patienten abzulassen (um externe Störquellen auszuschließen), sodass ich das Ergebnis in Empfang nehmen konnte. »Kammerflimmern«, sagte ich. Und dann an Christoph gewandt: »Drück weiter.«

Während Christoph brav meine Anweisung befolgte, lud ich den Elektroschocker mit Strom auf, um dem Patienten einen lebensnotwendigen und vielleicht sogar lebensrettenden Schock zu verpassen. Denn dessen Herz lag sprichwörtlich in den letzten Zuckungen. Noch nicht ganz tot, aber schon ganz schön nah dran, war es nicht mehr in der Lage, den Blutfluss durch den Körper effektiv zu steuern, sondern zuckte vor sich hin, was die relativ zähflüssige rote Flüssigkeit in den Adern nicht dazu bewegen konnte, sich in Gang zu setzen.

»Alle weg«, sagte ich. Und drückte auf den Knopf, der den Stromschlag auf den Weg durch den Körper des Patienten schickte.

Der zuckte am ganzen Körper, und sofort nahm Christoph die Herzdruckmassage wieder auf. Der Bufdi war derweil mit seinen Vorbereitungen fertig und teilte mir mit, dass ich nun intubieren könne.

»Wir haben aber noch keinen Zugang«, sagte Markus, der mittlerweile in akupunkturähnlicher Manier die dritte Venenkanüle im Arm des Patienten versenkt hatte. Offensichtlich ohne Erfolg.

»Dann bohren wir«, entschied ich.

Markus, der nur auf diesen Satz gewartet zu haben schien, öffnete ein kleines Kistchen, in dem der Bohrer lag, ein circa zehn Zentimeter langes Gerät, das irritierend an einen handelsüblichen Akkuschrauber erinnert – und in der Tat handelt es sich um einen solchen, wenn auch einen mit Zulassung für das, was gleich folgen sollte.

Markus drückte ihn mir in die Hand, schnitt die Schlafanzughose des Patienten auf und besprühte dessen Schienbein mit Desinfektionsmittel. Ich setzte eine lange und ziemlich dicke Nadel in den Akkuschrauber ein, positionierte ihn an der oberen Schienbeinkante und bohrte.

Ein knirschendes Geräusch später trennte ich das Gerät von der Nadel und informierte das Team: »Wir haben einen Zugang.«

Markus nahm eine Infusion und schloss sie an die Nadel an. Die Farbe im Gesicht des Bufdis tendierte ins Weißgelbe, offenbar hatte er so was noch nie gesehen.

»Wechselt mal wieder!«, sagte ich, als ich sah, dass auch Christoph mittlerweile in Schweiß gebadet war.

Der Bufdi übernahm also erneut die Druckmassage, und Christoph half mir, Luft in die Lungen des Mannes zu bekommen. Damit er nicht erstickte, hatte ich gleich als Erstes mit einem großen Beutel und einer Atemmaske dafür gesorgt, dass ein Minimum an Sauerstoff in die Lungen des jungen Mannes strömte. Aber eine längerfristige Lösung war das nicht.

Darum bestand unser nächster Schritt darin, einen Schlauch in den Hals des Patienten einzuführen, um ihn dann mittels einer Maschine beatmen zu können. Dabei benutzt man in der Regel ein sogenanntes Laryngoskop – ein Gerät, das aussieht wie ein ziemlich unförmiger Löffel und einem erlaubt, durch den Mund bis zu den Stimmbändern des Patienten zu blicken. Zwischen diesen hindurch führt man dann den Beatmungsschlauch ein. Diesen ganzen Vorgang nennt man Intubation.

Ich nahm also den Kopf des Mannes zwischen meine Knie, bat Christoph, mir das Laryngoskop zu reichen, und informierte den Patienten: »Es wird mal kurz hell im Hals.«

Das rührt daher, dass am Laryngoskop ein Licht angebracht ist, das den dunklen Rachenraum ausleuchtet. Natürlich ist die Information an den Patienten überflüssig, aber irgendwie hat sich der Spruch eingebürgert – vielleicht spielt da ein bisschen Aberglaube mit.

Nachdem die Intubation geglückt und die Atmung des Mannes durch unsere Maschine sichergestellt war, galt es, erneut die Herzaktion zu prüfen.

»Alle weg«, sagte ich und starrte erneut gebannt auf den Monitor, in der Hoffnung, der Herzschlag des Mannes sei zurückgekehrt.

War er nicht. Langsam gingen uns die Optionen aus. »Zieh mal das Supra auf!«, sagte ich zu Markus. »Am besten stichst du gleich das Partyfass an. Könnte eine längere Sache werden.«

Den uneingeweihten Leser mag die Wortwahl ein wenig irritieren, aber tatsächlich gebe ich Ihnen einen ziemlich genauen Einblick in die Welt der Lebensretter.

Markus kramte besagtes Partyfass – ein kleines Fläschchen mit einem Medikament namens Adrenalin – aus unserem Rucksack und zog ein paar Milliliter davon mit einer Spritze auf. Über die Nadel im Knochen applizierte Markus dann schrittweise das Medikament.

Alles in allem versuchten wir über zwei Stunden lang, Herrn Elsenbeck, so hieß der Patient, ins Leben zurückzuholen. Ohne Erfolg. In einigen Fällen – gerade wenn es sich um ältere und sehr stark vorerkrankte Patienten handelt – gibt man den Kampf irgendwann auf und »erlaubt« dem Menschen zu gehen. Bei einem Patienten, der die vierzig kaum überschritten hat, tut man aber natürlich alles, was man kann.

Wie sich im Nachhinein herausstellte, war vom Einsetzen des Herzstillstandes bis zu dem Moment, in dem wir auf der Bildfläche erschienen waren, viel zu viel Zeit vergangen. Zeit, die die Frau des Mannes hätte nutzen können, um sein Leben zu retten, wenn sie gewusst hätte wie. Stattdessen rauchte sie genüsslich eine nach der anderen.

Überhaupt bot sich uns ein ziemlich irritierendes Bild, als wir nach zwei Stunden die Rettungsversuche aufgaben und uns mit den Lebensumständen des Paares näher beschäftigten. Überall im Haus lagen große Mengen an Zigaretten herum.

»War Ihr Mann auch Raucher?«, fragte ich die untröstliche Witwe, nachdem ich ihr die traurige Botschaft überbracht hatte.

»Ja, ich habe ihm immer wieder gesagt, dass er aufhören soll«, antwortete sie und zog an ihrer Zigarette. »Seit einigen Wochen litt er auch zunehmend unter Luftnot, manchmal so sehr, dass ihm beim Laufen die ganze Brust wehtat«, sagte sie.

Nun wurde mir einiges klar. Es schien mir ziemlich wahrscheinlich, dass der – übrigens auch übergewichtige – Mann ein Opfer seines eigenen Lebensstils geworden war. Denn was die Ehefrau erzählte, klang verdächtig nach den Anzeichen eines Herzinfarktes.

»Ich habe ihm immer wieder gesagt, er soll mal zum Arzt gehen, aber er wollte nicht!«, erklärte sie mir mit Tränen in den Augen.

Auch mir und den anderen im Team ging der Tod des immerhin noch recht jungen Mannes nahe. Normalerweise gelingt es uns ganz gut, uns zu distanzieren, aber es gibt, wie Sie später noch lesen werden, doch immer mal wieder Situationen, in denen man einfach nicht anders kann, als das Schicksal der Menschen an sich heranzulassen. Hier wurde uns das Distanzhalten auch dadurch erschwert, dass wir eine ziemlich intime Entdeckung machten.

Nachdem wir eingesehen hatten, dass der Kampf verloren und Herr Elsenbeck nicht mehr zu retten war, begannen wir, das Chaos, das wir angerichtet hatten (überall lag unser Equipment herum), aufzuräumen, und legten den Patienten in sein Bett, damit den Angehörigen diese furchtbare Aufgabe erspart blieb.

Erst jetzt fielen uns die exotischen »Spielzeuge« auf, die überall im Raum verstreut lagen und ganz offenbar dafür gedacht waren, eine angenehme Freizeitgestaltung noch angenehmer zu machen. Obwohl wir in professioneller Diskretion geübt sind, konnte Christoph nicht umhin, die Gerätschaften auf dem Nachttisch zu bemerken. Auch der Bufdi wurde darauf aufmerksam, und sein Gesicht erlangte die zuvor verlorene gesunde Röte mehr als zurück.

Keiner von uns fand die entdeckten Kostbarkeiten besonders verwerflich, schließlich haben alle Menschen Bedürfnisse. Im Gegenteil, wir freuten uns, dass der Patient zu Lebzeiten wenigstens etwas Spaß gehabt hatte. Denn eines war sicher: Wenn Herr Elsenbeck auch nur die Hälfte der Dinge benutzt hatte, die im Schlafzimmer herumlagen, dann war er mit einem Lächeln auf den Lippen gegangen.

Allerdings entsprach die Kulisse nicht ganz der Tragik der Situation. Der Verstorbene war gerade mal Anfang Vierzig gewesen und unten im Hof stand seine völlig verstörte Ehefrau, die ich nun zum Abschiednehmen hereinholen musste. Was sollten wir also tun?

Die Gerätschaften dezent zur Seite zu räumen war eventuell eine Option, allerdings haben wir streng genommen natürlich die Finger von den privaten Besitztümern der Patienten zu lassen. Auf der anderen Seite würde die Frau in ein paar Minuten Abschied von ihrem Ehemann nehmen, einem Menschen, den sie liebte und der jetzt für immer von ihr gegangen war. War es da nicht pietätsvoller, alles, was einen würdigen Abschied stören konnte, sagen wir: verschwinden zu lassen?

Bevor ich zu einer Entscheidung kommen konnte, griff sich Markus kurzerhand alle Utensilien, die er finden konnte, und verstaute sie in der Nachttischschublade. Ich warf ihm einen dankbaren Blick zu.

Nachdem der Tote nun also in einer halbwegs friedlichen Position ins Bett gelegt und das Spielzeug für Erwachsene sicher verstaut war, verabschiedeten sich Markus und der Bufdi (Letzterer sichtlich erleichtert, endlich das Weite suchen zu dürfen) und ich ging in den Hof zu der trauernden Witwe.

Mittlerweile waren die Nachbarn dazugekommen, ein älteres Ehepaar. Sie versuchten, Frau Elsenbeck, mit der sie offenkundig mehr als nur das Tür-an-Tür-Wohnen verband, zu beruhigen, was sich als ziemlich schwierige Angelegenheit erwies, zumal die beiden selbst mit den Tränen zu kämpfen hatten. Verzweifelt klammerten sich alle drei an ihre Glimmstängel.

»Sie können sich jetzt von Ihrem Mann verabschieden«, sagte ich und sah Frau Elsenbeck mitfühlend an.

Sofort brach sie wieder in Tränen aus. »Was ist denn überhaupt passiert?«, fragte sie und fügte dann hinzu: »Hätte ich irgendetwas tun können?«

»Nein«, log ich, um sie zu schonen. »Ihr Mann hatte wahrscheinlich einen Herzinfarkt und nichts in der Welt hätte ihn retten können.«

Ich kam mir in Anbetracht der Lüge keineswegs schäbig oder falsch vor. Was hätte es gebracht, der Frau zu sagen, dass eine frühzeitige Herz-Lungen-Wiederbelebung statt der schnellen Zigarette im Hof während der Wartezeit auf den Notarzt ihrem Mann eine realistische Chance auf ein längeres Leben eingeräumt hätte? Die Witwe wäre ihr Leben lang nicht mehr froh geworden – und ich befürchtete, dass sie damit auch so schon große Probleme haben würde.

Dann begleitete ich Frau Elsenbeck nach oben. Christoph sprach währenddessen mit der Leitstelle und gab den Kollegen alle notwendigen Informationen durch. Es fiel meiner Begleiterin sichtlich schwer, die Stufen zu nehmen, und als wir vor dem Schlafzimmer standen, war ich mir nicht mehr sicher, ob sie überhaupt stark genug war, sich dem Anblick ihres toten Mannes auszusetzen.

»Sie müssen das nicht tun«, sagte ich.

»Doch.« Sie weinte nun bitterlich. »Ich möchte mich von ihm verabschieden. Wir haben über zehn Jahre zusammen verbracht und jetzt hat er mich …« Mehrfach musste sie eine Pause machen, weil ihre Tränen ein Weiterreden nicht zuließen. »Jetzt hat er mich allein gelassen.« Dann umarmte mich die Frau.

Normalerweise bin ich kein großer Fan von innigem Patientenkontakt. Aber es gibt immer Ausnahmen. Und in dem Moment war ich der Einzige, der der verzweifelten Frau in ihrer Trauer beistehen konnte. Darum ließ ich es zu und umarmte sie ebenfalls. Tausend Dinge, die ich hätte sagen können, schossen mir durch den Kopf, aber alle schienen sie mir zu unbedeutend. Also blieb ich ruhig und wartete, bis die Witwe die Kraft fand, sich der Leiche ihres Mannes zuzuwenden.

Als sie ihn im Bett liegen sah – kalt und blau und mit dieser Leere im Gesicht, die einen Toten so fremd erscheinen lässt –, liefen ihr die Tränen wie Sturzbäche von den Wangen, und ich bemerkte, wie sich auch aus meinen Augen die eine oder andere Träne löste. Sie ging zum Bett hinüber und legte ihren Kopf auf die Brust ihres Mannes. So verweilte sie bestimmt fünf Minuten, bevor sie ihren Kopf wieder hob und das Gesicht des Toten mit Küssen übersäte.

Ich blieb während dieser Zeit in der Tür des Zimmers stehen und beobachtete die ergreifende Szene. Gut, dass Markus die Vergnügungsutensilien noch versteckt hat, dachte ich erleichtert. Und war nur einen Moment später umso schockierter, als mein Blick auf ein Paar Handschellen fiel, das über dem Kopfteil des Bettes hing. Wir hatten es bei unserer Säuberungsaktion glatt übersehen! Inständig hoffte ich, dass der armen Frau nichts auffiel, denn ich war mir sicher, dass sie den Tod ihres Mannes und ihre Verabschiedung von ihm andernfalls ewig mit den plüschigen Tigerfellimitat-Handschellen verbinden würde. Und ich mochte mir nicht ausmalen, wie peinlich es ihr sein würde, wenn ihr klar wurde, dass wir um ihr Hobby wussten.

Doch sie hatte nur Augen für den Toten. Nach einigen Minuten gab sie ihm einen letzten Kuss auf die Stirn und ging mit mir zusammen nach unten, ohne sich nochmals umzusehen.

Ich übergab die Witwe in die Hände der Nachbarn, verabschiedete mich und stieg zu Christoph ins Auto, um dort dem Tod von Herrn Elsenbeck einen offiziellen Rahmen zu geben. Ich füllte die verschiedensten Zettel aus, auf die ich überall die gleichen Informationen in fast der gleichen Reihenfolge kritzelte und die für unseren gut gepflegten bürokratischen Apparat von außerordentlicher Notwendigkeit sind. Und während ich das siebte Formular ausfüllte, bildete sich Christoph neben mir bereits seine allmorgendliche Meinung.

*

Was können Sie also von den letzten Seiten mitnehmen? – Eigentlich ist mir als Fazit nur eines wichtig: Wenn Sie irgendwann einmal

– und ich wünsche es Ihnen nicht – Zeuge werden, wie jemand leblos umfällt, dann beginnen Sie unverzüglich mit der Herz-Lungen-Massage. Sie können ihm damit das Leben retten. Und glauben Sie mir, wenn ich Ihnen erneut sage, das ist ein tolles Gefühl! Wenn ein Mensch weiterleben darf, weil Sie beherzt eingegriffen haben, dann werden Sie das niemals vergessen.

In anderen Ländern, wie beispielsweise in den USA, hängen in fast allen öffentlichen Gebäuden sogenannte AED. Dabei handelt es sich um automatische Defibrillatoren, die das Herz unter bestimmten Voraussetzungen wieder in Gang setzen können. Auch in Deutschland erfreuen sich diese Geräte immer größerer Beliebtheit. Sie sind einfach zu handhaben und sehr sicher.

Wenn Sie irgendwann einen Menschen wiederbeleben müssen und Ihnen steht ein AED zur Verfügung: Super – benutzen Sie ihn. Suchen Sie aber bitte niemals auf Kosten der Herz-Lungen-Wiederbelebung nach einer solchen Maschine, denn der beste Defibrillator nützt nichts, wenn der Herz-Kreislauf-Stillstand zu lange angedauert hat. Das Wichtigste ist: drücken, drücken, drücken! Nur dann hat der Patient am Ende eine Chance, am Leben zu bleiben!

*

Sie haben in diesem Kapitel gesehen, dass wir wirklich alles tun, um unseren Mitmenschen das Leben zu retten. Wir nutzen modernste Technik und gehen bis an unsere Grenzen. Manchmal ist es allerdings auch sinnvoll, ja menschlich, einzuhalten und erst einmal darüber nachzudenken, ob der Patient die Hilfe, die wir ihm geben können, auch möchte. Um solche ethischen und enorm schwierigen Entscheidungen, die manchmal auch unter Zeitdruck getroffen werden müssen, geht es im nächsten Kapitel.

4

Am Lebensende

WENN JEDER RETTUNGSVERSUCH ZUR QUAL WIRD

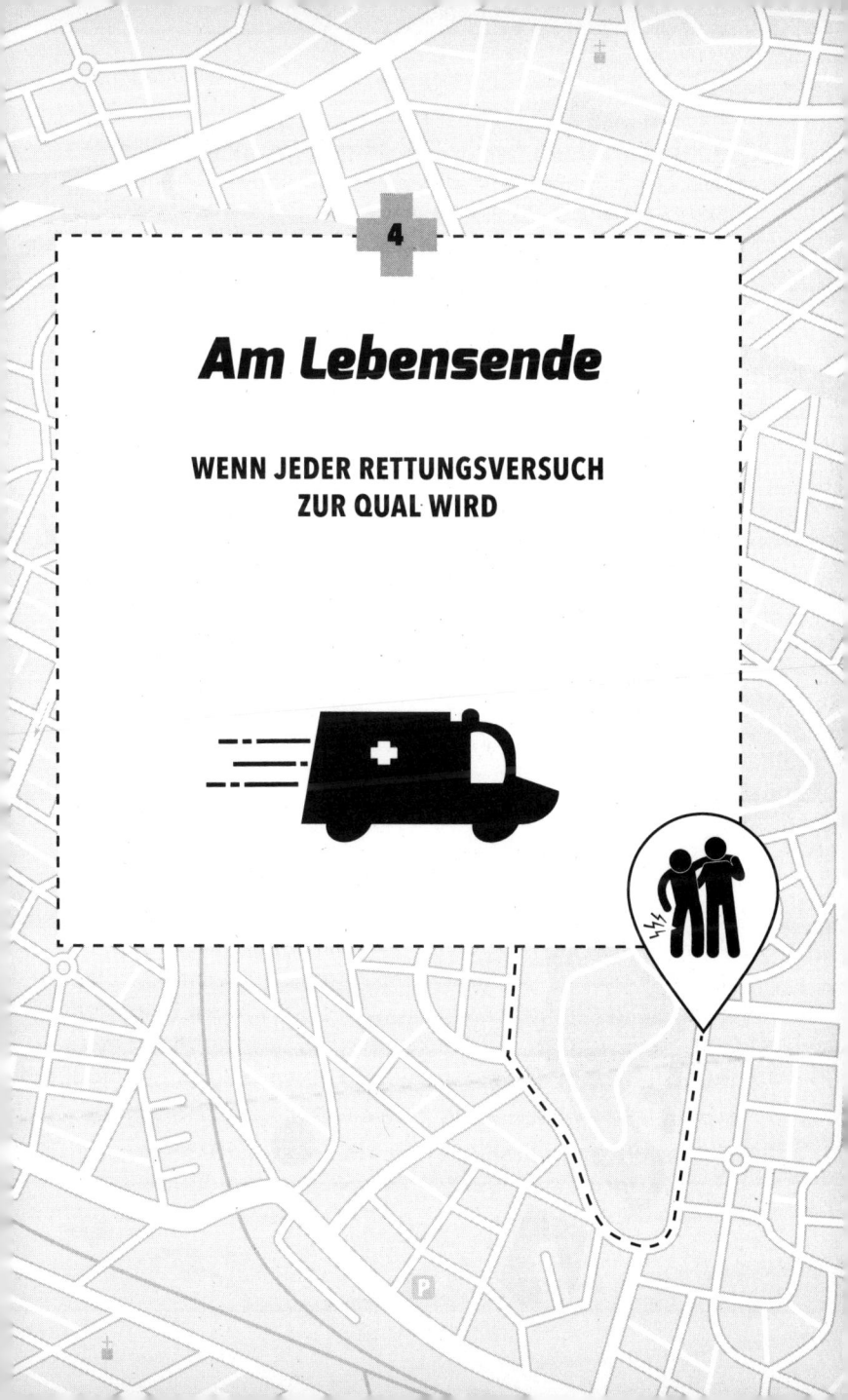

Das Thema »Aktive Sterbehilfe« nimmt seit ein paar Jahren einen immer größer werdenden Teil der öffentlichen Diskussion ein und bedarf in unserem Land dringend einer Klärung. Dabei ist es noch wichtiger als in anderen Bereichen der politischen Entscheidungsfindung, dass die Meinung eines jeden Einzelnen respektiert und nicht durch Interessengruppen diskreditiert wird. Denn wie Sie gleich sehen werden, gibt es auch ohne den Einsatz der aktiven Sterbehilfe Situationen, in denen Ärzte nicht unbedingt zugunsten des Lebens entscheiden.

Nicht immer, wenn ein verzweifelter Angehöriger die Nummer des Rettungsdienstes wählt, ist sein Hauptanliegen die Verlängerung des Lebens eines geliebten Menschen. Und gerade für mich als Arzt ist es enorm schwierig, mir diesen Umstand immer und immer wieder vor Augen zu führen. Illustrieren möchte ich das mithilfe einer Geschichte aus meiner Zeit als Arzt auf einer großen chirurgischen Intensivstation.

Wie Sie schon am Anfang dieses Buches gelesen haben, durchlaufen junge Ärzte einen streng gegliederten Ausbildungsprozess. Je nach Fachrichtung und Interessengebiet steht dabei die Rotation in Notaufnahme sowie Intensivstation häufig ganz oben auf dem Programm. Bei mir war das nicht anders. Bereits als sehr junger Arzt (im Nachhinein betrachtet war ich vielleicht *zu* jung) wurde ich auf die Intensivstation eingeteilt. Zu meinen Aufgaben gehörten die medizinische sowie auch die emotionale Betreuung schwer erkrankter Patienten, bei denen ein chirurgischer Eingriff nötig war. Oft handelt es sich hierbei um Krebspatienten, bei denen mutige Chirurgen alles versuchen, um den Tumor aus den Eingeweiden der Betroffenen herauszuschneiden. Leider geht es dabei nicht immer so elegant zu wie in den einschlägigen Krankenhausserien. Und auch einen McSexy oder McDreamy habe ich nie kennenlernen dürfen. Mit der Wahrheit ist das nämlich so eine Sache: Ungeschminkt ist sie überhaupt nicht mehr so sexy wie vor der Kamera.

Denn leider ist es so, dass Patienten nicht immer sofort geheilt sind, wenn ein Tumor entfernt wurde, und sie wachen nach einer Herzoperation auch eher selten mit makellos rosigem Gesicht auf. Oft werden Patienten, bei denen man große Teile der Gedärme entfernen musste, mit offenem Bauch und im künstlichen Koma auf die Intensivstation gelegt. Manche infizieren sich mit den gefürchteten Krankenhauskeimen und bekommen Lungenentzündungen oder sogar eine Blutvergiftung. Und manchmal wachen Menschen einfach nicht mehr auf oder ihr Herz setzt kurz nach einer Tumor-OP aus.

Was dann? Was würden Sie tun? Oder besser: Was würden Sie wollen, das man mit Ihrer Mutter macht, wenn nicht klar ist, ob ihr die Möglichkeit eines menschwürdigen Lebens jemals wieder gegeben sein wird? Fänden Sie es in diesem Fall gut, wenn die Ärzte alles versuchen, um sie zu retten? Oder wäre es Ihnen lieber, Ihre Mutter in Würde und ohne Schmerzen gehen zu lassen?

Diese Fragen sollte sich jeder früher oder später stellen. Und das nicht nur vor einer Operation, sondern prinzipiell. Denn es kommt oft genug vor, dass sich die Angehörigen plötzlich in einer Situation befinden, in der die Entscheidung auf sie übertragen wird. Und wenn zuvor nie über das Thema geredet wurde, stehen sie da.

So erging es auch dem Sohn von Frau König, als er mit seiner Familie eines schönen Tages aus dem Urlaub zurückkam und seine Mutter am Fuß der Wendeltreppe des gemeinsamen Hauses liegen sah.

Folgendes war passiert: In freudiger Erwartung der Rückkehr ihres Sohnes sowie der beiden Enkelkinder und der Schwiegertochter hatte die gute Seele der Familie ein Mittagessen vorbereitet. Es sollte, wie in der Familie seit Generationen üblich, einen richtig deftigen Sonntagsbraten geben. Weil sie der Mutter im ersten Stock des Hauses eine eigene kleine Wohnung eingerichtet hatten, befand sich logischerweise auch deren Küche dort, während das gemeinsame Esszimmer im Erdgeschoss untergebracht war. Es galt also, die übergroße Ofenpfanne die enge Wendeltreppe herunterzutragen, was wiederum bedeutete, dass Frau König keine Hand frei hatte, um sich am Geländer festzuhalten.

Es kam, wie es kommen musste. Der Sonntagsbraten stürzte samt der alten Dame die halbe Treppe hinunter und die Zweiundachtzigjährige bremste den Sturz wenig elegant mit Hilfe ihres Kopfes ab. Herr König, seine Frau und die Enkel waren sichtlich schockiert, als sie das Gemisch aus Braten, Soße und Oma am Fuße der Treppe liegen sahen, und taten, was jeder normale Mensch in dieser Situation umgehend getan hätte. Sie riefen den Notarzt.

Leider erinnerten sich weder Herr König noch seine Frau in diesem Moment an das Gespräch, das sie erst vor ein paar Wochen mit der Mutter beziehungsweise Schwiegermutter geführt hatten. Und auch nicht an den unterschriebenen Papierstapel, der in mehrfacher Ausführung im Wohnzimmer des Hauses wie auch beim Familiennotar vorlag. Die Sorge um die Mutter stand im Vordergrund.

Als der Notarzt ankam, tat er seinerseits das, was jeder Kollege in dieser Situation getan hätte: Er legte die Frau ins künstliche Koma, führte einen Beatmungsschlauch ein und sorgte dafür, dass ihr Kreislauf, also Blutdruck und Herzfrequenz, so stabil wie möglich blieb. Dann fuhr er sie ins Krankenhaus, und zwar direkt und ohne Umwege auf die Intensivstation. Dort übernahm ich die Betreuung.

So rabiat das für einen Außenstehenden vielleicht klingen mag, aber zunächst war die Mutter von Herrn König für mich nur ein Standardfall, den es abzuarbeiten galt wie jeden anderen auch. Dass sich die Situation diesbezüglich sehr bald ändern sollte, wusste ich zu diesem Zeitpunkt noch nicht.

Ich war nun also für die Patientin verantwortlich, und meine erste Aufgabe war es, herauszufinden, woher das Koma der alten Dame rührte. Da die Berichte des Rettungsteams sowie die riesige klaffende Wunde am Kopf der Patientin nahelegten, dass auch im Schädel irgendetwas nicht stimmte, galt es als Erstes, eine lebensgefährliche Hirnblutung auszuschließen. Leider gelang uns das nicht, die Computertomografie zeigte genau das: Durch den Sturz waren auch im Schädel Gefäße aufgesprungen, und die bluteten nun ungehindert ins Gehirn von Frau König, was bedeutete, dass von deren Wesen in ein paar Stunden nichts mehr übrig sein würde. Wir mussten also schnell handeln.

Ich telefonierte mit dem diensthabenden Neurochirurgen und keine Stunde später lag die Patientin unter dem Messer. Ich sah sie erst nach ein paar Tagen wieder – der Unfall hatte sich an einem Freitag ereignet und dazwischen lag ein freies Wochenende – und hatte die alte Dame zu diesem Zeitpunkt fast schon wieder vergessen. Die Woche darauf hatte ich Spätdienst, und im Spätdienst finden üblicherweise die Angehörigengespräche statt, denn nachmittags können sich die meisten Berufstätigen ein bisschen Zeit freischaufeln, um ihre Lieben zu besuchen.

Auch Herr König war an diesem Montag Gast auf der Intensivstation. Und das würde er von nun an jeden Tag sein – für eine sehr lange Zeit. Nach und nach kamen wir ins Gespräch. Anfänglich klärte ich ihn lediglich über den Gesundheitszustand seiner Mutter auf, aber je besser wir uns kennenlernten, desto mehr vertraute er mir und desto offener wurde er. Irgendwann, ich musste ihm gerade mitteilen, dass wir nicht besonders optimistisch in Bezug auf den geistigen Zustand seiner Mutter waren, brach er in Tränen aus.

Das Problem war, dass die Patientin zwar die Operation gut überstanden, ihr Bewusstsein allerdings nur bedingt wiedererlangt hatte. So konnte sie zwar die Augen öffnen, und ein paar Tage zuvor hatten wir sogar den Beatmungsschlauch entfernt, aber eine vernünftige Kommunikation mit der alten Dame war nicht möglich. Nicht einmal einfache Entscheidungsfragen konnte sie beantworten.

»Die Mama hat so was nie gewollt!«, klagte Herr König, und in mir läuteten die Alarmglocken.

»Wie meinen Sie das?«, wollte ich wissen.

»Vor ein paar Monaten ist mein Vater gestorben. Er hatte Krebs und Mama saß bis zum Schluss an seinem Bett. Papa hat furchtbar gelitten und keiner konnte ihm wirklich helfen. Ich meine, sie haben alles versucht, aber er sah erst friedlich aus, als er dann endlich eingeschlafen war«, erklärte er mir.

»Das tut mir leid«, sagte ich und wusste in diesem Moment, wie abgedroschen das klingen musste.

Herr König schien mich überhaupt nicht zu hören und blickte mich niedergeschlagen an. »Nach dem Tod von Papa haben wir für uns alle eine Patientenverfügung aufgesetzt. Gerade Mama wollte auf keinen Fall so schrecklich leiden müssen. Und jetzt sehen Sie sie sich doch mal an!«

Ich sah nun aus einem anderen Blickwinkel auf meine Patientin. Auch ihr rollte eine Träne die Wangen herunter. Ob aus emotionaler Ergriffenheit oder weil ihr Auge einfach zu trocken war, konnte ich nicht mit Sicherheit sagen, aber ich wollte mir Ersteres einreden.

Normalerweise wäre es kein Problem gewesen, dem Willen der Patientin auch jetzt noch zu entsprechen. Auch wenn bereits eine Therapie auf der Intensivstation in die Wege geleitet worden ist, heißt das ja nicht, dass man diese nicht wieder beenden kann. Für manche Ärzte stellt es zwar eine größere emotionale Hürde dar, eine bereits begonnene Therapie abzubrechen, als eine Maßnahme von vornherein zu unterlassen, für den Patienten ist es aber mehr oder weniger dasselbe.

Bei der Mutter von Herrn König war das Ganze nicht so einfach, denn die war über den Berg. Es brauchte weder eine künstliche Beatmung noch eine kreislaufunterstützende Therapie, um sie am Leben zu erhalten. Selbst wenn man ihr alle Medikamente vorenthielt und jede medizinische Therapie abbrach, würde sie dennoch weiterleben. Und das war das Problem.

»Ich mache mir solche Vorwürfe, dass ich den Notarzt geholt habe«, sagte Herr König. »Ich hatte Angst um Mama und konnte sie doch nicht einfach da liegen lassen, aber wenn ich das jetzt sehe!«

Ich versicherte Herrn König, er habe richtig reagiert.

»Richtig reagiert?«, fragte er mich. »Mama ist zum Pflegefall geworden. Sie kann nicht mit uns kommunizieren, und keiner weiß, wie viel sie von dem mitbekommt, was um sie herum geschieht. Sie ist gefangen in ihrem eigenen Körper, und der kann, wenn ich Sie richtig verstanden habe, noch ziemlich lange leben.«

Ich wusste, worauf der Mann hinauswollte. Obwohl jeder sein Bestes getan hatte, hatte die überaus erfolgreiche medizinische Behandlung meiner Patientin dazu geführt, dass sie nun für den Rest ihres Lebens ans Bett gefesselt vor sich hin vegetieren würde.

An diesem Tag begriff ich zum ersten Mal, dass es nicht immer gut ist, für einen Menschen alles medizinisch Mögliche zu tun. Es sollte aber noch eine ganze Weile dauern, bis ich verstand, wie schwer es ist, solche Entscheidungen auch wirklich eigenständig zu treffen.

Doch nun standen wir vor einem ganz anderen Problem: Wie konnten wir das womöglich Jahre andauernde Leiden der alten Frau beenden? Ich hielt Rücksprache mit meinem Oberarzt, wir beriefen den Ethikrat der Klinik ein und präsentierten den Mitgliedern unseren Fall. Bei schwierigen Fällen ist der Ethikrat, bestehend sowohl aus Ärzten als auch aus nicht ärztlichem Personal, eine echte Erleichterung. Er hilft uns, problematische Entscheidungen von allen Seiten zu beleuchten und eine ausgewogene und patientenorientierte Lösung zu finden. Außerdem nimmt er uns die Qual der Entscheidung ein kleines bisschen ab.

In diesem speziellen Fall ging es um die Frage, ob es moralisch vertretbar sei, die künstliche Ernährung, von der Frau König abhängig war, einzustellen und die alte Dame mehr oder weniger verhungern zu lassen. Ich möchte Sie nicht mit Einzelheiten aus unseren ausführlichen Gesprächen langweilen. Wichtig ist aber, dass wir uns nicht nur einmal trafen. Tatsächlich tagte der Ethikrat drei Nachmittage, bis er zu einer Entscheidung kam.

Und als ich Herrn König diese mitteilte, war er mehr als erleichtert. Seine Mutter durfte gehen und er musste sich keine Vorwürfe mehr machen. Wir waren zu dem einstimmigen Entschluss gekommen, dass wir die Ernährung der Dame einstellen würden. Außerdem sollte keine Eskalation der Therapiemaßnahmen mehr stattfinden – auf gut Deutsch: Früher oder später würde Herrn Königs Mutter entweder verhungern oder an einer Infektion sterben.

Es geschah früher. Und sie verhungerte nicht. Als ich am nächsten Tag zum Dienst kam, reagierte die Patientin kaum noch. Als schien sie nur auf die Entscheidung des Ethikrates gewartet zu haben, hatte sie über Nacht ein starkes Fieber entwickelt, und das Röntgenbild zeigte eine starke Lungenentzündung, von der sich die Frau ohne Antibiotika sicher nie wieder erholen würde. Sie starb einen Tag später zur Mittagszeit. Herr König, seine Frau und die beiden Enkelkinder saßen am Bett und begleiteten sie, so wie sie es gewollt und verfügt hatte.

Die Mutter von Herrn König war meine erste Erfahrung dieser Art, und ich habe die alte Frau bis heute nicht vergessen, führte sie mir doch vor Augen, wie endlich das Leben ist. Egal, wie alt oder wie gesund wir sind. Der Tod kann jederzeit kommen. Heute stelle ich mich der Erkenntnis jeden Tag, aber damals war ich gerade ein paar Monate Arzt. Sie können sich vielleicht vorstellen, wie stark mich diese Erfahrung geprägt hat. Sie hat mich gelehrt, dass wir dem Patienten verpflichtet sind und nicht dem, was medizinisch möglich ist.

*

Wie wichtig es ist, sich diese Prämisse immer und immer wieder vor Augen zu halten, zeigen uns die Einsätze, die in letzter Zeit leider an Häufigkeit immer mehr zunehmen. Denn oft werden wir gerufen, weil die Angehörigen mit ihren alten und teilweise sterbenden Familienmitgliedern einfach nicht mehr weiterwissen. Weil die hausärztliche Versorgung immer dünner wird, muss eben der Rettungsdienst die Lücke füllen.

Wenn Sie eines Tages alt und krank sind, ein glückliches Leben hatten und es Zeit ist zu gehen – wo und wie möchten Sie sterben? Zu Hause in Ihrem eigenen Bett oder allein in einem anonymen Krankenzimmer?

Ich denke, fast alle Menschen würden diese Frage gleich beantworten. Leider können die wenigsten Familienverbände dem Wunsch eines älteren oder kranken Angehörigen, ohne weitere Behandlung zu Hause zu sterben, entsprechen. Früher starben die Kranken und Alten auf natürlichem Wege beziehungsweise an Altersschwäche. Heute, in Zeiten medizinischer Wunder, Organersatzverfahren und Transplantationen ist es gar nicht mehr so einfach, in Frieden zu gehen. Denn wer möchte sich schon vorwerfen lassen, nicht alles für die Mutter oder den Vater getan zu haben? Dabei wird oft vergessen, dass *alles* tun manchmal auch *nichts* tun bedeuten kann.

Wenn wir dann in die Wohnung des vermeintlichen Patienten kommen, werden wir von den Angehörigen oft schon an der Tür mit den Worten empfangen: »Ich wusste nicht, wen ich sonst anrufen sollte, der Mama geht es gar nicht gut.«

Die Mama hat dann häufig das achtzigste oder sogar neunzigste Lebensjahr lange hinter sich gelassen, leidet an fortgeschrittener Demenz, an chronischem Herzversagen und an vielen weiteren Krankheiten des Alters. Irgendwann kann der Körper das alles nicht mehr kompensieren und stellt Schritt für Schritt die Arbeit ein. Die Menschen werden zuallererst schläfrig, dann kaum noch ansprechbar, die Lunge beginnt, sich mit Wasser zu füllen, das vom Herzen nicht mehr transportiert werden kann. Findet dieser Vorgang in einem gesegneten Alter statt, dann nennt man ihn Sterben.

Auf die Frage »Können Sie denn nichts für die Mama tun?« habe ich dann oft nur eine Antwort: »Ich kann schon – aber *soll* ich auch?« Denken Sie an das Schicksal von Frau König und an den verzweifelten Wunsch der Familie, den Notarzt nie gerufen zu haben.

Die moderne Medizin ist nämlich in der Lage, den Sterbe-prozess ganz schön in die Länge zu ziehen. Aber das geschieht in der sterilen und unpersönlichen Umgebung des Krankenhauses, und am Ende verlieren wir leider immer. Deshalb ist eine meiner wichtigsten Fragen an die Angehörigen, wenn ich zu einem schwer erkrankten, alten Patienten komme, der nicht mehr in der Lage ist, für sich selbst zu sprechen, ob es ihm normalerweise möglich ist, würdig am Alltag teilzunehmen und sich daran zu erfreuen. Und natürlich, was er selbst in Bezug auf die vorliegende Situation gewollt hätte.

Überdurchschnittlich oft bekomme ich dann zur Antwort: »Der Papa wollte niemals mehr in ein Krankenhaus.« Und diese Einstel-lung habe ich dann zu akzeptieren – ohne Wenn und Aber. Denn leider kommt es häufig vor, dass alte Menschen, die sich nicht mehr wehren können, mehrmals im Monat ins Krankenhaus und zurück geschippert werden, um dann irgendwo – meist allein und ohne familiären Rückhalt – zu sterben.

*

Richtig begriffen, was es für die Rettungscrew sowie den Notarzt bedeuten kann, wenn auf die Wünsche des Patienten eingegangen wird, habe ich vor ungefähr einem Jahr in einem kleinen Ort in Süddeutschland.

Der Dienst begann recht ruhig. Weil Weihnachten vor der Tür stand, erwartete ich auch nicht besonders viel Arbeit, denn inte-ressanterweise nimmt das Einsatzaufkommen meiner Erfahrung nach in den letzten Wochen vor dem Fest immer mehr ab. Woran das liegt, konnte ich noch nicht so richtig herausfinden. Vielleicht hatte ich bisher auch einfach Glück.

Wir wurden an diesem Montag kurz vor Weihnachten in eine Tagesbetreuungsstätte für Senioren gerufen. Dort sei ein Patient kollabiert. Die Anfahrt war nicht besonders weit, und so dauerte es lediglich ein paar Minuten, bis wir mit Sack und Pack im Aufenthaltsraum der Einrichtung standen.

Nach unserem Patienten mussten wir nicht lange suchen. Der Mann lag, umgeben von mehreren Menschen, die seine Betreuer sein mussten, auf dem Boden und sah nicht sehr gesund aus. Seine blaue Gesichtsfarbe wertete ich als untrügliches Zeichen für ein ernsthaftes medizinisches Problem. Mein Team und ich eilten sofort zu ihm, setzten ihm eine Sauerstoffmaske auf, und während sich die Kollegen um die »Verkabelung«, also das Befestigen unserer Messinstrumente, kümmerten, versuchte ich herauszubekommen, was geschehen war.

Die Leitung der Betreuungsstätte setzte mich umgehend ins Bild. Herr Schuster sei vor ungefähr fünf Minuten plötzlich blau angelaufen und habe die Kommunikation eingestellt.

Ich fragte, ob der Patient gerade beim Essen gewesen war – denn das hätte vieles erklärt. Leider war dem nicht so. Herr Schuster, so erfuhr ich, aß sowieso nie etwas, denn seit einem Schlaganfall vor zwei Jahren wurde der Fünfundachtzigjährige über eine Magensonde ernährt, die über die Haut direkt in das Organ führte. Ich war alarmiert.

»Hat Herr Schuster normal am Leben teilgenommen?«, wollte ich wissen.

»Ach, wo denken Sie hin!«, antwortete die zuständige Altenpflegerin. »Der Gute konnte vom Hals abwärts überhaupt nichts mehr bewegen. Der Schlaganfall hat ihn fast komplett gelähmt.«

Während ich mit der Pflegerin sprach, waren meine Kollegen mit den ersten Messungen bereits fertig geworden. Das monotone Piepsen im Hintergrund war ein untrügliches Zeichen dafür, dass es um Herrn Schuster nicht zum Besten stand.

»Doc, komm mal her. Die Sättigung ist trotz Sauerstoff nicht über siebzig zu kriegen«, informierte mich Mira, eine der beiden Retter, die heute auf dem RTW unterwegs waren. »Das geht nicht mehr lange gut.«

Ich überlegte kurz und fragte die Pflegerin dann: »Wissen Sie, ob es eine Patientenverfügung gibt?«

Die antwortete umgehend: »Ja, ja. Die Tochter von Herrn Schuster kommt jeden Tag her. Sie will auf keinen Fall, dass ihr Vater noch mal ins Krankenhaus kommt. Ich habe sie bereits informiert und sie ist auf dem Weg.«

»Warum haben Sie uns denn dann gerufen?«, wollte ich wissen, denn ich war ein wenig irritiert. Wenn Herr Schuster, was bei seiner Grunderkrankung nur zu verständlich war, verfügt hatte, dass man ihn nicht mehr in einem Krankenhaus behandeln sollte, dann war der Rettungsdienst wohl der falsche Ansprechpartner, denn jede Therapie, die ich in die Wege leiten konnte, würde ja zwangsläufig in der Klinik fortgesetzt werden müssen.

Die Altenpflegerin erklärte mir, dass sie gesetzlich verpflichtet sei, in einem solchen Fall den Notarzt zu verständigen.

»Was sollen wir tun?«, wollte Mira wissen, denn der Zustand unseres Patienten verlangte ein baldiges und sehr entschlossenes Handeln. Lange würde er, was auch immer ihm zusetzte, nämlich nicht mehr überleben.

»Wir machen bis auf den Sauerstoff erst mal gar nichts«, entschied ich.

Glücklicherweise dauerte es keine zehn Minuten, bis die Tochter von Herrn Schuster in der Einrichtung eintraf. Ich erklärte ihr, was vorgefallen war, und wollte das weitere Vorgehen mit ihr besprechen.

»Wir haben im Prinzip zwei Möglichkeiten«, begann ich meine Erläuterungen. »Entweder wir tun für Ihren Vater alles, was medizinisch möglich ist. Das würde bedeuten, ihm hier vor Ort einen Beatmungsschlauch in den Hals einzuführen und ihn ins künstliche Koma zu versetzen. Dann würden wir ihn auf die Intensivstation bringen, damit man dort feststellen kann, was die Atemnot verursacht hat.«

»Was glauben Sie denn?«, wollte die Tochter wissen.

Ich erklärte ihr, dass ich von einer Lungenembolie ausging. Durch das andauernde Sitzen im Rollstuhl konnte das Blut des Patienten nicht mehr vernünftig zum Herzen fließen, was eine gewisse Verklumpung zur Folge hatte. Einer dieser Blutklumpen war wahrscheinlich in die Lunge gelangt und verhinderte nun, dass diese ihrer normalen Aufgabe, nämlich der Aufnahme von Sauerstoff, nachkommen konnte.

»Die andere Möglichkeit«, fuhr ich fort, »besteht darin, Ihren Vater ins Krankenhaus zu fahren, ohne ihn maximal zu therapieren. Sollten Sie intensivmedizinische Maßnahmen ablehnen, so kann er auch auf eine normale Station gebracht werden.«

»Wo er dann stirbt?«, sprach die Tochter das aus, was ich dachte. »Nein. Das will er nicht. Er hat schon nach seinem ersten Schlaganfall immer gesagt: ›Kein Krankenhaus mehr.‹«

Ich überlegte. Nachdem ich kurz mit meinen Kollegen vom Rettungsdienst gesprochen hatte, offerierte ich noch eine dritte Option. Und für die entschied sich die Tochter dann.

Wir vereinbarten, dass wir den Patienten nicht in das nahe Krankenhaus, sondern zu sich nach Hause bringen würden, sodass die Natur dort ihren Lauf nehmen konnte. So ein Vorgehen ist alles andere als üblich – aber wir tun für unsere Patienten nun einmal alles.

Wie sich herausstellte, war es die beste Entscheidung, die wir zu diesem Zeitpunkt treffen konnten. Nachdem wir Herrn Schuster ins Auto gebracht hatten, verschlechterte sich sein Zustand nochmals dramatisch. Er reagierte nicht einmal mehr auf Schmerzreize, und das Blau in seinem Gesicht war trotz des Sauerstoffs noch intensiver geworden.

Ich fragte die Tochter, ob sie mit im Rettungswagen fahren wolle, denn ich befürchtete, dass Herrn Schuster nicht mehr viel Zeit blieb. Dankbar nahm sie mein Angebot an.

Ohne Blaulicht und Hektik machten wir uns auf den Weg ins Nachbardorf, um unseren Patienten in das Bett zu bringen, in dem er sein Leben lang geschlafen hatte. Doch dazu kam es nicht. In dem Moment, wo wir in die Straße einbogen, in der das Haus der Familie stand, atmete der Patient einmal tief ein, dann wieder aus, und dann entspannten sich seine Gesichtszüge. Währenddessen hielt die Tochter die ganze Zeit die Hand ihres Vaters. Als wir vor dem Haus anhielten, war Herr Schuster tot.

Wir betteten ihn um und sprachen der Familie unser Beileid aus. Obwohl wir medizinisch keine große Hilfe für unseren Patienten gewesen waren, bedankte sich seine Tochter mehrmals bei uns. Wir hatten den Willen ihres Vaters respektiert und ihm ein würdiges Gehen ermöglicht. Und darauf bin ich stolzer als auf so manches »gerettete Leben«, das sich im Nachhinein als verlängertes Leid erwiesen hat.

*

Vielleicht ist Ihnen aufgefallen, dass die Altenpflegerin des Heimes mich darauf hingewiesen hat, dass sie verpflichtet sei, den Notarzt zu rufen. Auf diesen unsäglichen Umstand möchte ich noch einmal genauer eingehen.

Auch im Rettungsdienst müssen wir uns nämlich mit diesem Problem herumschlagen. Nehmen wir einmal an, ein Rettungswagen fährt ohne Notarzt zu einem Patienten. Nachdem die Kollegen am Einsatzort angekommen sind, bemerken sie, dass es um den alten Mann wesentlich schlechter steht, als durch die Einsatzmeldung anzunehmen war. Sein Gesicht ist blau, er hat Schaum vor dem Mund und atmet nicht. Neben ihm steht eine ambulante Pflegekraft, die den Kollegen mitteilt, der Patient sei vor ungefähr zehn Minuten plötzlich bewusstlos geworden. Sie drückt ihnen die Papiere des Mannes in die Hand, aus denen hervorgeht, dass er an einem fortgeschrittenen Krebsgeschwür leidet und auf keinen Fall wiederbelebt werden will.

Die Rettungsassistenten müssen trotzdem anfangen, den Patienten zu reanimieren. Sie werden ihm die Rippen brechen und ihn künstlich beatmen. Und das so lange, bis der Notarzt kommt, den sie selbstredend sofort bei der Leitstelle angefordert haben.

Glauben Sie nicht? Ich konnte das ehrlich gesagt auch nicht glauben, als ich das erste Mal davon hörte. Aber es ist tatsächlich so. Rettungsassistenten begeben sich in Teufels Küche, wenn sie den Wunsch des Patienten, nicht reanimiert zu werden, respektieren. Nur ein Arzt darf ihm entsprechen. Es ist also egal, ob Sie verfügt haben, dass Sie in Würde sterben wollen, oder nicht – die deutsche Bürokratie erlaubt es Ihnen so oder so nicht.

Der Pflegedienst ist übrigens häufig verpflichtet, den Notruf abzusetzen. Ein Teufelskreis. Und weder die Rettungs- noch die Pflegekräfte können irgendetwas dagegen tun, denn sie würden ihren Job und damit ihre Existenz riskieren, wenn sie sich in solchen Fällen an den Willen des Patienten halten. Es handelt sich hierbei um eine meiner Meinung nach unsägliche Gesetzeslücke, die es so schnell wie möglich zu stopfen gilt, damit es den Kollegen im Rettungsdienst endlich möglich ist, die Wünsche der todkranken Patienten zu respektieren.

Ich glaube, das Thema »Würdiges Sterben im Alter« ist eine der größten Herausforderungen für meine, momentan noch junge Ärztegeneration, denn aus dem medizinischen Fortschritt erwächst eine Menge Verantwortung, und es werden Fragen aufgeworfen, die pauschal nicht zu beantworten sind – ja, die vielleicht überhaupt gar nicht zu beantworten sind. Denn auch wenn ich mir zu hundert Prozent sicher bin, dass es richtig war, einem Patienten die Schmerzen zu nehmen und ihn zu Hause im Kreise seiner Familie sterben zu lassen, so wie er es wollte – ein letzter Rest Zweifel sowie das Gefühl, nicht alles getan zu haben, was medizinisch möglich ist, bleibt immer.

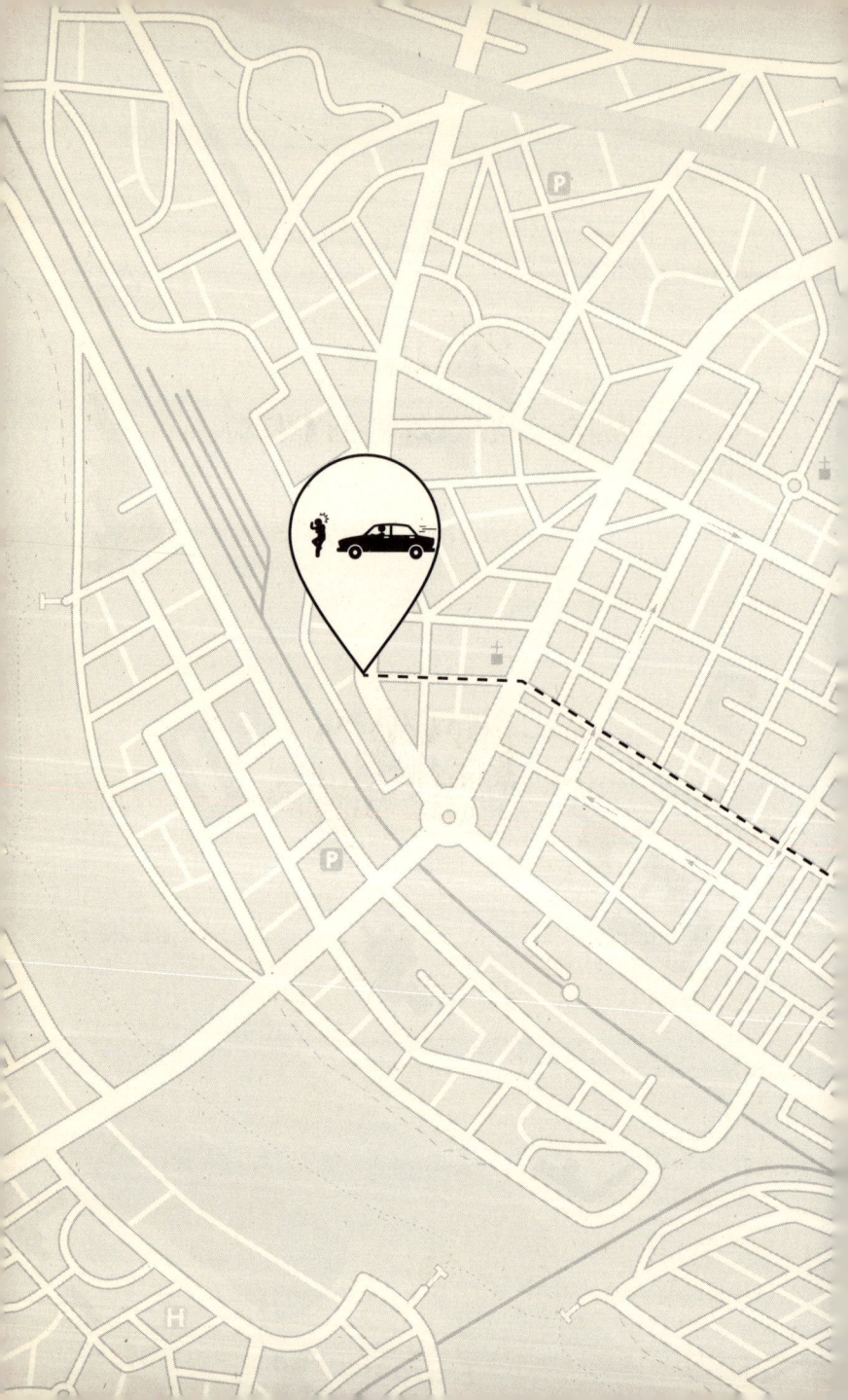

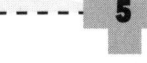

Kreuze
am Straßenrand

LETZTER HALT: ASPHALT!

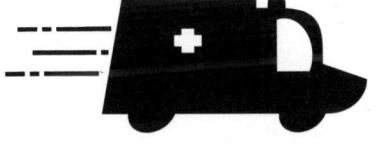

Bevor ich Sie nun mit den grausigen Geschichten verschrecke, die man unter einer solch makabren Überschrift erwarten kann, ein beruhigender Hinweis: Die Anzahl der tödlichen Unfälle im Straßenverkehr hat glücklicherweise deutlich abgenommen.

Die meisten Unfallopfer, zu denen wir geschickt werden, sind nur leicht oder mittelgradig verletzt. Das liegt unter anderem daran, dass die Autos um einiges sicherer geworden sind. Wer heute ein Fahrzeug kauft, der erhält nicht nur eine Blechbüchse, die ihn von einem zum anderen Ort bringt. Durch die vielfältigen Normen und Regulationen der EU sowie die Ansprüche der Firmen sind nicht nur Bananen gerade und Glühbirnen dunkler, sondern auch Autos sicherer geworden. Und das ist wirklich eine Errungenschaft.

Wenn mir ältere Kollegen erzählen, wie es noch in den Neunzigern war, zu einem schweren Autounfall mit Überschlag gerufen zu werden, dann stehen mir oft die Nackenhaare zu Berge. Heute ist es durchaus möglich, auch solche Unfallmechanismen zu überleben, die von Haus aus tödliches Potenzial haben. Überschläge, Frontalzusammenstöße, Achsendrehungen und so weiter und so fort – all das kann man heute teils sogar unbeschadet überstehen.

Nichtsdestotrotz gibt es viel zu viele Vollidioten auf unseren Straßen und es sterben immer noch zu viele Menschen an den Folgen der Dummheit der anderen. Denn wenn es diesbezüglich ein Gesetz gibt, dann das, dass es die Unschuldigen meistens schlimmer trifft. Die Schuldigen sind hier hauptsächlich junge Männer zwischen achtzehn und fünfundzwanzig. Natürlich bauen auch andere Menschen Unfälle durch verantwortungsloses und viel zu schnelles Fahren. Ich zum Beispiel bin auch nicht gerade ein glänzendes Vorbild, wenn es darum geht, rücksichtsvoll und tiefenentspannt durch den Verkehr zu kommen, und manchmal sehe ich andere Verkehrsteilnehmer mehr als mobile Slalomstangen. Aber ein Erlebnis hat mich diesbezüglich ein klein wenig geläutert.

Eines Samstags machte ich mich auf den Weg zum Dienst in einer kleinen mitteldeutschen Notaufnahme. Trotz des relativ weiten Arbeitsweges fahre ich immer wieder gern in dieses Krankenhaus, weil ich dort mit einem guten Team arbeite und oft das Gefühl habe, wirklich etwas für die Patienten tun zu können, wohingegen die teils anonymisierte Massenabfertigung in größeren Kliniken nicht immer meine persönliche Zustimmung findet.

Um zu der Klinik zu kommen, muss man, nachdem man die Autobahn hinter sich gelassen hat, noch ungefähr zehn Kilometer auf einer teils zweispurigen Landstraße zurücklegen. Aus gutem Grund gibt es auf dieser Strecke einige Blitzer, denn neben den Radarfallen finden sich auch zahlreiche Kreuze am Straßenrand. Auf den kleinen Altären sind die Namen von verschiedenen und, wie aus den Geburts- und Todesdaten zu schließen, meist sehr jungen Menschen zu lesen.

Kurz nachdem ich das Diensttelefon der Klinik übernommen hatte, meldete sich auch schon der sogenannte Schockraumalarm. Ereignet sich ein Unfall, bei dem die sichtbaren Verletzungen der Opfer oder der Unfallmechanismus an sich annehmen lassen, dass tief im Körper des Patienten noch andere, vielleicht schlimmere Wunden lauern, als auf den ersten Blick zu sehen, dann gehen professionelle Retter überall auf der Welt nach ein und demselben Algorithmus vor. Schon am Unfallort wird alles getan, um die Schäden so gering wie möglich zu halten und durch den anstehenden Transport nicht etwa noch neue zu verursachen. Bei einem schweren Unfall kommt es tatsächlich auf die optimale Versorgung in der ersten Stunde an. Es konnte unzweifelhaft bewiesen werden, dass Unfallopfer, die in der ersten Stunde nach dem Ereignis gut versorgt werden, wesentlich bessere Chancen auf ein menschenwürdiges Überleben haben als Verunglückte, denen eine solche Hilfe nicht zuteilwird.

Eine der wichtigsten Prozeduren in der Traumaversorgung ist die Übergabe des Patienten an das zuständige Personal der Notaufnahme. Das geschieht normalerweise in einem extra dafür ausgestatteten Zimmer, dem sogenannten Schockraum. Wird von den

Einsatzkräften vor Ort ein schwerer Unfall gemeldet, so informiert die Leitstelle sofort das aufnehmende Krankenhaus, klärt Kapazitäten ab und teilt die voraussichtliche Ankunftszeit des Rettungsteams mit. Diesen Zeitraum nutzt das Krankenhaus, um sich auf das vorzubereiten, was auch immer kommen mag. Niemand weiß schließlich genau, was passiert ist und welche Verletzungsmuster vorliegen. Auch die Leitstelle kann das zum Zeitpunkt der Schockraumaktivierung noch gar nicht absehen. Das Krankenhaus muss also auf alles gefasst sein.

So war es auch an diesem Samstagmorgen. Sobald der Alarm auf meinem Telefon einging, machte ich mich umgehend auf den Weg in die Notaufnahme. Dort bereiteten die diensthabenden Schwestern schon alles vor. Ein Beatmungsgerät stand ebenso zur Verfügung wie ein mobiles Röntgengerät, und auch der CT wurde hochgefahren. Neben mir waren noch drei Schwestern, ein Chirurg sowie die Röntgenassistentin im Raum. Wir alle warteten gespannt auf das Unfallopfer, bereit, alles zu geben, was möglich war, um dem Mann oder der Frau das Leben zu retten.

Nach einigen Minuten öffneten sich die automatischen Türen der Notaufnahme, und der Notarzt sowie zwei Rettungsassistenten schoben eine Trage in den Schockraum, auf der ein ziemlich übel zugerichteter Mann lag. In seinem Hals steckte ein Schlauch, und das unablässige Piepen der Beatmungsmaschine sowie der Überwachungsmonitor zeugten von vielen, tief greifenden Problemen. Umgehend begann der Notarzt, dessen weißes T-Shirt von oben bis unten mit Blut besudelt war, zu berichten: »Verkehrsunfall, Auto gegen Lkw. Das hier ist der Lkw-Fahrer. Der Autofahrer hat nicht überlebt.«

Ich schluckte. So etwas verhieß eigentlich nie etwas Gutes. Auch die Verletzungen des Überlebenden waren schwerwiegend. Zwar war er angeschnallt gewesen, aber da viele Lkw keinen Airbag haben – zumindest besaß dieses polnische Exemplar keinen –, war der Mann trotzdem ordentlich durchgeschüttelt worden. Es sah so ernst aus, dass der Notarzt den Fahrer noch vor Ort in ein künstliches Koma legen und ihn beatmen musste. »Seine Schmerzen waren zu stark«, erklärte er sein Vorgehen.

Durch den Sicherheitsgurt waren alle Rippen des Opfers gebrochen (dennoch das kleinere Übel, denn ohne wäre er auf jeden Fall tot gewesen!), das Gesicht des Mannes war kaum noch als solches zu identifizieren, und beide Unterschenkel standen in einem ziemlich ungesund aussehenden Winkel vom Körper ab.

Das traurige »Highlight« der Verletzungen aber war eine kleine Metallstange, die im Kopf des Mannes steckte und von der keiner von uns wusste, ob sie nicht Strukturen in seinem Hirn verletzt hatte, die für ein halbwegs normales Weiterleben von essenzieller Bedeutung sind.

Wir arbeiteten schnell und konzentriert, um dem Kranken die bestmögliche Versorgung zu bieten. Bereits nach einer Viertelstunde wussten wir dank der modernen Medizin, dass auch der Bauch des Mannes ordentlich was abbekommen hatte. Es war klar, dass wir in unserem kleinen Krankenhaus die Verletzungen, die er erlitten hatte, niemals würden behandeln können. Uns stand nicht einmal ein Neurochirurg zur Verfügung, und der war dringend notwendig, um den Lkw-Fahrer von der Eisenstange im Hirn zu befreien.

»Uns bleibt nichts anderes übrig, als ihn zu stabilisieren und dann weiterzuverlegen«, sagte ich.

Der Mann erhielt also eine Menge Fremdblut, wurde mit Hilfe kreislaufstützender Medikamente behandelt und bekam Mittel gegen den immer größer werdenden Hirndruck, der sich durch die Schwellung seines Hirns aufbaute. Gleichzeitig bestellten wir bei der Rettungsleitstelle einen Hubschrauber, der das Unfallopfer in ein großes Zentrum fliegen sollte, wo eine adäquate Operation möglich war.

Glücklicherweise dauerte es nicht zu lange, bis wir ein lautes Rattern vernahmen und der gelbe Engel namens Christoph auf dem

Rasen vor der Notaufnahme landete. (Zur Information: In Deutschland heißen alle Rettungshubschrauber Christoph. Zur genaueren Identifikation werden dem Namen Ziffern oder Städtenamen nachgestellt.) Wir übergaben den Patienten an die Crew der Maschine, die ihn in eine große deutsche Universitätsklinik flog. Dort wurde er umgehend operiert. Es gelang den Chirurgen in einer Mammutoperation, das Metallstück aus dem Kopf des Mannes zu entfernen und die Blutungen in seinem Bauch zu stoppen.

Zum jetzigen Zeitpunkt liegt der polnische Fahrer noch immer im Koma und keiner weiß, ob er jemals wieder aufwacht, und wenn, in welcher Verfassung er dann sein wird.

»Wie um alles in der Welt ist das denn passiert?«, fragte ich Klaus, den Notarzt, der vor Ort war.

Klaus wusch sich gerade das Blut der Opfer von den Armen. Obwohl er zur älteren und dementsprechend erfahreneren Riege von Kollegen gehört, die eigentlich nichts mehr so schnell schocken sollte, sah er relativ blass um die Nase aus.

»Keine Ahnung!«, antwortete er. »Der Pkw-Fahrer muss irgendwie zu schnell gewesen und auf die Fahrbahn des Lasters gekommen sein. Der Typ war sofort tot. Und eigentlich weiß ich überhaupt nicht, ob es wirklich ein Typ war, das konnten wir schlicht nicht erkennen. Ich hab noch nie einen so deformierten Körper gesehen. Der war platt wie 'ne Flunder. Der Pkw hat sich in Gänze unter den Lkw geschoben. Von dem Fahrer ist einfach nichts übrig geblieben.«

Ich musste schlucken. Ich hatte zwar schon von solchen Sachen gehört, aber erlebt hatte ich sie noch nie. Dass die Wucht eines Unfalls so groß ist, dass es den Insassen des Pkw einfach in seine Bestandteile auflöst, konnte ich mir bis zu diesem Tag kaum vorstellen. Die Polizei identifizierte den Fahrer später anhand des Nummernschildes und der Farbe eines übrig gebliebenen Schuhs als einen zweiundfünfzigjährigen Bäcker. Er war auf dem Weg von der Arbeit nach Hause gewesen. So gesellte sich an diesem Tag ein weiteres

Kreuz an den Straßenrand der Bundesstraße. Seit dieser Erfahrung muss ich immer, wenn meine Tachonadel mal wieder jenseits der Hundertachtzig vor sich hin zittert, an den Mann denken, von dem die Angehörigen nur noch einen Schuh begraben konnten.

*

Eine ähnliche Erfahrung machte eine befreundete Rettungsassistentin um die Faschingszeit. Sie wurde am Abend des Rosenmontag zu einem Verkehrsunfall gerufen. Ein Kleinwagen war mit einem Schwerlasttransport zusammengestoßen und allein die Einsatzmeldung ließ Schlimmes befürchten. Die Kollegin fuhr zusammen mit einem zweiten Rettungsassistenten im RTW zum Einsatzort. Dort eingetroffen, kam ihnen sofort der Fahrer des Transporters entgegen. Der Mann war ganz aufgeregt und stand, umgangssprachlich ausgedrückt, unter Schock.

»Kommen Sie schnell, Sie müssen helfen!« Mehr brachte der traumatisierte Mann nicht über die Lippen. Sein Gesicht war aschfahl und er zitterte am ganzen Leib – was komisch war, denn es war gar kein Unfall zu entdecken, der zu dieser heftigen Reaktion hätte Anlass geben können.

Das lag daran, dass der Pkw den Schwertransporter von hinten erwischt hatte. Dadurch war der Wagen gänzlich unter dem tonnenschweren Ungetüm verschwunden. Nur die Heckklappe des kleinen Autos schaute noch ein bisschen unter den Trümmern des Lasters heraus. Um an die – mit Sicherheit eingeklemmten – Unfallopfer zu kommen, musste das Rettungsteam also den Kofferraum öffnen. Nur so war es überhaupt möglich, Zugang zur Fahrgastzelle zu bekommen.

Als die beiden Retter den Kofferraum öffneten, was glücklicherweise ohne Weiteres möglich war, erschraken sie erst einmal. Kennen Sie den Film *Scream*? Die beiden Insassen hatten sich als Ghostface verkleidet und ihre Masken offenbar in den Kofferraum gelegt. Sie können sich vielleicht vorstellen, wie erschrocken die beiden Kollegen waren, als sie plötzlich von zwei weißen Gruselmasken angestarrt wurden. Ihr Grauen wurde aber noch schlimmer, als sie die Masken zur Seite schoben und sich herausstellte, dass die abgetrennten Köpfe der beiden feierwütigen Jungs noch an den Kostümen befestigt waren. Die Wucht des Aufpralls musste so heftig gewesen sein, dass die beiden Achtzehn- beziehungsweise Neunzehnjährigen vom Tieflader quasi geköpft wurden.

Ziel dieses Buches ist sicher nicht, Sie in eine katatonische Schockstarre zu versetzen. Aber es ist nicht schlecht, wenn man sich von Zeit zu Zeit vergegenwärtigt, wie gefährlich der Straßenverkehr für jeden von uns sein kann, gerade dann, wenn Vorfreude und Übermut (von Alkohol ganz zu schweigen) die Urteilsfähigkeit der Menschen einschränken. Auch an dieser Stelle zieren nun zwei Kreuze den Straßenrand.

*

Und auch unweit der Stelle, an der sich am Morgen eines kalten Januartages Folgendes abspielte, stehen zwei Kreuze. Der junge Vater hatte keine große Lust, an diesem Tag zur Arbeit zu gehen. Zum einen lag das daran, dass der Abend zuvor feuchtfröhlich abgelaufen war, zum anderen wollte er den Tag lieber mit seiner kleinen Familie verbringen. Aber er arbeitete als Pfleger in einem Altenheim und wusste, dass seine Schützlinge ihn brauchen würden – auch wenn er heute keine Lust hatte. Seine schlechte Laune wurde aber dadurch etwas aufgehellt, dass seine Frau sich anbot, ihn zur Arbeit zu fahren. Die vierjährige Tochter war sowieso schon munter und auf diese Weise konnte die junge Familie noch etwas Zeit miteinander verbringen.

Der Weg war nicht sonderlich weit. Er führte über die nahe gelegene Bundesstraße durch den Nachbarort, und dort, auf einer kleinen Anhöhe, befand sich das Heim, in dem der Mann seinen Dienst verrichtete. Immerhin hatte er Frühdienst, sodass er am

Nachmittag noch etwas mit seinen beiden Lieben unternehmen konnte. Die Schicht begann um sechs Uhr früh, und da seine Frau fuhr, die gern etwas flotter unterwegs war als er, war er sogar fünf Minuten eher vor Ort als sonst. Auf diese Weise konnte sich der Mann noch in Ruhe von seiner Frau und der gemeinsamen Tochter verabschieden. Im Nachhinein war er glücklich, dass ihm wenigstens diese Erinnerung blieb. Er küsste seine Frau und ahnte nicht, dass es ein Abschied für immer werden würde.

Ziemlich genau zur gleichen Zeit fuhr ich, keine fünfhundert Meter weiter, mit meinem Auto die Einfahrt zur Notarztwache hinauf und nahm meinem Kollegen den Einsatzmelder ab.

»War ein ruhiger Dienst!«, sagte er. »Nur eine Fahrt, und das war lediglich 'n Schlaganfall!«

Entspannt also! Ich holte meine Tasche, bezog mein Bett und ließ mir erst einmal einen Kaffee aus der Maschine. Wieder einmal sollte ich den Dienst mit Christoph verbringen, was mich freute, denn wir nutzen die Zeit zwischen den Einsätzen regelmäßig, um uns im virtuellen Fußball herauszufordern, bis einer von uns weint. Meistens bin ich das.

»Na, haste geübt?«, wollte er wissen.

Ich bejahte, obwohl ich den Controller in den letzten Tagen nicht einmal angefasst hatte.

»Dann lass uns doch gleich mal 'ne Runde zocken.«

Ich schlürfte meinen Kaffee und willigte ein, ihm eine Lektion in Sachen Fußball zu erteilen, obwohl ich wusste, dass ich sicher der Einzige sein würde, dem hier irgendeine Lektion erteilt wird. Wir hatten gerade unsere Teams gewählt und überschütteten uns gegenseitig mit Zusicherungen, dass wir den jeweils anderen auf jeden Fall in die Knie zwingen würden und so weiter und so fort, als der Melder ansprang und der Schalter in unserem Kopf von »Freizeitvergnügen« auf »Lebensrettermodus« umgelegt wurde.

Die Leitstelle informierte uns darüber, was geschehen war, und wir freuten uns, dass der Ort des Geschehens gar nicht weit entfernt war, sodass wir schnell dort sein würden und die Hilfesuchenden nicht lange warten mussten. Im Nachhinein wäre ich dankbar gewesen, wenn ich diesen Dienst nicht angenommen hätte …

Weil der Rettungswagen von einer anderen Wache kam und entsprechend länger bis zur Einsatzstelle brauchte, waren wir als Erstes vor Ort. Das Szenario, das sich uns bot, war grausam und schien einem schlechten Hollywoodfilm entsprungen. Die Bundesstraße war mitten in der Kurve von zwei Autos blockiert. Eines stand quer, das andere lag auf dem Dach. Das querstehende sah auf den ersten Blick wesentlich demolierter aus als der umgestürzte Pkw.

»Hey ihr Opfer! Hilft mir vielleicht mal einer?«, hörten wir eine Stimme, die irgendwie nicht ins Bild passen wollte.

Ich rannte zu dem demolierten Auto, während sich Christoph das umgestürzte anschaute. Die Frau am Steuer meines Wagens musste sofort tot gewesen sein. Blut rann ihr aus dem Ohr, und da, wo ihr Schädel hätte sein sollen, klaffte eine riesige Wunde, die Einblicke in das Innere ihres Hirns gewährte. Ihre Augen starrten ausdruckslos in die Ferne. Kurz sehnte ich mich auf die gemütliche Couch zurück und wünschte mir nichts sehnlicher, als mit dem Controller in der Hand gegen Christoph im Fußball zu verlieren und dabei gemütlich einen Kaffee zu schlürfen.

Noch bevor ich den Schock richtig verdauen konnte, hörte ich von der hinteren Bank des Wagens ein röchelndes Geräusch. Als ich meinen Blick von der toten Frau abwandte, um nach der Quelle des Geräusches zu suchen, sah ich auf der Rückbank einen Kindersitz, der in der Mitte durchgebrochen war. In die Reste der Plastikschale gepresst saß ein ungefähr vierjähriges Kind. Ein Mädchen, dem Arielle-Sweatshirt und der rosa Cordhose nach zu urteilen. Dass Hosenfarbe und Pullimotiv noch zu erkennen waren, sprach dafür, dass das Kind nicht ganz so viel Blut verloren hatte. Andererseits besaß so ein kleiner Mensch auch nicht sonderlich viel davon.

Erinnern Sie sich daran, was ich über Eigenschutz gesagt habe? An diesem Morgen ignorierte ich alles, was ich wusste. Die Airbags des Kleinwagens hatten sich nicht geöffnet, und ich wusste nicht, ob ein technischer Fehler vorlag oder ob das Auto keine hatte. Sollte Ersteres zutreffend sein, so begab ich mich gerade in enorme Gefahr, denn es ist eigentlich tabu, ohne die Hilfe der Feuerwehr in ein verunfalltes Auto zu steigen – gerade wenn jederzeit ein Airbag dafür sorgen kann, dass einem sämtliche Knochen gebrochen werden, oder schlimmer. Aber das war mir egal.

»Wie sieht's bei dir aus?«, rief mir Christoph zu.

»Die Fahrerin ist tot, aber auf dem Rücksitz sitzt ein Kind«, rief ich durch den grauenden Morgen. »Ich glaube, es lebt noch.«

»Kommst du ran?«

»Nein, jedenfalls nicht einfach so. Ich geh rein!«

In einem Moment der Stille konnten wir das nahende Martinshorn des Rettungswagens hören. Zumindest kam nun Hilfe.

»Bist du irre?«, kam es von Christoph zurück. »Warte auf die Feuerwehr!«

»Nein!«, beharrte ich. »Das Kind hat keine Zeit mehr.« Adrenalin durchflutete meinen Körper und nahm mir alle Angst. Im Nachhinein habe ich mich mehrmals gefragt, wie durchgeknallt man sein muss, um in ein ungesichertes Auto zu klettern. Dort, am Unfallort, mit dem sterbenden Kind auf der Rückbank, traten diese Überlegungen in den Hintergrund.

»Wie ist es denn bei dir?«, rief ich Christoph in der Hoffnung zu, er würde aufhören, mir die Sache ausreden zu wollen.

»Schwer verletzt, kann aber noch fluchen. Der ist voll wie 'ne Haubitze!«

Na gut, dachte ich mir. Damit würde Christoph schon klarkommen. Und dann verschaffte ich mir Zutritt ins Innere des Wagens.

Um an das Kind heranzukommen, musste ich mich mit den Knien auf dem Fahrersitz abstützen. Blieb nur zu hoffen, dass der Airbag durch den plötzlichen Druckunterschied nicht ausgelöst würde. Außerdem saß da natürlich noch die Tote, was die Sache nicht gerade erleichterte. So kniete ich also auf einer Leiche, noch dazu einer ziemlich übel zugerichteten, und versuchte, das Kind aus dem verbeulten Kindersitz von der Rückbank zu holen, wobei ich die ganze Zeit über fürchten musste, dass mir der Airbag die Beinknochen oder Schlimmeres zertrümmern würde. Mein Gesicht war dabei keinen Zentimeter von der offenen Kopfwunde der toten Mutter entfernt und ich konnte das geronnene Blut riechen. Aber es ging um das Leben eines Kindes, und das sagte ich mir immer wieder, während ich mich abmühte. Kurz befürchtete ich, meine Arme seien einfach nicht lang genug und ich würde das Kind trotz aller Anstrengungen nicht erreichen, doch dann schaffte ich es doch. Ganz vorsichtig zog ich das Mädchen an mich heran. Doch ich kam nicht weit, denn die Kleine wurde vom Gurt fest an ihrem Sitz gehalten.

»Scheiße!«, fluchte ich laut.

»Alles klar bei dir?«, rief Christoph.

Unterdessen war auch der Rettungswagen angekommen und Karli, ein junger Rettungsassistent, kam mir sofort zu Hilfe geeilt.

»Alter, was machstn du fürn Scheiß?«, fragte er mich. »Willst du nicht warten, bis der Florian kommt?«[*]

»Ich hab's gleich!«, sagte ich. »Kannst du mir mal 'nen Gurtschneider besorgen?«

Karli gab keine Antwort, was darauf schließen ließ, dass er bereits dabei war, irgendwo ein solches Gerät aufzutreiben. Wenn ich es schaffte, den Gurt zu durchtrennen, konnte ich die Kleine zu mir ziehen.

Das Kind hatte unterdessen aufgehört, irgendwelche Lebenszeichen von sich zu geben, und hing erschlafft in seinem Sitz. Auch die Haut nahm eine zunehmend blaue Färbung an. Am Heben und Senken des Brustkorbes konnte ich aber immerhin erkennen, dass es noch atmete.

---

[*] *Anmerkung des Autors: Florian ist die rettungsdienstliche Bezeichnung für die Feuerwehr.*

Die Zeit bis zu Karlis Rückkehr schien zäh vor sich hin zu fließen. Draußen hörte ich Stimmen, die sich gegenseitig Informationen zubrüllten. Die Dunkelheit des Wintermorgens wurde durch die Blaulichter der inzwischen haufenweise anwesenden Fahrzeuge in regelmäßigen Abständen durchbrochen. Mittlerweile musste auch die Feuerwehr am Einsatzort angekommen sein, anders konnte ich mir den offensichtlichen Auflauf auf der Fahrbahn nicht erklären. Plötzlich wurde das kleine Auto, in dem ich steckte, von irgendetwas gerammt, und ein lauter Knall war zu hören. Wie paralysiert blickte ich auf den Beifahrerairbag, der soeben aufgesprungen war, und erwartete jeden Augenblick, meine Beine zertrümmert zu bekommen.

»Was soll das?«, rief ich nach draußen.

»Scheiße, da ist doch der Doc drin!«, hörte ich Karli schreien.

»Das muss uns doch mal wer sagen!« Die Feuerwehr hatte also soeben versucht, den Wagen, in dem ich mehr oder weniger festsaß, von außen zu öffnen.

Ich hatte kaum Zeit, den Schock zu verdauen, da kam Karli mit dem bestellten Gurtschneider. Ich durchtrennte die Schlaufe und die kleine Patientin war frei. Ganz vorsichtig holte ich sie zu mir nach vorne und übergab sie an Karli, der mit ihr sofort in einen der Rettungswagen stürmte. Auch ich zog mich langsam und vorsichtig aus dem Auto zurück. Der Airbag wurde dabei zum Glück nicht ausgelöst. Doch zum Durchschnaufen blieb keine Zeit.

»Wie geht es deinem?«, rief ich Christoph zu.

»So weit, so gut. Der hat überall offene Hautwunden und ein paar Ablederungen an den Beinen, außerdem wahrscheinlich innere Blutungen, Bauch ist ganz hart.«

»Okay, legt schon mal einen Zugang und bringt ihn rein, ich komme gleich«, ordnete ich an und verschwand in den Rettungswagen, in den Karli das Kind gebracht hatte. Drinnen war es bereits gemütlich warm, was bei Unfallopfern essenziell wichtig ist, damit sie nicht unterkühlen. Das Kind lag auf der Behandlungstrage, und

Karli und Evelyn, die andere Hälfte der RTW-Besatzung, hatten alles schon vorbereitet.

»Bohren, oder?«, fragte Evelyn.

Ich nickte, nahm den Akkuschrauber für Knochen, diesmal mit einer sehr kleinen Nadel, und bohrte diese dem Mädchen in den Oberarmknochen. Sie reagierte überhaupt nicht. Sie lag schlaff und blau vor uns und atmete fast gar nicht mehr. Bei näherer Betrachtung war offensichtlich, dass auch das Kind einen kräftigen Schlag auf den Kopf abbekommen haben musste. An einer Stelle trat Blut aus und der Knochen war eingedellt.

»Wir müssen umgehend intubieren«, sagte ich, aber Evelyn reichte mir schon das Laryngoskop.

Obwohl Kinder eine ganz besondere Herausforderung darstellen, konnte ich nichts anderes empfinden als pures Adrenalin. Ich wollte diesen Knirps unbedingt retten. Während Karli die Medikamente für die Narkose injizierte, schob ich dem Kind einen winzigen Schlauch in seinen dünnen Hals. Es funktionierte und bald konnten wir dem Kleinen wenigstens genug Sauerstoff zuführen. Plötzlich ging die Tür unseres Rettungswagens auf.

»Willst du ’nen Hubi?«, wollte Christoph wissen.

»Auf jeden Fall!«, antwortete ich. »Wenn einer fliegt.«

Auch wenn mir das Kind aus wahrscheinlich nachvollziehbaren Gründen wesentlich mehr am Herzen lag, musste ich mich um den unhöflichen Pöbler, dessen Auto sich überschlagen hatte und in dem ich schwer den Verursacher des Unfalls vermutete, doch genauso kümmern. Denn selbst wenn der Mann tatsächlich den Unfall verursacht und die Fahrerin des anderen Wagens getötet sowie das Kind schwer verletzt hatte, war es wichtig, Distanz zu wahren und sich absolut professionell zu verhalten. Das kleine Mädchen war mittlerweile versorgt und bot – wie es so verloren auf der Trage unseres Rettungswagens lag – ein Bild der Trauer. Ihr Brustkorb hob und senkte sich in rhythmischen Abständen, die vom Beatmungsgerät vorgegeben wurden, aber zumindest der Blutdruck blieb halbwegs stabil.

»Okay«, sagte ich zu Karli und Evelyn. »Wenn wir einen Hubi bekommen, dann will ich, dass die Kleine hier ausgeflogen wird.«

Sie nickten beide gleichzeitig.

»Und so lange passt ihr bitte auf, dass sie stabil bleibt. Holt mich sofort, wenn irgendwas nicht stimmt. Ich geh nach dem anderen schauen.« Mit diesen Worten verließ ich den RTW und sah sofort einen Kollegen auf mich zurennen, den ich nicht kannte.

»Doc, komm schnell. Der ist kaum führbar«, rief er mir entgegen.

Ich beeilte mich und betrat den zweiten RTW. Weil der aus einem anderen Landkreis zu uns geschickt worden war, kannte ich seine Besatzung nicht. Nach einer kurzen Vorstellungsrunde begann mir der Kollege, der eben auf mich zugestürmt war (sein Name war Rainer), Bericht zu erstatten.

»Also, der Mann ist vielleicht achtzehn, neunzehn.«

»Ey, du Penner, ich bin schon einundzwanzig!«, wurde Rainer sofort unterbrochen.

»Du siehst, was ich meine. Er riecht wie ein ganzer Schnapsladen, außerdem kommt er mir irgendwie komisch vor. Entweder er hat eins auf die Rübe bekommen oder noch irgendwas anderes eingeschmissen.«

Ich untersuchte den sich heftig dagegen wehrenden Mann und tippte auf Option zwei. Dafür, dass er sich einmal oder vielleicht sogar mehrfach überschlagen hatte, wirkte er ziemlich unverletzt.

»Was war das denn eigentlich für ein Auto, in dem er saß?«, fragte ich in die Runde.

Martin, der andere, wesentlich jüngere Retter, der sich als Auszubildender im letzten Lehrjahr vorgestellt hatte, schien etwas von Autos zu verstehen. »Ein A7. Sport Edition«, sagte er. »Die Tachonadel ist auf hundertsiebzig stehen geblieben.«

»Ach du Gott!« Ich war schockiert, denn das hieß nichts anderes, als dass der Zusammenprall bei dieser Geschwindigkeit erfolgt war. Wenn man dann davon ausging, dass es sich um einen Frontalzusammenstoß handelte und die geschätzten achtzig Sachen des

anderen Autos dazuaddierte, dann kam man auf zweihundertfünf-
zig Stundenkilometer Aufprallgeschwindigkeit. Da war es fast ein
kleines Wunder, dass es Überlebende gab.

»Ey, ich hab Schmerzen! Könnt ihr Säcke mir nicht mal was
dagegen geben? Am besten irgendwas, was gut dröhnt«, lallte der
junge Bursche.

So gut es ging, versuchte ich, Haltung zu bewahren. »Der Kollege
bereitet ein Schmerzmittel vor«, sagte ich zu dem Halbstarken und
bat Martin, mir eine Ampulle Fentanyl, ein enorm starkes Schmerzmittel, das man üblicherweise direkt in die Vene verabreicht, in eine
Spritze aufzuziehen.

»Können Sie mir sagen, wie genau der Unfall passiert ist?«, fragte
ich den Mann.

»Bist du 'n Bulle oder was?«, blaffte der mich an. »Ich sag gar
nichts. Wahrscheinlich ist der andere Matsch und ich komm dann
in den Bau, vergiss es, Mann. Und jetzt gib mir endlich 'n geiles
Schmerzmittel, ahhhhhhhhh!« Der Rest des Satzes ging in lautem
Geschrei unter. Rainer hatte das Desinfektionsmittel geöffnet und
es dem jungen Mann direkt auf die Beine gekippt.

»Was machst du denn da?«, fragte ich ihn.

»Oh«, antwortete er mit betont unschuldigem Gesicht. »Ich hab
gedacht, das Fenta wäre schon drin.«

Wie ich im Nachhinein erfuhr, wusste Rainer bereits von der
getöteten Mutter und dem schwer verletzten Kind. Er war selbst
gerade Opa geworden, und als der junge Mann, von dem immer
offenkundiger wurde, dass er der Verursacher des Unfalls war, dann
anfing, einen auf cool zu machen, war ihm der Kragen geplatzt.
Zwar konnte ich das verstehen, trotzdem musste ich eine gewisse
Distanz zwischen die beiden bringen.

»Rainer, geh doch mal bitte und schau, ob Christoph den Hubi
bestellten konnte«, bat ich ihn.

Er schmiss das Desinfektionsmittel in die Ecke und stürmte,
ohne ein weiteres Wort zu sagen, aus dem RTW. Die Situation

geriet zunehmend außer Kontrolle. Allerdings war Rainers Reaktion noch gemäßigt, wenn man bedachte, was noch kommen sollte.

Martin hatte unterdessen das Schmerzmittel aufgezogen und ich applizierte es dem Fahrer des Audi. Langsam wurde er ruhiger und ein kleines bisschen schläfrig. Das gab uns die Möglichkeit, seine Vitalfunktionen zu messen, und ich konnte mir ein Bild von seinem Zustand machen. Es war unglaublich – und im Nachhinein betrachtet auch ungerecht. Er hatte sich, soweit ich das nach dieser ersten Untersuchung beurteilen konnte, nicht einen Knochen gebrochen. Seine Schmerzen rührten wohl von den Fleischwunden und Ablederungen an Armen und Beinen her. Und vielleicht hatte er gar nicht so furchtbare Schmerzen, sondern war einfach ein klein wenig wehleidig. Ich beschloss, ihn trotzdem für den Schockraum anzumelden, sobald das Kind an die Crew des Hubschraubers übergeben war, der hoffentlich bald hier sein würde. Bei solch einem Unfallmechanismus weiß man schließlich nie, was im Inneren des Körpers noch alles verletzt ist. Außerdem können junge Menschen relativ viel kompensieren. Das heißt, man merkt erst, dass es ihnen schlecht geht, wenn es schon zu spät ist. Als klar war, dass ich vorerst nicht viel für den Mann tun konnte, machte ich mich erneut auf den Weg zu dem kleinen Mädchen.

»Der Hubschrauber ist in drei Minuten da«, informierte mich Christoph, der mir auf der Straße entgegenkam. Mittlerweile graute der Morgen und ich konnte mir ein besseres Bild vom Unfallort machen. Überall lagen Scherben, und das Auto, in welches ich geklettert war, konnte man wirklich kaum noch als solches bezeichnen. Es war ein Wrack. Der Audi war zwar auch ein Totalschaden, aber kein Vergleich zu dem kleinen Opel.

Zu unseren Blaulichtern und denen von der Feuerwehr hatten sich jetzt noch die eines Polizeiautos gesellt, aus dem eine junge Frau und ein Mann im mittleren Alter auf mich zukamen.

»Kann man schon was sagen?«, fragen sie mich.

Ich erklärte, was passiert war, und die beiden gingen schnurstracks weiter in Richtung des RTW, in dem Martin mit dem mutmaßlichen Unfallverursacher wartete. Bereits während des Gespräches vernahm ich ein Brummen, das immer lauter zu werden schien. Ich ging zum RTW, in dem Evelyn und Karli auf die kleine Patientin aufpassten, und informierte sie: »Der Hubschrauber kommt.«

Die beiden atmeten merklich auf.

»Wie hat sich unsere Kleine hier gemacht?«, fragte ich.

»Den Umständen entsprechend.«

Und tatsächlich. Das Gesicht des Mädchens hatte wieder etwas Farbe bekommen und der Blutdruck schien sich auf niedrigem Niveau stabil zu halten. Wir warteten, bis der Hubschrauber gelandet war, und übergaben das Kind dann, in Decken gehüllt und mit einem Beatmungsbeutel, den ich während des Umbettens mit der Hand betätigte, an die Crew des Hubschraubers. Umgehend flogen sie die Patientin in die nächste Kinderklinik.

Nun musste ich mich also um den Widerling kümmern. Das Schmerzmittel hatte wieder etwas nachgelassen, und als ich den RTW betrat, war der Bursche gerade dabei, die Polizisten aufs Übelste zu beschimpfen. Schnell schoss ich etwas von dem Medikament nach und wir fuhren ins Krankenhaus. Schon auf dem Weg dorthin merkte ich, dass das Gesicht der Polizistin einen hellweißen Farbton angenommen hatte. Sie kaute auf ihren Fingernägeln und wirkte enorm angespannt. Der Weg ins Krankenhaus dauerte nicht sonderlich lange, und das war gut, denn immer, wenn das Schmerzmittel begann nachzulassen, fing der junge Mann wieder an zu schimpfen und sich, na sagen wir, unflätig auszudrücken. Besonders die junge Polizistin hatte es ihm angetan. Er bezichtigte sie unter anderem der Ausübung eines höchst zweifelhaften Berufes, dessen Dienstzeit vorwiegend nachts angesiedelt ist. Wir waren also alle froh, als wir am Klinikum ankamen und diesen furchtbaren Einsatz endlich beenden konnten.

Wie bestellt, wartete das gesamte Schockraumteam bereits auf uns und hörte sich begierig an, was wir zu sagen hatten. Ich berichtete so neutral wie möglich von dem, was sich zugetragen hatte, um zu verhindern, dass unser Patient von den Kollegen des Krankenhauses gleich als ein Täter gesehen wurde – denn egal, was der Mann getan hatte, als Patient musste er bestmöglich behandelt werden. Allerdings tat der Jungspund alles, um meine Bemühungen zunichte zu machen. Als ich gerade dabei war zu erklären, dass die Frau im anderen Auto, bei der es sich vermutlich um die Mutter des schwerverletzten Kindes handele, tot sei und es bei dem Kind auch auf der Kippe stehe, schienen die Schmerzmittel wieder enorm nachzulassen, und der Halbstarke sagte: »Was, die sind tot?«

Dann lachte er. »Scheiße, Mann! Schon wieder! Ich muss aufhören, so zugedröhnt zu fahren!«

Bei der Polizistin, die, wie ich später erfuhr, selbst gerade Mutter geworden war, brachen in diesem Moment alle Dämme. Sie sprang nach vorne, stürzte sich auf den Mann, und ich weiß nicht, was sie mit ihm gemacht hätte, wenn ihr Kollege sie nicht zurückgehalten und zur Raison gebracht hätte.

»Ich verklag dich, du alte Sch…!«, brüllte der Patient sie an. »Ich verklag euch alle. Ihr habt mich mit meinen Schmerzen im Stich gelassen und mich falsch behandelt.«

Er verklagte uns nicht. Ob es daran lag, dass der Anästhesist in diesem Moment ein Beruhigungsmittel mit der angenehmen Nebenwirkung der retrograden Amnesie spritzte oder ob der Grund dafür eher darin zu sehen ist, dass der Mann immer noch wegen zweifachen Totschlags im Gefängnis sitzt, weiß ich nicht.

Und ja, Sie haben richtig gelesen: Am Rand der Bundesstraße stehen nun zwei Kreuze. Denn auch das kleine Mädchen hat den Unfall letzten Endes nicht überlebt und starb einen Tag später auf der Kinderintensivstation.

Wie Sie sehen können, hat nicht jede Geschichte ein Happy End. Auch ich dachte an diesem Tag, dass der kleine Fratz einfach überleben *muss*, wo wir uns doch so angestrengt und alles gegeben haben. Aber das Schicksal folgt keinen Regeln und manchmal kann man tun, was man will – am Ende reicht es trotzdem nicht.

Nachdem die junge Polizistin durch einen Kollegen ausgetauscht worden war, fuhr die Streife in das Altenheim, um dem Ehemann und Vater die traurige Nachricht zu überbringen. Ich glaube, kaum einer kann sich das Leid des armen Witwers vorstellen. Er verlor an diesem Tag seine beiden liebsten Menschen. Einen so furchtbaren Schock kann man mit Sicherheit kaum verarbeiten. Und warum das alles? Weil ein Jugendlicher, der von einer durchgemachten Disconacht nach Hause wollte und schon vor Ort zu besoffen war, um zu gehen, sich überschätzen und den großen Macker heraushängen lassen musste. Der Blutalkoholwert des Mannes lag bei 2,7 Promille, neben Alkohol fand man allerhand andere Drogen, unter anderem Methylamphetamine, in seinem Blut. Wer nun noch denkt, es sei cool, Crystal Meth zu konsumieren (zumal die Folgen dieses Konsums in gewissen TV-Serien vollkommen verharmlost werden), dem ist nicht mehr zu helfen. Der Bursche im Audi jedenfalls hat wegen seines Leichtsinns eine ganze Familie zerstört, einem kleinen Menschen, dessen Leben gerade erst begonnen hatte, die Zukunft gestohlen und sich selbst für lange Zeit in den Knast gebracht.

Trotz der immer sicherer werdenden Autos bleibt also eines nicht zu vergessen: Jeder Fahrer sitzt am Steuer einer fahrenden Waffe. Dieser Verantwortung sollten wir uns alle bewusst sein.

6

Vom ganz normalen Wahnsinn

ASTHMA, HERZINFARKT UND SCHLAFPROBLEME

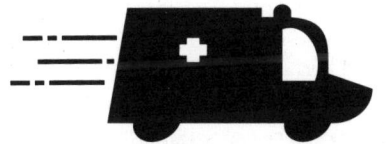

Nicht jeder Patient, zu dem ich als Notarzt gerufen werde, ist schwer krank, und nicht jeder Einsatz entwickelt sich zur menschlichen Tragödie. Die meisten Notfallpatienten können mein Team und ich ohne Weiteres vor Ort stabilisieren, insofern das überhaupt nötig ist, und dann in ein geeignetes Krankenhaus fahren. Trotzdem fühlt sich jeder Patient, der sich dazu durchringt, den Rettungsdienst zu holen, in irgendeiner Weise in Not. Glauben Sie nicht? Ist leider auch nicht immer so. Man sollte zwar meinen, die 112 werde nur von Menschen gerufen, die dringend Hilfe benötigen, aber leider wird der Rundumservice des Rettungsdienstes auch oft genug missbraucht. Zu lange Wartezeiten beim Arzt oder in der Notaufnahme, Immobilität oder schlichtweg Faulheit bringen die Menschen dazu, uns zu den unmöglichsten Zeiten zu »bestellen«. Sätze wie »Es tut mir schon seit drei Wochen im Rücken weh, aber ich bin nicht dazu gekommen, zum Hausarzt zu gehen« sind ebenso an der Tagesordnung wie »Können Sie mir nicht einfach eine Spritze und eine Krankmeldung für morgen geben? So schlecht geht es mir gar nicht«. Auf die Frage, warum einem das um drei Uhr nachts einfällt, bekommen wir dann so kecke Antworten wie »Ich dachte, Sie haben tagsüber genug zu tun« oder »Ich konnte nicht einschlafen, da habe ich halt die 112 gerufen«.

Worüber sich die wenigsten Gedanken machen, ist, dass wir in der Zeit, in der wir uns um solche Bagatellen kümmern müssen, für die echten Notfälle – also wenn irgendwo ein Kind aus dem Fenster fällt oder Ähnliches – nicht zur Verfügung stehen. Da ist es manchmal schon schwierig, die Fassung zu bewahren, besonders wenn man bereits gefühlte dreitausend Mal beim selben Patienten gewesen ist und schon bei der Anfahrt weiß, was einen erwartet.

Möglicherweise werden Sie sich nun fragen, wie es überhaupt kommen kann, dass die Disponenten der Leitstellen den Notarzt rausschicken, wenn es sich doch sowieso nur um eine Banalität handelt. Tja, das ist einfach zu beantworten. Diejenigen, die uns als Taxi oder nächtlichen Hausarzt missbrauchen, wissen ganz genau, was sie sagen müssen, um das volle Programm zu bekommen. Das Meldebild »Luftnot und Brustschmerzen« entpuppt sich dann bei näherer Betrachtung vor Ort schnell als »Husten, Schnupfen, Hals- und Gliederschmerzen«, einem Krankheitsbild, bei dem selbst der Hausarzt nur auf Mittel der großelterlichen Knoblauchküche zurückgreifen kann. Und wenn ich dann versuche, dem Patienten die Harmlosigkeit seines Krankheitsbildes zu erklären, dann ernte ich nicht selten eine saftige verbale Ohrfeige. »Sie sind doch viel zu jung, was wissen Sie schon?« oder »Aber wenn es denn Krebs ist?« gehören zu den Klassikern.

Wirklich schwierig ist es, die Simulanten und Hypochonder von den Menschen zu unterscheiden, die einem wirklichen Leidensdruck ausgesetzt sind. Denn manchmal, insbesondere bei jungen Menschen, zeigen sich bestimmte ernste Krankheitsbilder mit ungewöhnlichen und eher harmlos wirkenden Symptomen. So wurde ich vor einiger Zeit in eine Zahnarztpraxis gerufen. Auf dem Behandlungsstuhl war ein ungefähr fünfzigjähriger Mann zusammengesackt, und zwar genau in dem Moment, in dem er den Bohrer zu Gesicht bekam.

»Is' wohl nicht weiter schlimm!«, sagte ich im Auto zu Christoph und fügte scherzhaft hinzu: »Meine Eltern sind Zahnärzte, ich weiß, wie sich das anfühlt mit dem Bohrer vor den Augen!«

Als wir dann allerdings in der Praxis ankamen und der Patient immer noch tief bewusstlos auf dem Stuhl lag, musste ich meine ursprüngliche Annahme überdenken. Auch die dezente Lavendelfärbung seines Gesichtes hatte nicht unbedingt eine beruhigende Wirkung auf mich. Der Zahnarzt blickte ebenfalls äußerst nervös drein. Offenbar war ihm so etwas noch nie passiert.

Während er mit einem Beatmungsbeutel aus seinem Notfallkoffer versuchte, Luft in den Mann reinzupressen, erklärte er mir die Situation: »Ich bin ja daran gewöhnt, dass die Leute beim Anblick des Bohrers unruhig werden, aber der hier übertreibt!«, sagte er. Offenbar war der Mann mit einem ähnlichen Humor ausgestattet wie ich.

Ich ging zum Patienten und fühlte seinen Puls. Der kaum vorhanden war. »Christoph, das ist was Ernstes. Auf den Boden mit ihm und dann schließen wir ihn an.« Wir verfrachteten den Mann zum Schrecken der Zahnarzthelferinnen direkt auf den Fußboden des Behandlungszimmers und leiteten sofort ein EKG von seiner Brust ab.

Als wir seine Kleidung mittels unserer Rettungsschere zerschnitten, wurde es einer der Schwestern zu bunt. »Sie können den Patienten doch nicht einfach ausziehen«, rief sie.

Glücklicherweise schickte der Zahnarzt schnell alle Anwesenden aus dem Raum, denn für solche Diskussionen hatte ich wirklich keine Zeit.

Es stellte sich heraus, dass der Patient einen saftigen Herzinfarkt hatte. Auf dem EKG waren eindeutige Zeichen dafür zu erkennen, und als ob das nicht genug wäre, schlug sein Herz auch noch bedenklich langsam. Die Kieferschmerzen, die den relativ jungen Mann zum Zahnarzt geführt hatten, waren nämlich ein wenn auch untypisches Symptom eines Herzinfarktes. Die klassische Herzattacke zeigt sich bekanntlich durch drückende Brustschmerzen, die manchmal auch in den Arm ziehen können. Aber nur in ungefähr fünfzig Prozent der Fälle ist diese Präsentation der gefährlichen Erkrankung typisch. Der Mann auf dem Fußboden gehörte zur anderen Hälfte. Bei ihm hatte sich die tödliche Gefahr nur durch die Kieferschmerzen angekündigt.

Wir intubierten ihn und gaben ihm Medikamente, die dafür gedacht sind, das Gerinnsel in den Herzkranzgefäßen am Wachsen zu hindern. Dann transportierten wir ihn in das nächste Herzkatheterlabor, wo man den Blutpfropfen, ganz im Sinne eines Rohrreinigers, aus den Adern entfernte. Zahnarzt und Patient waren uns im Nachhinein ziemlich dankbar für die schnelle Hilfe.

*

Einen ähnlich unerwarteten Ernstfall musste ich einst in der »Praxis« eines Vertreters meiner liebsten Zunft erleben. Wir wurden zu einem Patienten gerufen, der sich in den Fängen eines Heilpraktikers befand. Allein der Umstand, dass der Möchtegern-Arzt uns gerufen hatte, ließ Schlimmes vermuten, denn normalerweise halten die modernen Medizinmänner nicht besonders viel von Medikamenten und Therapien, sondern versuchen, so viel wie möglich mit Kräutern und Pasten zu behandeln. Von Zeit zu Zeit dürfen wir das dann ausbaden. Der Klassiker hierbei ist der akute Brustschmerz, bei dem eine Blockade irgendeines Chakra oder ein blockierter Energiefluss oder was weiß ich noch alles diagnostiziert wird. Nur zu gerne gerät dann der Umstand in Vergessenheit, dass es auch ganz fassbare und außerdem unbedingt behandlungsbedürftige Krankheiten gibt, die entsprechende Symptome auslösen können.

In diesem speziellen Fall litt der Patient tatsächlich unter starken Schmerzen im gesamten Brustbereich. Die Symptome hatten plötzlich angefangen, und weil der Mann mit seinen knapp dreißig Jahren noch viel zu jung war für einen Herzinfarkt und außerdem nicht besonders viel von der modernen Medizin hielt, suchte er eben nicht den Arzt, sondern eine Wunderheilerin auf, die die Chance ergriff und versprach, durch das Auflegen von heißen Steinen eine umgehende Besserung der Beschwerden herbeizuführen.

Vermutlich ahnen Sie, worauf die Geschichte hinausläuft – es funktionierte nicht. Als die Schmerzen so schlimm wurden, dass der junge Bursche nahe dran war, das Bewusstsein zu verlieren, musste die Kräuterfrau einsehen, dass ihre dem Medizinstudium nicht ganz gleichwertige Ausbildung nicht ausreichte und die Sache langsam brenzlig wurde. Wir konnten den Patienten noch ins Krankenhaus fahren, aber in der Notaufnahme fiel sein Blutdruck ab und sein Herz fing an zu rasen wie Schumi zu seinen besten Zeiten. Den Grund dafür sahen wir im CT. Er litt unter einer Aufspaltung der Hauptschlagader, einem Krankheitsbild, das fast immer tödlich endet. Glücklicherweise gibt es von jeder Regel eine Ausnahme – und der Patient war die Ausnahme. Die Herzchirurgen operierten ihn umgehend und er überlebte. Nach drei Monaten Reha konnte er langsam wieder anfangen, an so etwas wie Alltag zu denken.

Insofern ist es für diesen jungen Burschen noch mal glimpflich ausgegangen. Allerdings hat es schon seinen Grund, dass es eine bestimmte Berufsgruppe gibt, die für die Diagnostik und Therapie von Erkrankungen zuständig und dafür auch ausgebildet ist. Und das sind nun einmal die Ärzte und im Prinzip niemand sonst. Wären bei diesem Patienten ein EKG sowie eine Ultraschalluntersuchung des Herzens durchgeführt worden, so hätte man die Problematik eher erkennen können.

Nur fürs Protokoll: Es gibt sicher auch vernünftige Heilpraktiker, die die Grenzen ihrer Arbeit kennen, und ich bin überzeugt davon, dass die meisten Naturheiler nur das Beste für ihre Patienten im Sinne haben. Trotzdem kann ich mich einer gewissen Skepsis gegenüber einer Berufsgruppe, die für meine Begriffe viel zu gerne Arzt spielt, obwohl ihr die Voraussetzungen dafür fehlen, nicht erwehren.

*

Manchmal, jedoch glücklicherweise sehr selten, sind akute Krankheitsbilder aber auch durch Ärzte nicht zu erkennen – selbst wenn wir unser Bestes geben und alle möglichen diagnostischen Mittel ausschöpfen. Besonders dramatisch traf diese Erkenntnis eine Familie, die ich im Rahmen eines Notarzteinsatzes kennenlernte. Die Mutter hatte unter Brustkrebs gelitten, den die Mediziner entfernt hatten. Weil sie den ganzen Tumor erwischten, waren alle Beteiligten guter Dinge, was die Prognose der Fünfzigjährigen anging. Zwar wurde noch eine Chemotherapie durchgeführt, um auch ganz sicher zu sein, dass alle Krebszellen abgetötet waren, aber Grund zur Sorge bestand eigentlich nicht mehr.

An besagtem Tag fühlte sich die Frau nicht wohl. Sie hustete, war fiebrig und hatte das Gefühl, ihr Herz würde rasen. Normalerweise hätte sie die Symptome als gemeine Grippe interpretiert, aber in Anbetracht ihrer Grunderkrankung wollte sie kein Risiko eingehen. Auch ihr achtzehnjähriger Sohn und ihr Mann drängten sie zum Handeln und so rief sie beim ärztlichen Bereitschaftsdienst an und bat um einen Hausbesuch. Der Unterschied zwischen dieser oft als Notdienst bezeichneten ärztlichen Leistung und dem klassischen Notarzt ist der, dass es sich bei der ersten Gruppe meist um Hausärzte handelt, die weniger dringliche, aber dennoch nicht aufschiebbare Hausbesuche durchführen, während der Notarzt kommt, wenn das Leben des Patienten unmittelbar bedroht ist. Manchmal sind die Grenzen auch fließend. In diesem Fall wurde aber der ärztliche Bereitschaftsdienst alarmiert.

Auch der Kollege war der Meinung, es handele sich um eine gemeine Grippe, und interpretierte den schnellen Pulsschlag als ein Symptom dieser Erkrankung. Er verschrieb ein paar Hausmittelchen, die man bei einem grippalen Infekt empfiehlt, und ermahnte die Frau, sich wieder zu melden, sollte es schlimmer werden.

Im Laufe des Nachmittags kam zu den Beschwerden der Mutter noch Luftnot dazu, was ihren Ehemann berechtigterweise dazu veranlasste, sich Sorgen zu machen. Er fuhr mit seinem Sohn in die nächste Apotheke, um ein Inhalationsbad für seine Frau zu besorgen. Die nahm unterdessen ein heißes Bad, um sich den Infekt aus dem Leibe zu schwitzen. Als Vater und Sohn wiederkamen, lag die Patientin kaum noch ansprechbar in der Badewanne. Sie keuchte furchtbar vor sich hin, und ihre blaue Gesichtsfärbung war ein untrügliches Indiz dafür, dass es mit dem Luftholen ziemlich schwierig wurde. Die beiden Männer verfrachteten sie ins Bett und alarmierten sofort den Notarzt. Doch als ich kam, war die Patientin bereits tot.

Ich untersuchte sie gründlich und kam zu dem Schluss, dass sie nicht unter einer Grippe gelitten hatte, sondern wohl an einer Lungenembolie gestorben war. Ein Gerinnsel, vermutlich verursacht durch die Chemotherapie, hatte sich in einem Bein gebildet und war dann durch die Venen in Richtung Lunge gewandert, wo es eines der Hauptgefäße des Organs verschlossen und so die Versorgung des Körpers mit Sauerstoff verhindert hatte. Dieses Krankheitsbild ist schwer zu erkennen und führt im Extremfall zum Tode, ohne dass man eine Chance hat, dem zuvorzukommen.

Der Ehemann, der innerhalb weniger Minuten vollkommen unerwartet zum Witwer geworden war, und der nun halbwaise Sohn waren so perplex, dass sie nicht mal weinen konnten. Völlig regungslos saßen sie da und starrten vor sich hin.

Immer und immer wieder müssen wir miterleben, wie unerwartet der Tod für manche Menschen kommt. Familien, die noch am Morgen zusammen am Frühstückstisch gesessen haben und ihren nächsten Urlaub planten, werden binnen Minuten zerstört, und das Leben der Verbliebenen wird vollkommen umgekrempelt. Solche Erfahrungen zeigen mir immer wieder, wie wichtig es ist, das Leben zu schätzen – jeden Moment davon. Denn morgen kann schon alles ganz anders sein.

*

Die meisten Notfälle, zu denen wir gerufen werden, kann man aber gut und gerne als Standardfälle bezeichnen. Ich würde sagen, dass wir bei achtzig Prozent der Notrufe nach ungefähr einer Minute ziemlich genau wissen, was zu tun ist. Herzinfarkte, Asthmaanfälle, Verkehrsunfälle, epileptische Anfälle oder Schenkelhalsbrüche sind nur einige von den üblichen Krankheitsbildern. Die restlichen zwanzig Prozent der Notrufe kann man in zwei Kategorien unterteilen: Entweder, wir werden zu einer besonders schlimmen und für die Betroffenen oder sogar für uns emotional fordernden Situation gerufen, oder der Notruf ist, gelinde gesagt, etwas übertrieben.

Ein solches Beispiel musste ich vor einiger Zeit erleben. Es war ein anstrengender Tag, und nach dem Abendessen waren Chris, der Rettungsassistent, und ich froh, endlich alle viere von uns strecken zu dürfen und die Geschehnisse noch mal in Ruhe an uns vorbeiziehen zu lassen. Wir hatten an diesem Tag eine junge Frau verloren, die mit ihren Eltern ins Café gegangen und dort plötzlich unter stärksten Rückenschmerzen zusammengebrochen war.

Nun denkt man sich bei einer fünfundzwanzigjährigen jungen Mutter nicht sonderlich viel dabei, wenn sie über Rückenprobleme klagt. Wir fuhren also mehr oder weniger motiviert zum Notfallort und sahen, dass die verhältnismäßig große Patientin kreidebleich war. Ich erwähne das mit der Körpergröße mit Absicht, weil die junge Mutter einen nahezu asthenischen Körperbau hatte.

»Macht Ihre Tochter Sport?«, fragte ich ihre Begleitung, die sich glücklicherweise um das Baby der Patientin kümmerte.

»Nein, was spielt das denn jetzt für eine Rolle?«

Ich schaute Chris mit zweifelndem Blick an. Da stimmte etwas nicht. Die Patientin lag mittlerweile auf dem Boden und krümmte sich vor Schmerzen. Ich untersuchte sie und stellte fest, dass ihr Blutdruck ziemlich niedrig war. Außerdem konnte ich ihren Puls an der linken Hand fühlen, an der rechten aber nicht. Noch bevor ich diese Erkenntnis in eine Vermutung umwandelte, hatte die Frau gar keinen Puls mehr, und wir begannen tatsächlich, eine Fünfundzwanzigjährige zu reanimieren.

»Was zur Hölle ist hier los?« wollte Chris wissen.

Ich befürchtete, die Antwort zu kennen. »Marfan. Aortendissektion«, sagte ich knapp.

»Mist!«

Nachdem wir das EKG angeschlossen hatten, zeigte dieses keinerlei Herzaktivitäten, nicht einmal ein Zucken. Zusammen mit den Jungs vom mittlerweile ebenfalls eingetroffenen Rettungswagen gaben wir alles, um die Patientin zu retten. Wir fuhren die Frau sogar unter Reanimation ins Krankenhaus. Normalerweise sollte man so etwas nicht machen, da man dabei völlig ungesichert im hinteren Teil des Rettungswagens steht und im Falle einer Vollbremsung durch das Auto fliegen und sich selbst verletzen könnte.

In der Regel stimmen wir ab, ob wir bereit sind, dieses Risiko einzugehen. Gibt es auch nur eine Nein-Stimme, lassen wir es und transportieren den Patienten erst, wenn wir es geschafft haben, ihn so zu stabilisieren, dass das Herz alleine schlägt, und wir uns während der Fahrt hinsetzen können.

Bei der jungen Mutter gab es keine Stimme gegen den Transport unter Reanimation. Also luden wir sie auf unsere Trage und rollten sie dann ins Auto, während einer von uns fortwährend die Funktion ihres Herzens ersetzte. So schonend wie möglich transportierten wir unsere Patientin in die Klinik, wo die gesamte Belegschaft der Notaufnahme bereits auf uns wartete.

»Was habt ihr?«, fragte Dr. Schüler, der diensthabende Arzt der Notaufnahme, und fügte dann sofort hinzu: »Ach du großer Gott, die ist ja riesig.«

»Ja«, antwortete ich. »Wahrscheinlich Marfan-Syndrom. Sie hat über furchtbare Rückenschmerzen geklagt und ist kurz nach unserem Eintreffen reanimationspflichtig geworden.«

»Oh Gott«, sagte Dr. Schüler.

Mein Verdacht bestätigte sich, als wir bei der jungen Frau einen Ultraschall durchführten. Doch vorher mussten wir eine Möglichkeit finden, ihre Herzaktion zu ersetzen, ohne dass ständig jemand von uns auf ihrem Brustkorb herumdrückte. Glücklicherweise war in der Notaufnahme ein sogenanntes Stempeldruckgerät vorrätig. Diesen ungefähr einen Meter durchmessenden Ring schnallten wir der jungen Frau um die Brust und ein hydraulisch betriebener Kolben erledigte die Herzdruckmassage – und das auch noch ziemlich effektiv. Diese Geräte sehen zwar recht rabiat aus, sind aber eine echte Hilfe, wenn es darum geht, über einen langen Zeitraum eine qualitativ hochwertige Herzdruckmassage durchzuführen.

In dem Moment, wo wir einen Einblick in das Innere der jungen Patientin bekamen, sahen wir, dass sich ihre Hauptschlagader innerlich in zwei Teile geteilt hatte. Man nennt dieses Krankheitsbild Aortendissektion, und wenn es den aufsteigenden Teil der Hauptschlagader betrifft, dann ist es fast immer tödlich. Die einzige Möglichkeit, den Patienten zu retten, besteht darin, ihm so schnell wie möglich die Brust aufzuschneiden und den defekten Schlagaderteil zu ersetzen. Bei dem jungen Burschen, den wir den Fängen der Heilpraktikerin entrissen hatten, klappte der Eingriff. Die Patientin an diesem Tag hatte keine Chance, für sie kam jede Hilfe zu spät. Sie verstarb noch in der Notaufnahme, und wieder einmal musste ich verzweifelte Angehörige darüber aufklären, dass sie ihre geliebte Tochter nie wiedersehen würden und dass der kleine Wurm, den die tränenüberströmte Oma auf dem Arm trug, nun ohne Mutter aufwachsen würde.

Entsprechend erschlagen fühlten Chris und ich uns also an diesem Abend, und nachdem wir das allabendliche Fernsehprogramm für bildungsferne Schichten eine Weile über uns ergehen lassen hatten, beschlossen wir, früh ins Bett zu gehen. Wir hofften auf eine ruhige Nacht, denn unserer Meinung nach hatten wir für diesen Tag genug erlebt. Allerdings machten Chris und ich die Rechnung ohne Frau Özdemir.

Gegen ein Uhr, ich lag bereits friedlich schlummernd in meinem Bett und träumte vom nahen Sommerurlaub, wurde ich ziemlich unsanft aus den Federn geworfen, als der Melder auf meinem Nachttisch rebellierte. Ich sprang auf, und noch bevor ich vollends wach war, hatte ich schon die Hälfte meiner Einsatzkleidung von meinem sogenannten Sturmstuhl gepflückt und angezogen. Ein Freund vom Militär hat mir irgendwann mal erzählt, dass man sich dort jede Nacht einen Stuhl richten muss, um im Notfall binnen Sekunden gefechtsbereit zu sein. Die Soldaten nennen das Sturmstuhl. Tatsächlich ist es so, dass wir auch in der Nacht lediglich eine Minute Zeit haben, um einsatzbereit im Auto zu sitzen, und so entwickeln wir nach und nach Mechanismen, die uns dabei helfen, diese Zeit effektiv zu nutzen. Einige meiner Kollegen schlafen überhaupt nicht und warten, bis die Ablöse am Morgen kommt. Ich kann wunderbar schlafen und habe kein Problem damit, von Traum bis Einsatz nur so wenig Zeit zur Verfügung zu haben. Allerdings wache ich, wie gesagt, erst richtig auf, wenn ich schon dabei bin, mich bereit zu machen.

Auch in dieser Nacht wurde mir die Unterbrechung meines Schönheitsschlafes erst nach und nach bewusst. Während ich die Treppe runter in die Garage stürmte, wo Chris schon mit angeschaltetem Motor auf mich wartete, hörte ich die Einsatzmeldung, die uns über den Melder mitgeteilt wurde.

»Bewusstlose Person«, sagte der Leitstellendisponent. »Ich wiederhole. Fahren Sie zum Mauerberg 8. Dort eine Frau Özdemir. Die Patientin ist bewusstlos.«

»Alles klar«, sagte ich zu Chris, als ich ins Auto stieg. »Los geht's.«

Frau Özdemir war nicht wirklich bewusstlos. Ehrlich gesagt war die Frau nicht mal annähernd ohnmächtig.

»Komme schnell!«, rief uns ihr Mann bereits im Treppenaufgang des reizenden Fünfunddreißigfamilienhauses entgegen. »Frau nicht gut.«

Ich sah Chris an. Da weit und breit noch kein RTW zu sehen war, packten wir unseren Rettungsrucksack und stürmten so schnell wie möglich die sieben Stockwerke nach oben. Einen Aufzug gab es zwar, aber irgendwo zwischen den vielen Graffiti, die verschiedenen Menschen mit teils sehr international klingenden Namen den Tod oder Schlimmeres prophezeiten, war der Tür des Fahrstuhls die Information zu entnehmen, dieser sei zeitweise außer Betrieb.

Oben angekommen, stellten wir fest, dass Frau Özdemir wohlauf war und der Sprint lediglich unserem Herz-Kreislauf-System, aber nicht der Patientin gedient hatte. Als wir uns wieder etwas erholt hatten und in der Lage waren zu sprechen, ohne nach jedem Satz nach Luft schnappen zu müssen, fragte ich den Ehemann – Frau Özdemir sprach nicht ein einziges Wort Deutsch –, was seine Frau denn für Beschwerden habe.

»Frau ganz müde«, sagte er.

Ich schaute auf die Uhr. Ein Uhr zweiundzwanzig. Okay, dachte ich, da darf man schon mal müde sein.

»Guckst du«, versuchte Herr Özdemir, uns seine verzweifelte Lage zu erklären. »Frau neue Tabletten und jetzt ganz müde.«

Ich horchte auf. Vielleicht lag hier eine unerwünschte Reaktion auf ein Medikament vor. Das war tatsächlich eine gefährliche Angelegenheit. Oder zumindest konnte es zu einer werden. Bei älteren Herrschaften – und Frau Özdemir gehörte definitiv in diese Gruppe – können Medikamentenänderungen manchmal beträchtliche gesundheitliche Konsequenzen nach sich ziehen. Das musste ich ernst nehmen.

»Zeigen Sie mir doch bitte die Schachtel«, bat ich Herrn Özdemir, weil ich befürchtete, der Rentner kenne den Namen der Substanz nicht, die seine Frau seit heute einnahm.

»Ich holen«, sagte er und verschwand irgendwo im hinteren Teil der Wohnung, wo sich, wie ich vermutete, die Küche der Familie befand.

Währenddessen hörte ich schwere Schritte im Treppenhaus und musste schmunzeln. Die Besatzung des Rettungswagens hatte also den funktionsuntüchtigen Fahrstuhl ebenfalls kennengelernt, und da auch sie davon ausgehen musste, dass ein wirklicher Notfall vorlag (das Meldebild lautete schließlich bewusstlose Person), rannte sie wie zuvor wir selbst im Höchsttempo die Treppen nach oben.

»Jungs, ganz ruhig«, sagte ich lächelnd, als sie oben angekommen waren. »So schlimm scheint es nicht zu sein.«

Chris befestigte unterdessen die verschiedenen Überwachungskabel an Frau Özdemir.

»Spricht einer von euch türkisch?«, fragte ich.

Die beiden schüttelten den Kopf. Zum Reden fehlte ihnen noch die Puste.

»Also«, sagte Chris. »Sieht alles so weit gut aus. Blutdruck ist hundertvierzig zu achtzig, Puls neunzig, EKG schreibe ich gleich noch. Auch die Sättigung ist gut.«

Ich hörte Frau Özdemirs Lunge und Herz ab, und obwohl sie kein Wort verstand, kam sie mir nicht besonders adynam vor. Etwas müde vielleicht, aber mehr nicht. Ich war wirklich interessiert, auf welches Medikament die Patientin so komisch reagiert haben sollte. Als hätte er meine Gedanken gelesen, kam in diesem Moment Herr Özdemir aus den Untiefen der Wohnung zurück. In der Hand hielt er eine Schachtel. Schon von Weitem konnte ich den Namen des Medikaments lesen: Zopiclon.

»Das hat Frau genommen«, sagte er.

»Wie viele denn?«, fragte ich.

Er schaute mich verwirrt an. »Eine, wie Arzt hat gesagt«, antwortete der Ehemann der Patientin.

Chris entfernte bereits die Kabel von Frau Özdemir, denn er hatte die Situation ebenfalls sofort erfasst. Er gab mir den Ausdruck des EKG, das, wie zu erwarten, vollkommen in Ordnung war. Ich erklärte dem Ehemann die Lage.

»Sie brauchen sich keine Sorgen zu machen. Es ist ganz normal, dass man bei diesem Medikament müde wird.«

Beruhigt, dass ihm jemand die Angst genommen hatte, sagte er: »Danke, Herr Doktor, dann alles gut.«

»Alles gut«, sagte ich und ging.

Bei der Pille, die Frau Özdemir müde gemacht hatte, handelte es sich um ein ganz normales Schlafmittel.

*

Ein weiterer Notfall, mit dem wir es leider viel zu oft zu tun haben, ist die Atemnot. Wie Brustschmerzen kann Atemnot ein Symptom der verschiedensten Krankheiten sein. Abhängig davon, ob sie eher bei jungen oder bei älteren Patienten auftritt, kann man das Problem durch ein paar kleine Tricks beheben oder immense Probleme in der Therapie des Patienten bekommen. Dabei sind wie gesagt die Ursachen einer Atemnot sehr unterschiedlich und reichen von ungefährlich bis absolut lebensbedrohlich.

Die mit Abstand häufigste Erkrankung, die meiner Erfahrung nach hinter einer akuten Atemnot steckt, ist eine Krankheit mit dem harmlos klingenden Namen COPD. Dabei verbirgt sich dahinter ein richtiger Killer. Die COPD ist fast immer eine Folge des Rauchens. Und andersherum erkranken auch die meisten Menschen, die rauchen und lange genug leben, an der Krankheit. Dem Warnhinweis »Rauchen kann gefährliche Lungenkrankheiten auslösen« fehlt meines Erachtens der Zusatz »Und wird es tun, so Sie denn nicht vorher von einem Auto überfahren werden«. Das klingt gruselig – und ist es auch. Denn das Ende einer COPD besteht in aller Regel darin, dass der Patient qualvoll erstickt.

Doch was ist diese Aneinanderreihung von Buchstaben nun eigentlich? Ausgeschrieben heißt COPD »chronic obstructive pulmonary disease« oder »chronisch obstruktive Lungenkrankheit«. Werden die Atemwege durch die Inhalation von Rauchgasen immer und immer wieder gereizt, dann produzieren sie kontinuierlich zu viel Sekret. Außerdem ziehen sie sich zusammen, und es kommt zu einer andauernden Entzündung, die zur Schwellung des gesamten Gewebes führt. Klingt mies? Stellen Sie sich vor, wie Ihre Hand anschwillt, weil Sie sie in der Tür eingeklemmt haben. Und das Bild übertragen Sie jetzt auf die Lunge!

Manche Menschen, die das Rauchen nie aufgegeben haben, können sich nur noch im Radius ihres Heimsauerstoffgerätes bewegen, weil sie ohne das Hilfsmittel binnen Minuten blau anlaufen würden. Wenn diese Patienten dann einen minimalen Infekt bekommen, den ein gesunder Mensch überhaupt nicht richtig wahrnehmen würde, dann setzt dieser sich auf die Lunge und führt leider viel zu oft zu einer ernsten Lungenentzündung. Die Reserven des Organs sind nicht mehr vorhanden, und die Betroffenen haben das Gefühl, sie würden ersticken. Das führt dann ziemlich oft zur Alarmierung des Rettungsdienstes.

Erst kürzlich bekam ich von einer Rettungsassistentin eine Geschichte erzählt, in der es genau um einen solchen Fall ging. Das

Rettungsteam wurde zu einem Notfall mit dem Einsatzstichwort »Luftnot« alarmiert. Als sie am Ort des Geschehens, einer kleinen Bungalowanlage am Rande der Stadt, ankamen, erkannten sie die richtige Unterkunft schon am lauten Hecheln und Würgen, das aus einem der kleinen Schrebergärten zu kommen schien. Der Patient war ein sechzigjähriger Mann, dem man den ausführlichen Genuss seines Lebens deutlich ansah. Neben einem enorm ausladenden Bauchbereich zeugte auch sein restlicher Körper davon, dass Sport für den Mann nie eine Rolle gespielt hatte und gesunde Ernährung ein Fremdwort für ihn war. Die etlichen Zigarettenpackungen, die gleich neben den Lungensprays auf dem Wohnzimmertisch lagen, ließen zudem auf seinen Unwillen schließen, die Angewohnheit auch nach der Diagnose seiner offenkundigen Lungenkrankheit aufzugeben. Das Gesicht des Mannes hatte die Farbe einer überreifen Pflaume angenommen. Der Patient sah so schlecht aus, dass dem Notarzt die Worte »Oh, ich glaube wir müssen Sie intubieren!« herausrutschten.

Dem Patienten schien das aber reichlich egal, denn er kämpfte verzweifelt. »Helfen Sie mir! Ich ersticke!«, waren seine letzten Worte. Dann wirkte das Narkosemittel und der Mann wurde durch eine Maschine beatmet. Und die übernahm so lange die Lungenfunktion, bis der Patient drei Tage später auf der Intensivstation starb.

Will ich Ihnen mit dieser Geschichte Angst vor dem Rauchen machen? Ja! Denn es gibt wenig – mit Verlaub – Dämlicheres, als wenn man sich tagtäglich den eigenen Sarg schreinert. Natürlich ist die Angewohnheit eine Sucht, ganz klar, aber man kann sie besiegen oder, noch besser, muss gar nicht erst mit dem Wahnsinn anfangen. Denn das Argument vieler Raucher, man müsse ja nicht unbedingt erkranken und einige berühmte Persönlichkeiten würden bis ins hohe Alter rauchen und seien fit und gesund, ist schlicht falsch und eine Ausrede. Es versteht sich von selbst, dass es schwierig ist, eine Sucht zu besiegen. Aber lohnt es nicht die Mühe, einem frühzeitigen und vor allen Dingen qualvollen Tod zu entgehen? Denn glauben Sie mir eines – wer an den Folgen des Rauchens stirbt, der verendet qualvoll!

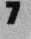

7

Zu laut, zu schnell und doch zu langsam

DIE ÖFFENTLICHE WAHRNEHMUNG DES RETTUNGSDIENSTES

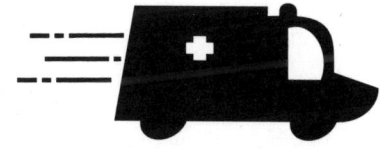

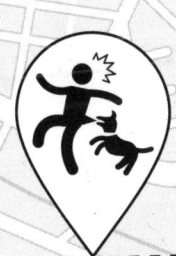

Mit dem Rettungsdienst ist es wie mit der Polizei oder der Feuerwehr. Für diejenigen, die uns brauchen, sind wir zu langsam, für alle anderen zu schnell oder zu laut oder beides. Folgender offener Brief war vor Kurzem im Internet zu lesen – ich gebe ihn in leicht abgewandelter Form wieder, aber Sie können sich darauf verlassen, dass ich nichts Wesentliches verfälscht oder hinzugedichtet habe:

Sehr geehrte Damen und Herren,

aus auch heute gegebenem und sich leider immer wiederholendem Anlass nicht nachvollziehbarer Nutzung des akustischen Sondersignals bei Ihren Fahrten durch unsere Stadt haben viele Bürger folgende Frage: Garantiert Ihnen die Nutzung dieser durchdringenden Warnsignale besondere Prämien beziehungsweise können Sie die Nutzung entsprechender Signale gesondert in Rechnung stellen?

Das ist der einzige Grund, den wir Bürger uns als Rechtfertigung dafür vorstellen können, dass Sie die Signalhörner so oft und unserer Meinung nach überflüssig einsetzen.

Besonders unangenehm für die Anwohner ist die Nutzung der nervtötenden Tröten an Sonn- und Feiertagen, wie erst gestern am Spießbürger-Ring zu beobachten war. Wir halten den Einsatz des Signals für überflüssig und unangemessen. Haben Ihre Einsatzfahrer und deren Begleiter denn keine Augen im Kopf, um sich umzuschauen? Ist dieses lärmende, rücksichtslose Signal in unseren Straßen wirklich notwendig?

Im Interesse einer guten Nachbarschaft möchten wir Sie bei allem Diensteifer auffordern, auf Ihre Umgebung Rücksicht zu nehmen!

Mit freundlichen Grüßen
Anonym

Stellen Sie sich vor, Sie fahren eines schönen Morgens, vielleicht ist es genau der Sonntag, von dem im Brief die Rede ist, von einer Seiten- mitten auf die Hauptstraße. Sie wissen, dass das Tempolimit in dieser Zone lediglich fünfzig Stundenkilometer erlaubt und machen sich deshalb keine Sorgen um den Rettungswagen, denn der ist noch ein ganzes Stück von Ihnen entfernt. Und er fährt, wegen der zahlreichen Beschwerden lärmgeplagter Anwohner, auch nicht mit Sondersignal zu dem Kind, das aus dem zweiten Stock gefallen ist. Schließlich sollten die braven Bürger Ihrer beschaulichen Kleinstadt ja ihren Schönheitsschlaf genießen können und nicht von den nervtötenden Hörnern der Rettungswagen bereits um neun Uhr geweckt werden. Das Wochenende ist nun mal heilig!

Die Insassen des Rettungswagens haben den offenen Brief der besorgten und entnervten, allerdings anonym bleibenden und somit keine Verantwortung tragen wollenden Anwohner gelesen und versuchen nun alles, um den strengen Ansprüchen des Spießbürgertums gerecht zu werden. Und weil Sie nicht wissen können, dass die Crew gerade unterwegs zu einem Notfall ist, gehen Sie davon aus, noch mehr als genug Zeit zu haben, um vor Ankunft des Rettungswagens aus Ihrem Gässchen zu biegen. Leider rast Ihnen der RTW direkt in die Seite, weil er nämlich sehr wohl zu einem Notfall – dem kleinen Kind – unterwegs ist, er das aber nicht anzeigt, um die wohl gesitteten Herrschaften aus der Nachbarschaft nicht zu stören.

Ich glaube, Sie ahnen, was ich versuche, Ihnen mit diesem Beispiel klarzumachen. Obwohl es in der Tat manchmal ein klein wenig nervig ist, wenn mitten in der Nacht oder auch am Morgen das laute Tatütata des Martinshorns die ganze Straße weckt, so handelt es sich bei dem Sondersignal doch um ein Instrument der öffentlichen Sicherheit, von dem jeder Bürger in Not profitiert. Kein Rettungsassistent, den ich kenne, würde jemals auf die Idee kommen, dieses Tool ohne Grund einzusetzen. Wenn es aber gebraucht wird, so ist die Tageszeit oder der Ort egal.

Vor nicht allzu langer Zeit lag ich mit einer unangenehmen Mandelentzündung auf meiner Couch und war eine Woche lang auf die liebevolle Hilfe meiner Frau angewiesen. Sie wissen sicher, dass Frauen nicht im Geringsten nachvollziehen können, wie schlimm ein Männerschnupfen ist, und wenn Sie ein Mann sind, dann wissen Sie, wovon ich rede. Ich lag also auf dem Sofa im Wohnzimmer, weil ich nicht vierundzwanzig Stunden am Tag im Bett verbringen wollte, unfähig, mich selbst zu versorgen, und jeder Gang zur Toilette wurde zur Qual. Mein Kopf schmerzte wie nur was. Dass unser Wohnzimmer zur Hauptstraße rausgeht, machte die Sache nicht erträglicher. Keine dreihundert Meter vom Fenster entfernt liegt der Carport der lokalen Rettungswache, aus der in schöner Regelmäßigkeit ein Rettungswagen nach dem anderen seinen Weg zur lebensrettenden Mission antrat. Und jedes Mal hatte ich das Gefühl, mein Kopf würde zerspringen. Aber mir war klar: Auch wenn ich das regelmäßige Tatütata, das mich immer wieder daran hinderte, in einen für meine Genesung so unabdingbaren Tiefschlaf zu fallen, kaum ertragen konnte – es war notwendig. Denn die Kollegen in den Autos fuhren zu Menschen, denen es noch viel schlechter ging als mir. Wer konnte denn da nicht solidarisch sein?

Die in diesem unverschämten Brief geäußerten Gedanken haben also etwas zutiefst Narzisstisches an sich. Kein Wunder, dass sich der Schreiber entschlossen hat, lieber anonym zu bleiben. Und aus Erfahrung kann ich Ihnen sagen, dass die Menschen, die sich auf solch kleinliche und, verzeihen Sie mir den Ausdruck, dumme und undifferenzierte Art und Weise über Lebensretter aufregen, die Ersten sind, die sich beschweren, wenn sie länger als zehn Minuten auf Hilfe warten müssen. Außerdem darf man nicht vergessen, dass das Sondersignal auch unserem Schutz dient, denn jedes Mal, wenn wir eine Mission starten, begeben sich alle Beteiligten in Lebensgefahr. Oder glauben Sie, es sei ohne jede Problematik, mit halsbrecherischer Geschwindigkeit durch die Dreißigerzone zu rasen?

Auf die Spitze getrieben wurde die Respektlosigkeit einiger weniger Wutbürger mit einer Beschwerde bei den Vorgesetzten einer RTW-Besatzung. Die Kollegen wurden bei der Anfahrt zum Notfallort dabei »ertappt«, wie sie sich miteinander unterhielten und dabei lachten. Das stieß einigen gelangweilten Fenstergaffern, die den ganzen Tag nichts anderes zu tun haben, als sich Nummernschilder von Falschparkern aufzuschreiben oder sich über andere Unwichtigkeiten zu beschweren, so sauer auf, dass sie empört bei der entsendenden Hilfsorganisation Meldung machten, die daraufhin keine andere Wahl hatte, als ihren Mitarbeitern zu verbieten, mit »nach außen ersichtlicher guter Laune« das Martinshorn zu betätigen. Auf gut Deutsch: Die Menschen dürfen nicht lachen, während sie zum Einsatz fahren. Können Sie sich das vorstellen? So eine Anordnung ist doch an Skurrilität kaum noch zu toppen und sicher nicht im Sinne einer guten Arbeit, denn auch im Rettungsdienst ist es so, dass die besten Ergebnisse dann erzielt werden, wenn alle Beteiligten gute Laune haben.

*

Wie sehr unsere Arbeit manchmal durch »Zivilisten« bagatellisiert wird, möchte ich an folgendem Beispiel verdeutlichen. Es war ein enorm heißer Samstag und ich hatte Dienst auf einer Notarztwache, die der Autobahn 3 sehr nahe liegt. Und so gehörte zu unserem Einsatzgebiet auch ein größeres Stück dieses Verkehrsknotenpunktes. Mit mir am Start war Tom, ein Rettungsassistent, der ungefähr in meinem Alter ist, auf dieselbe Musik steht wie ich und auch sonst ziemlich genau auf meiner Wellenlänge schwimmt.

Schon am Morgen, kurz nach der Übergabe, war gute Laune angesagt. Wir hatten uns vorgenommen, am Nachmittag im Hof der Wache den Grill anzuwerfen, und wollten es uns gut gehen lassen. Es war mitten in den großen Ferien, und weil sich die meisten Leute im Urlaub befanden, rechneten wir mit dem typischen Sommerloch, das es auch bei uns gibt. Doch daraus wurde leider nichts. Kurz vor zwölf Uhr, in der größten Hitze des wolkenlosen Sommertages, meldet unser Pieper einen Unfall auf besagter Autobahn 3. Ein Autofahrer hatte ganz aufgelöst bei der Leitstelle angerufen und gemeldet, es handle sich um eine schwere Karambolage, in die mehrere Autos verwickelt seien. So schnell wie möglich machten wir uns auf den Weg zum Unfallort. Das war gar nicht so leicht, weil der Weg über circa fünf Kilometer Autobahn führte, auf der sich die Autos bereits stauten.

Nun mag ein normal denkender Mensch annehmen, das Kollektiv der am Unfall nicht beteiligten Autofahrer würde schleunigst eine Rettungsgasse bilden, weil man das in der Fahrschule lernt und außerdem immer und immer wieder in den verschiedensten Radiosendern auf die Notwendigkeit dieser Maßnahme hingewiesen wird. Oft ist das aber mehr Wunschdenken. Das eine oder andere Auto versucht zwar schon, den Weg frei zu machen, aber es passiert leider viel zu selten, dass alle Autofahrer an einem Strang ziehen, und so kommen die Rettungsfahrzeuge meist nur sehr langsam voran. So war es leider auch an diesem heißen Tag.

Als wir endlich am Unfallort waren, zählte ich sofort mindestens fünf beteiligte Pkw. Wir stellten das Notarzteinsatzfahrzeug sowie den Rettungswagen quer auf die Fahrbahn, sodass wir die Autobahn gänzlich absperrten, und orderten bei der Leitstelle sofort weitere Fahrzeuge. – Sie mögen vielleicht denken, die unbeteiligten Autos hätten vor dem Ort des Geschehens gestoppt, um die Sache nicht noch schlimmer zu machen. Das Gegenteil war der Fall. Durch das Unglück waren alle drei Fahrstreifen unpassierbar, weil überall Autos oder Wrackteile lagen. Aber der eilige Deutsche ist erfinderisch. Ein Fahrzeug nach dem andern schlängelte sich auf dem Standstreifen an den Verunfallten vorbei, um ja schnell wegzukommen und nicht vielleicht noch im Stau stehen zu müssen. Die weniger schwer verletzten Opfer versuchten, den anderen zu helfen, aber von den Unbeteiligten hielt kein einziges Fahrzeug an, um Erste Hilfe zu leisten. Kein einziges!

»Sperr sofort die Autobahn!«, sagte ich zu Tom. »Nicht, dass noch mehr passiert.«

Aber leider konnte Tom auch nicht mehr tun als das, was wir ohnehin schon versucht hatten. Und so mussten wir den Zustand wohl oder übel hinnehmen, bis die Polizei endlich vor Ort war. Ich stieg aus dem Wagen und wurde von der furchtbaren Hitze fast aus den Schuhen gerissen. Wir mussten unbedingt so schnell wie möglich schauen, wer hier wirklich schwer verletzt war, und demjenigen Flüssigkeit zuführen. Bei diesem Wetter besteht nämlich die Gefahr der Austrocknung, und wenn einer auch noch blutet, dann geht der Flüssigkeitsverlust schneller vonstatten.

Um mir ein Bild zu verschaffen, begann ich mit der sogenannten Sichtung. Diesen Vorgang müssen Notärzte und leitende Rettungsassistenten bei Unfällen mit mehreren Verletzten immer als Allererstes durchführen. Hierbei geht es um eine Einschätzung der Lage. Wie viele Opfer gibt es? Wie schwer sind die einzelnen Verletzungen? Besteht Gefahr für die Retter? Das sind alles Fragen, die es so schnell wie möglich zu klären gilt. Und bevor nicht die Behandlungsprioritäten geklärt sind, darf kein Patient behandelt werden. Das ist insbesondere dann schwer, wenn während der Sichtung klar wird, dass einige Patienten unmittelbar Hilfe brauchen. Denn die darf man ihnen erst einmal nicht oder nur sehr eingeschränkt geben, solange die verfügbaren Ressourcen nicht vor Ort sind. Die Verunfallten bekommen dann lediglich eine farbige Karte um den Hals gehängt, die ihnen eine gewisse Behandlungspriorität einräumt. Erst wenn wir genau wissen, wie viele Verletzte es gibt, und entsprechend Rettungskräfte nachgefordert wurden, darf mit der eigentlichen Rettung angefangen werden. Stellen Sie sich mal vor, Sie würden ein zehnjähriges Kind sehen, das unmittelbar Hilfe braucht, aber Sie wüssten, dass Sie in diesem Moment nicht helfen dürfen – ein Albtraum!

An diesem Tag war die Situation glücklicherweise nicht ganz so schlimm, denn bis auf den Unfallverursacher, einen Österreicher, der mit überhöhter Geschwindigkeit versucht hatte, rechts zu überholen, die Distanz zwischen sich und dem vorausfahrenden Fahrzeug aber falsch eingeschätzt hatte, waren die anderen in den Unfall Verwickelten augenscheinlich nur leicht verletzt. Allerdings gab es da auch eine Familie, die vom Urlaub nach Hause zurückkehren wollte. Eines der Kinder, ein zwölfjähriges Mädchen, hatte einen ordentlichen Schlag gegen den Kopf bekommen und musste wenigstens für vierundzwanzig Stunden überwacht werden.

Schon als ich von Wrack zu Wrack lief, um die Lage zu sondieren, kam ein ziemlich aufgebrachter Mann (ich schätze, er war so Ende dreißig) auf mich zugelaufen. Mit hochrotem Kopf und wütender Stimme wollte er von mir wissen, wie lange das hier dauere, er habe schließlich noch Termine.

»Ich bin im Moment damit beschäftigt, den Menschen hier zu helfen«, sagte ich. »Aber die Polizei wird bald da sein, klären Sie das am besten mit denen.«

»Sie tun doch gar nichts«, blaffte er mich erregt an.

»Wir haben hier ein paar Schwerverletzte«, übertrieb ich und hoffte, der Störenfried würde nun endlich wieder in sein klimatisiertes Auto steigen und mich in Ruhe arbeiten lassen. Aber weit gefehlt.

Ohne Schamgefühl schimpfte der Mann weiter. »So ein Quatsch. Ich hab genau gesehen, was passiert ist. Der Typ war doch selber schuld.« Es scheint eine weit verbreitete Meinung unter Cholerikern zu sein, dass diejenigen, die selbst schuld sind an ihrem Leid, keiner Hilfe bedürfen. Wenn das so wäre, dann stünde es ziemlich schlecht um die Millionen Raucher in unserem Land. »Machen Sie wenigstens den Standstreifen auf oder lassen Sie uns in der Mitte durchfahren.«

Ich musste mich zusammenreißen. Sie wissen ja: Nach einem Unfall ist die erste Stunde der Behandlung die wichtigste. Und ich

stand hier und unterhielt mich mit einem scheinbar völlig igno-
ranten Vollidioten. Entschuldigen Sie die Ausdrucksweise, aber
eine andere Beschreibung meines Gesprächspartners fällt mir trotz
längerer Überlegung nicht ein. Überlegen Sie doch mal, wie skurril
allein schon die Vorstellung ist. Wir versuchen, Menschen zu retten,
und müssen erst nach links und dann nach rechts schauen, damit
wir dabei auch ja nicht von einem Auto erwischt werden. Glücklicherweise kam mir Tom zu Hilfe, bevor ich mich weiter mit dem
Mann streiten konnte. Er erklärte ihm, dass er sich auf eine Anzeige
wegen Behinderung des Rettungsdienstes gefasst machen könne,
wenn er nicht sofort von hier verschwinde. Bis heute habe ich keine
Ahnung, ob es so ein Vergehen überhaupt gibt.

Inzwischen hatten zwei Kollegen aus dem anderen Landkreis,
die mit uns zum Notfallort gerufen worden waren und die ich nicht
kannte, damit begonnen, den wirklich schwer verletzten Österreicher aus seinem Mercedes zu befreien.

»Doc, vielleicht solltest du mal kommen!«, sagte einer der beiden. »Der hier gefällt mir gar nicht.«

Ich drehte mich also um und ging zu den beiden Rettungsassistenten. Der Fahrer des Unfallwagens war so mit dem Interieur von
seinem Auto verschmolzen, dass ich auf den ersten Blick keine Ahnung hatte, wie wir es anstellen sollten, den Mann da rauszukriegen.
Das Problem waren die Beine. Sie waren zwischen Lenkrad und
Sitz eingeklemmt. Der Airbag schien die Kniescheiben des Mannes
schwer zugerichtet zu haben.

»Hallo.« Ich stellte mich dem Unfallopfer vor, das zu allem Überfluss noch munter war und alles mitbekam. »Geht es einigermaßen?«

Als Antwort bekam ich lediglich ein Stöhnen.

Ich entschied mich dafür, unserem Patienten erst einmal eine or-
dentliche Dosis Schmerzmittel in den Muskel zu spritzen, da ich befürchtete, dass die Rettung viel zu traumatisch für den Mann würde.
Als die Medikamente endlich ihre Wirkung entfaltet hatten, war der
Zeitpunkt gekommen, den Österreicher aus dem Wrack zu holen.

»Meinst du, wir kriegen das ohne Feuerwehr hin?«, wollte Tom wissen.

»Müssen wir, sonst schafft er es wahrscheinlich nicht«, sagte ich und zeigte auf die blutenden Beine.

Glücklicherweise steht uns zur Rettung eingeklemmter Menschen einiges Material zur Verfügung. In diesem Fall entschieden wir uns für ein sogenanntes Spineboard. Dabei handelt es sich um ein gelbes Plastikbrett, auf das man den Verletzten hinübergleiten lässt, sobald man ihn befreit hat, um seine Wirbelsäule zu schonen.

»Wir müssen uns beeilen«, spornte ich mein Team an. Der Überwachungsmonitor zeigte mir nämlich, dass der Mann mittlerweile immer schlechter atmete. Außerdem beschleunigte sich sein Puls immer mehr. Alles in allem keine sonderlich beruhigende Situation.

Während ich den Kopf und die Halswirbelsäule stützte, versuchte Tom, die Beine zu befreien. Die anderen beiden trugen die Last des Rumpfes.

»Eins, zwei, drei und los!«, zählte ich, damit auch alle den Patienten gleichzeitig bewegten und er keinen unnötigen Scherkräften ausgesetzt war.

»Ich krieg die Beine nicht hier raus«, schimpfte Tom.

»Wie lange dauert das denn, bis die Feuerwehr da ist?«, fragte ich, weil ich befürchtete, wir brauchten nun doch deren Hilfe, um unseren Österreicher aus dem Wrack zu schneiden.

Ich gab die Frage an einen der beiden Polizisten weiter, die neben dem Auto standen und emsig damit beschäftigt waren, sich Notizen zur Situation zu machen. Der grüne Kollege sprach etwas in sein Funkgerät und nach etwas weniger als einer Minute hatten wir die Antwort.

»Das kann ewig dauern«, informierte uns der Polizist. »Die kommen nicht durch den Stau durch.«

Na toll, dachte ich. Entweder die Baustelle oder es wird mal wieder keine Rettungsgasse gebildet.

Der Österreicher war durch die Schmerzmittel mittlerweile ganz gut weggetreten, sodass er von dem, was wir sprachen, kaum etwas mitbekam.

»Tom«, sagte ich ernst. »Wir müssen irgendwie versuchen, die Beine da rauszukriegen, sonst …«

Die großen Augen, mit denen er meinen Blick erwiderte, zeigten mir, dass Tom verstanden hatte. Wie ein Besessener versuchte er, die Verklemmung zu lösen, indem er den Sitz nach hinten schob. Glücklicherweise hatten sich die Airbags bereits geöffnet, sodass die Gefahr für uns überschaubar blieb. Der Fahrersitz bewegte sich keinen Millimeter.

»Komm schon«, schimpfte Tom. »Na los doch.«

Einer der Kollegen aus dem anderen Bezirk schaute mich fragend an. »Was machen wir, wenn es nicht geht?«

Ich schluckte. »Na ja«, antwortete ich. »Ich habe so etwas noch nie gemacht. Aber wenn wir hier nicht bald vorankommen, dann …«

»Dann?«

»Dann müssen wir amputieren.«

»Du willst die Beine abschneiden?«, warf der andere Retter schockiert ein. Obwohl ich ihn noch nie gesehen hatte, duzte er mich, was auch vollkommen in Ordnung war, denn in solch wirklich wichtigen Momenten sind Höflichkeitsfloskeln, die sowieso niemand wirklich braucht, nicht sonderlich hilfreich.

»Welche Wahl hab ich denn?«, antwortete ich. »Schau dir doch mal die Sättigung und den Puls an! Wenn wir hier nicht bald etwas tun, dann haben wir alle Zeit der Welt!«

Ein ersticktes »Scheiße!« war der einzige Kommentar des Kollegen.[*]

---

[*] *Anmerkung des Autors: Bei der notfallmäßigen Amputation von Extremitäten handelt es sich um einen absoluten Ausnahmefall, die Ultima Ratio sozusagen. Nur wenn das Überleben des Patienten nicht anders zu gewährleisten ist, müssen wir zu solch drastischen Maßnahmen greifen. Ich selbst bin glücklicherweise nie in eine derartige Situation gekommen.*

»Vielleicht geht's jetzt«, sagte Tom plötzlich. Während ich mich mit dem Rettungsassistenten unterhielt, war er die ganze Zeit dabei gewesen, an den blutigen Beinen des Opfers herumzubasteln.

Erneut zählte ich an: »Eins, zwei, drei!«

Und tatsächlich. Mit einem gemeinschaftlichen Ruck schafften wir es, den Österreicher aus seinem Käfig zu hieven. Tom hatte seine Beine gerettet, und mir blieb es erspart, das Messer zu wetzen.

Um den Patienten erst einmal grundlegend versorgen zu können, legten wir ihn nun auf das Spineboard, trugen ihn ein paar Meter vom Unfallwagen weg und setzten ihn auf dem Boden ab. Die Vitalwerte des Mannes hatten mittlerweile gemeinschaftlich ein besorgniserregend schlechtes Niveau erreicht und ohne Intubation würde er keine zehn Minuten mehr machen.

»Willst du gleich hier intubieren?«, griff Tom meine Überlegungen auf, ohne dass ich irgendetwas sagen musste.

Ich nickte, und sofort hatte ich einen Beatmungsbeutel in der Hand, um dem Österreicher erst einmal etwas Luft zukommen zu lassen, während Tom das Intubationsbesteck holte.

Während ich den Mann beatmete, hatte ich zum ersten Mal seit Längerem Zeit, mir einen Überblick über den Unfallort zu verschaffen. Mittlerweile waren einige Rettungswagen eingetroffen. Wie sie es geschafft hatten, zu uns vorzudringen, wusste ich nicht. Ich vermutete, dass sie verkehrt herum auf die Autobahn aufgefahren waren, nachdem sie das von der feststeckenden Feuerwehr gehört hatten. Die Besatzungen der Rettungswagen kümmerten sich um die leichtverletzten Unfallopfer. Alles schien einigermaßen geordnet abzulaufen.

Allerdings waren nicht nur Rettungspersonal, Polizei und Unfallopfer am Schauplatz des Geschehens anwesend. Die Straße füllte sich nach und nach auch mit Schaulustigen. Ich blickte nach links und sah, dass sich selbst auf der Gegenfahrbahn ein Stau gebildet hatte. Die Autos hielten einfach an, die Insassen stiegen aus und man beobachtete seelenruhig den Todeskampf unseres Patienten.

Bevor ich mich weiter darüber ärgern konnte, kam auch schon Tom zurück und drückte mir das Laryngoskop in die Hand. Einer der beiden anderen hatte bereits damit begonnen, dem Österreicher die Medikamente für das künstliche Koma in die Venen zu jagen, und ich schob unserem Patienten den lebensnotwendigen Beatmungsschlauch in den Mund.

»So, es wird mal kurz hell im Hals!«, warnte ich den Ohnmächtigen, und eine halbe Minute später hatte ich die Atmung des Mannes sichergestellt. »Jetzt aber schnell weg von den Gaffern!«, sagte ich.

»Ja, schlimm oder?«, antwortete einer der Rettungsassistenten aus dem anderen Landkreis.

»Wie kann man sich nur so am Leid anderer ergötzen?«, fragte Tom.

Wir waren uns also einig. Es galt, so schnell wie möglich aus dem Blickfeld der Gaffer zu kommen. Leider wurde unser Plan erneut vereitelt, als die Überwachungsmaschine plötzlich hektisch anfing zu piepsen.

»Was is'n jetzt wieder los?«, fragte Tom.

Ich schaute auf den Monitor. Die Herzfrequenz war auf über hundertsechzig Schläge pro Minute gestiegen. Außerdem war der Blutdruck besorgniserregend niedrig. Ich fühlte den Puls des Patienten, konnte aber fast überhaupt keinen Herzschlag entdecken.

»Die Sättigung rauscht ab!«, warnte Tom. Offenbar kam also auch kein Sauerstoff im Blut des Mannes an. »Was ist hier los?«

Ich nahm mein Stethoskop und hörte auf die Lungen unseres Österreichers. Nichts!

»Scheiße!«, rief ich. »Spannungspneumothorax!« Wenn es in dieser Bullenhitze überhaupt möglich war, dann war jetzt der Moment gekommen, wo mir der Schweiß noch schlimmer die Stirn herunterlief.

Auch Tom wirkte sichtlich gestresst. »Was willst du machen?«

»Gib mir mal schnell 'ne Nadel.«

Tom wühlte hektisch im Rettungsrucksack.

»Schnell!«, trieb ich meinen Partner an. »In 'ner halben Minute ist der Typ tot!«

Und während Tom leicht panisch nach einer großen Nadel suchte und ich das Hemd des Mannes aufschnitt und Stoßgebete gen Himmel schickte, die dafür sorgen sollten, dass das, was ich vorhatte, nicht schiefging, blitzte ein grelles Licht direkt vor meiner Nase auf. Die Feuerwehr kam nicht zum Unfallort durch – die Presse hatte es aber geschafft und machte brav Fotos, um die Öffentlichkeit über jeden Schritt unserer Arbeit auf dem Laufenden zu halten. Es ist manchmal wirklich erschreckend, wie schnell die Zeitungsleute an einem Notfallort sind – manchmal schneller als wir! Sie können sich vielleicht vorstellen, dass meine Reaktion nicht sonderlich verständnisvoll ausfiel. Allerdings ist dieses Verhalten nicht die Regel. Oft helfen die Reporter sogar und packen beim Transport von Verletzten mit an.

Glücklicherweise war die Polizei schnell zur Stelle und begleitete den Mann freundlich, aber bestimmt weg von uns. Aber das Interesse an dem, was wir taten, war nun vollends geweckt. Diejenigen Gaffer, die sich noch keinen guten Überblick über das Szenario verschafft hatten, wussten jetzt endgültig, wo der Bär tobte, und plötzlich waren wir von einer Traube Menschen umgeben, die sich von der Polizei nicht im Geringsten beeindruckt fühlte. Und inmitten der spontanen Jahreshauptversammlung der deutschen Gaffer kämpfte der junge Mann, dessen Angehörige noch überhaupt nichts von seinem Schicksal wussten, um sein Leben.

»Hier!« Plötzlich fuchtelte Tom mit einer circa fünf Zentimeter langen Nadel vor meinen Augen herum.

Ich nahm das Ding und rammte es mit voller Wucht in den Brustkorb des Österreichers. Ein langes Pfffffffff erklang.

»Der Puls wird langsamer«, sagte einer der Rettungsassistenten. »Sättigung steigt auch wieder.«

Ich hörte ein leises Brummen und schloss daraus, dass irgendjemand so geistesgegenwärtig gewesen war, die Blutdruckmessung zu aktivieren. Das Ergebnis ließ mich hoffen.

»Okay«, instruierte ich mein Team. »Ins Auto mit ihm.«

Und so trugen wir den jungen Mann mit der großen Nadel zwischen den Rippen, die aussah, als habe der Akupunkteur seine Arbeit ein wenig zu ernst genommen, mit Hilfe des Spineboards in den Rettungswagen. Dort angekommen, zog ich Mundschutz und OP-Haube auf, wusch mich steril und deckte die Brust des Mannes mit grünen Tüchern ab. Weil die ganze Zeit über keine Klimaanlage gelaufen war, hatte man das Gefühl, sich nicht im hinteren Teil eines Rettungswagens, sondern in einem Backofen zu befinden.

»Drückt alles Wasser in den Mann rein, das wir haben!«, forderte ich die Jungs auf, denn der Flüssigkeitsverlust, den der Österreicher erlitten hatte, musste enorm sein. Neben den Blutungen aus seinen zerquetschten Beinen und vermutlich auch aus den inneren Organen machte ihm auch noch die Transpiration durch die Hitze zu schaffen.

»Okay«, sagte ich dann. »Ich bin so weit.«

Tom reichte mir ein Skalpell und ich führte einen großen Schnitt unterhalb der Brustwarze unseres Patienten aus. Sofort lief auch hier das Blut auf die Trage. Aber es musste sein. Zum Glück war der Österreicher narkotisiert und bekam von all dem nicht viel mit. Mittels einer Schere zertrennte ich die Muskelschichten, bis ich am Lungenfell des Mannes angekommen war. Auch das schnitt ich auf und schob einen circa einen Zentimeter starken Schlauch zwischen die Rippen, um ihn in den Tiefen des Brustkorbes verschwinden zu lassen. Sofort kam das Blut in Strömen durch den Plastikschlauch geschossen. Aber der Mann schien sich langsam zu stabilisieren.

»Hubi kommt!«, sagte Tom, der ganz nebenbei noch damit beschäftigt war, den Abtransport all der Verletzten zu organisieren.

Weil es wichtig war, den Österreicher so schnell wie möglich in ein entsprechend großes Traumazentrum zu transportieren, und weil dieser Transport so schonend wie nur irgend durchführbar erfolgen musste, entschied ich mich mal wieder für den Hubschrauber.

»Puh«, sagte einer der Rettungsassistenten. »Da hamer ganz schön was für unser Geld gemacht.«

»Das kannste laut sagen!«, antwortete ich. Ich schwitzte wie ein Schwein, und weil ich mir die Suppe nicht von der Stirn wischen konnte (ich hatte blutige Handschuhe an), machte ich die Tür des Rettungswagens auf und ging erst einmal ins Freie. Der Patient war schließlich vorerst versorgt.

Ich stolperte also total blutverschmiert aus dem RTW, und sofort kam mir der nächste wütende Autofahrer entgegen. Wie der an den vielen Autos vorbeigekommen war, die die Fahrbahn versperrten, konnte ich nur ahnen. Wahrscheinlich war das Rettungspersonal einfach zu sehr damit beschäftigt, Leben zu retten. Da hatte keiner Zeit, sich um wütende und schaulustige Spinner zu kümmern.

»Wann geht es denn hier endlich weiter?«, fragte er und hatte dabei ein Gesicht, das so rot war, dass ich mich fragte, ob er wohl mein nächster Patient werden würde. »Sie könnten wenigstens mal im Radio durchsagen lassen, wie lange es hier noch dauert.«

Jetzt platzte auch mir die Hutschnur. »Sehe ich so aus, als ob ich Zeit habe, im Radio anzurufen?«, fragte ich wütend.

»Ich meine …«

»Wir waren gerade damit beschäftigt, einem jungen Mann das Leben zu retten, aber entschuldigen Sie vielmals. Es geht zwar auch nicht schneller, wenn Sie mich nerven, aber ich hätte schon mal an die armen Wartenden denken müssen.«

Sofort, als mir die Worte über die Lippen gekommen waren, bereute ich sie auch schon. Eines der wichtigsten Gesetze im Rettungsdienst lautet, sich im Einsatz nie auf unnötige Diskussionen einzulassen. Und jetzt war ich schwach geworden. Ich ärgerte mich über mich selbst, aber glücklicherweise entschuldigte sich der Rotkopf und suchte schnell das Weite. Offenbar sah ich furchterregender aus, als mir bewusst war. Also zog ich die OP-Haube und den Mundschutz runter und entledigte mich meiner blutigen Handschuhe. Als ich damit fertig war, hörte ich bereits das Schrab-

schrab-schrab des Hubschraubers. Nachdem der gelandet war, übergab ich den Österreicher an die Hubi-Crew und schaute nach den anderen Patienten. Die waren mittlerweile alle auf dem Weg in nahe Krankenhäuser. Die Rettungsassistenten hatten ganze Arbeit geleistet und plötzlich war der Einsatz ganz unvermittelt beendet. Gerade war ich noch dabei gewesen, einem Endzwanziger einen Schlauch in die soeben geöffnete Brust zu stecken, und dann war ganz plötzlich alles vorbei. Ich schaute an mir herab und sah, dass keines meiner Kleidungsstücke noch trocken war.

»Hat irgendwer was zu trinken dabei?«, fragte ich die Besatzung des Rettungswagens.

Jemand reichte mir wortlos eine Flasche Wasser, die normalerweise dürstenden Patienten vorbehalten ist. Auch die anderen lehnten völlig fertig mit sich und der Welt an der Kühlerhaube des Autos.

»So was hab ich bisher auch noch nicht erlebt«, sagte Tom. »Wie geht's jetzt weiter?«

»Vielleicht sollten wir 'ne Nachbesprechung machen!«, sagte ich.

Tom hatte ein nicht unwesentliches Problem angesprochen. Einerseits ist es gewöhnungsbedürftig, sofort voll da zu sein, sobald der Melder anspringt – besonders wenn es mitten in der Nacht ist. Auch nicht leicht ist es aber, das Geschehene zu verarbeiten. Wenn man jemand auf der Autobahn die Brust aufschneidet, dann denkt man darüber nicht nach – man tut es einfach, weil man keine andere Wahl hat. Die schlechten Gefühle und natürlich auch die Zweifel kommen erst, wenn der Patient im Krankenhaus behandelt wird. Dann ist der Einsatz plötzlich vorbei und es bleibt bei vielen ein Gefühl der Leere. Es ist also nicht nur schwer, von null auf hundert zu starten – viel schwieriger ist die Vollbremsung danach.

Oft rufe ich am Abend im Krankenhaus an, um mich zu erkundigen, wie es den von mir behandelten Patienten geht. Manchmal vergesse ich das aber auch, und dann bleibt nur die Erinnerung an die Dutzende von tragischen Schicksalen, die schon nach dem nächsten Patienten nichts weiter sind als ein Stück billiges Dokumentationspapier, das höchstens bei der Abrechnung noch mal herausgeholt wird. Oft kann ich mich zwar an das erinnern, was geschehen ist, die Namen und Gesichter zu den Geschichten sind dann aber schon lange vergessen. Manchmal ist an einem Tag so viel los, dass man schon am Abend keinen Überblick mehr über das gesammelte Leid des Tages hat.

Was bleibt also? Weder für die Patienten noch für uns als Retter ist die gegenseitige Beziehung besonders nachhaltig. Nur die wenigsten Notleidenden werden sich später an den Notarzt oder Rettungsassistenten erinnern, der sie behandelt hat, einfach weil sie während der Behandlung zu schockiert sind oder nicht bei Bewusstsein. Andersherum bleiben wie schon gesagt auch uns die meisten Menschen leider nicht in Erinnerung. Zumal wir in dem Moment, in dem der Melder einen neuen Notfall verkündet, mit dem vorhergehenden abgeschlossen haben müssen, um den Kopf für das frei zu haben, was vor uns liegt.

Aber manchmal – ganz selten – funktioniert das nicht. Es gibt Situationen, die zu schwerwiegend, zu emotionsgeladen und zu traumatisierend sind, als dass man danach weiterarbeiten könnte. Man würde für jeden weiteren Patienten eine Gefahr darstellen. Von diesen Einsätzen, bei denen die Vollbremsung nicht funktioniert, handelt das nächste Kapitel. Ich möchte ausdrücklich darauf hinweisen, dass das, was ich Ihnen im Folgenden erzählen werde, nichts für schwache Nerven ist. Leser, die während der letzten Seiten das Gefühl hatten, dass sie das Erzählte emotional an ihre Grenzen bringt, sollten erwägen, das nächste Kapitel zu überspringen. Denn jetzt berichte ich von Fällen, die selbst uns Retter, die wir ja einiges gewohnt sind, aus der Bahn werfen.

8

Ich bin raus

WAS TUN,
WENN'S EINFACH NICHT MEHR GEHT?

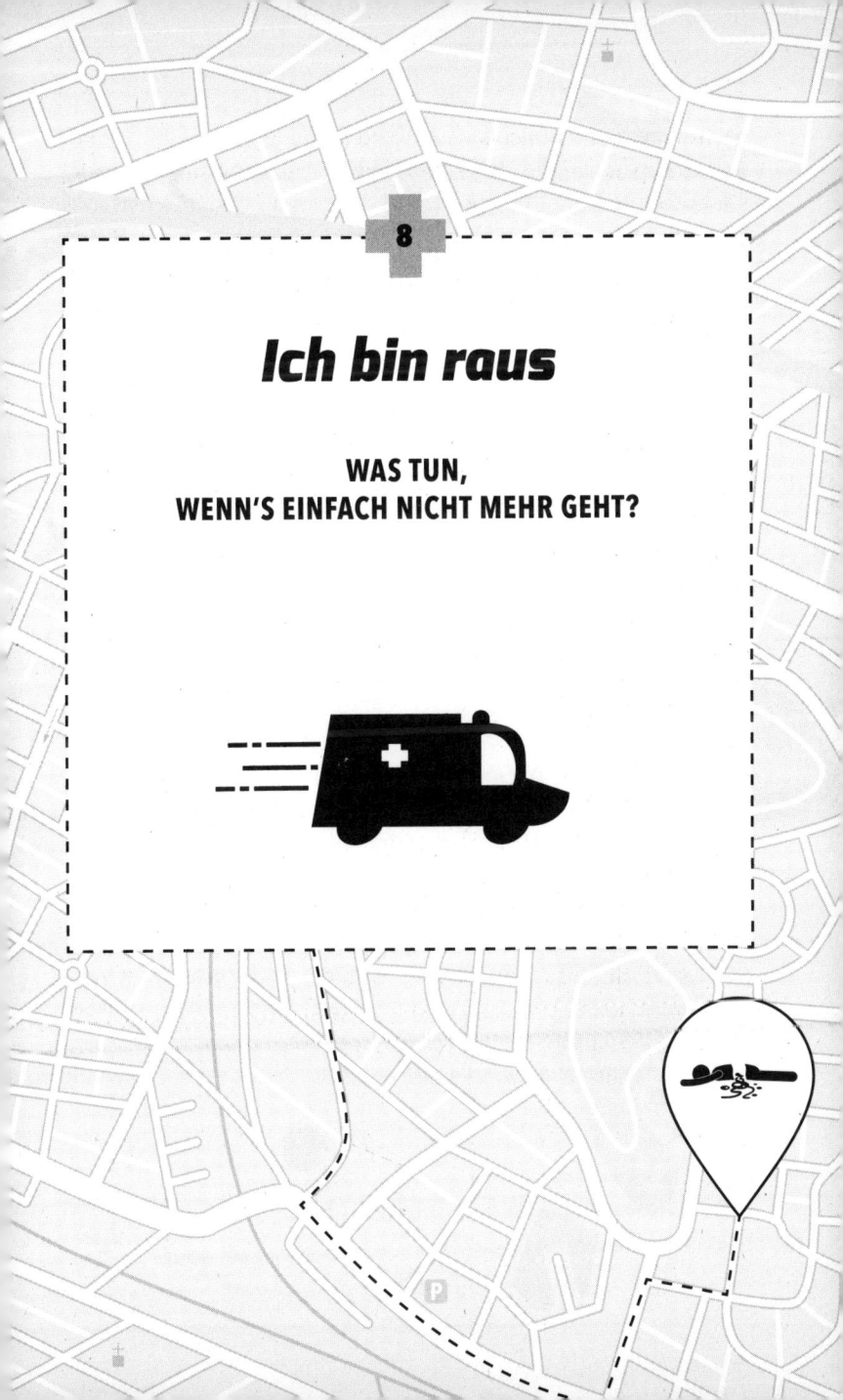

st ein Patient versorgt, dann sollten wir alles dafür tun, so schnell wie möglich wieder einsatzbereit zu sein, um einem weiteren Menschen in Not helfen zu können. So weit die Theorie. Was aber, wenn das einfach nicht mehr geht? Was tun, wenn die Batterien leer sind und die Helfer selbst Hilfe brauchen? Darf es solche Situationen überhaupt geben? Die Antwort ist einfach: Es darf. Denn manchmal muss sich selbst der hartgesottenste Notarzt oder Rettungsassistent eingestehen, dass es einfach nicht mehr geht. Im Folgenden möchte ich von Situationen berichten, in denen es mir oder meinen Kollegen so ergangen ist.

Beginnen möchte ich mit einer Geschichte, die glücklicherweise nicht ich, sondern ein paar Kollegen erleben mussten. Es war ein ganz normaler Tag im Frühherbst. Der Dienst der Notärztin, die mir von dem Fall erzählt hat, neigte sich dem Ende entgegen und insgesamt war es ein ruhiger Tag gewesen. Sie hatte lediglich einmal ausrücken müssen, was in den Sommermonaten manchmal passiert. Auch bei uns gibt es nämlich ein Sommerloch. Doch kurz vor Feierabend wurde ein weiterer Einsatz gemeldet. Was genau geschehen war, konnte man der Beschreibung des aufgeregten Anrufers nicht entnehmen. Soweit der Leitstellendisponent es verstanden hatte, musste es sich um ein landwirtschaftliches Unglück handeln. Weil die Situation unklar war, wurde neben dem Rettungswagen auch das NEF alarmiert. Als das Team vor Ort war, bot sich ihm ein Bild des Schreckens.

Folgendes war passiert: Ein junger Landwirt arbeitete mit einer Rundballenpresse auf dem Feld. Letztere gehörte allerdings nicht der Familie des jungen Mannes, sondern war den Landwirten probeweise zur Verfügung gestellt worden, damit sie sich von der Funktionalität und Effektivität der Maschine überzeugen konnten, bevor sie sich entschlössen, dieses Unsummen verschlingende Monstrum käuflich zu erwerben. Aus diesem Grund kannte der neunzehnjährige Maschinenführer sich mit dem Gerät noch nicht sonderlich gut aus und wusste nicht, wie er deren plötzliches Aussetzen zu beurteilen hatte.

Er stellte den Leerlauf ein, stieg aus dem Traktor und schaute sich die Presse an. Und dann sah er, was den Funktionsausfall verursacht hatte. Ein stärkerer Ast klemmte im Schneidwerk. So schlimm war das aber nicht, denn der junge Landwirt konnte das Holzstück ohne Probleme erreichen. Mit dem Fuß trat er dagegen und tatsächlich: Die Blockade löste sich und der Mann konnte mit seiner Arbeit fortfahren. Wäre da nicht … Ja wäre da nicht der Umstand gewesen, dass der Bursche vergessen hatte, das Schneidwerk auszuschalten. Als ihm das auffiel, war es schon zu spät. Die Widerhaken der Messer verhakten sich in seinem Schuh, danach in seinem Unterschenkel, dann im Knie. Und bevor er überhaupt schreien konnte, hatte die Maschine, die nicht zwischen Stroh und Knochen unterscheiden kann, den jungen Mann in ihren Bauch gezogen und bei lebendigem Leibe zerhäckselt.

Können Sie sich eine schlimmere Art zu sterben vorstellen? Sicher, möglich ist alles, aber auf der Liste der furchtbarsten Dinge, die ich oder meine Kollegen jemals erlebt haben, hält dieser Junge die traurige Topposition. Als das Rettungsteam am Unfallort ankam, konnte es lediglich ein paar Finger sowie Knochenfragmente bergen. Das ganze Dorf war wochenlang wie gelähmt. Und auch die Kollegen wurden die furchtbaren Bilder kaum los. Die Notärztin beendete ihren Dienst noch, weil sie auf die Schnelle keinen Ersatz auftreiben konnte und der Feierabend sowieso nahe war. Die Rettungsassistentin wurde sofort ausgewechselt. Ich bin mir nicht sicher, ob ein Mensch solch ein Erlebnis überhaupt verarbeiten kann, aber ich bin mir sicher, dass die Kollegen in ihren Träumen von den Erlebnissen dieses Tages verfolgt werden.

*

Ähnlich dramatisch war ein Vorfall, der sich ganz am Anfang meiner Arbeit als Notarzt ereignete. Ich hatte bisher keine schlimmen Einsätze durchlebt und war froh, dass es das Schicksal offenbar gut mit mir meinte. Es gibt wohl kaum etwas Schlimmeres, als wenn einem bereits die ersten Patienten einen Schauer über den Rücken laufen lassen. Meine ersten Wochen als Notarzt waren schon in Ordnung. Ich hatte Glück. Alle Patienten überlebten meine Therapie und nach und nach begann mein Selbstbewusstsein zu wachsen. Denn glauben Sie mir: Bei den ersten Einsätzen als verantwortlicher Doktor ist das Selbstvertrauen ungefähr so groß wie ein Kolibri. Aber als ich merkte, dass meine Maßnahmen den Menschen wirklich halfen, verschwand die Panik nach und nach. Auch das plötzliche Bedürfnis, Wasser zu lassen, sobald der Melder piepste, gab sich. Auf dem Weg zum Einsatz wurde ich mir meiner Sache immer sicherer. Bis die Stimme aus dem Melder eines Tages einen Verkehrsunfall ankündigte.

Ich hatte bereits einige weniger dramatische Unfälle abgearbeitet und war relativ zuversichtlich, dass es mir auch diesmal gelingen würde, dem oder den Verunglückten zu helfen. Auf das, was dann kam, war ich nicht vorbereitet.

Am Anfang lief noch alles wie immer. Während wir zum Unfallort fuhren, teilte der ersteingetroffene RTW über Funk mit, dass es sich lediglich um einen Unfallwagen handelte, der gegen einen Baum gefahren war. In dem Auto sollten sich zwei Personen befinden, die das Team als Nächstes retten wollte. Parallel forderte die Besatzung des Rettungswagens die Feuerwehr an, da aus der Motorhaube Rauch austrat. Vor Ort konnten wir uns dann selbst ein Bild von der Situation machen. Ein Kleinwagen war in der Kurve von einer Landstraße abgekommen und gegen eine große, einsame Eiche geknallt. Tatsächlich hatte sich der Rumpf des Wagens richtiggehend um den Baum herumgewickelt und die Fahrzeuginsassen eingeklemmt. Schon von Weitem konnten wir die Rauchsäule sehen.

Ich war an diesem Tag mit Stephan, einem Vollblutretter, unterwegs. Der Mann war nicht nur fest beim Rettungsdienst angestellt, sondern außerdem auch noch aktives Mitglied bei der Feuerwehr.

»Das sieht aber gar nicht gut aus!«, sagte er sofort, als er die Rauchsäule sah. Über zwanzig Dienstjahre hatten den Blick des Retters geschult, und ich wusste, dass ich seinem Urteil blind vertrauen konnte.

»Ja«, antwortete ich. »Ich habe noch nie ein Fahrzeug rauchen gesehen. Ich dachte, so was gibt's nur in Hollywoodstreifen.« Und in der Tat. Seit ich mich mit der Dynamik von Autounfällen beschäftigte, musste ich immer darüber schmunzeln, wenn im Kino ein Sportwagen nach dem anderen in die Luft flog – und das bereits bei der kleinsten Berührung. Denn soweit ich zu diesem Zeitpunkt wusste, fingen Pkw nicht einfach so Feuer.

»Wir müssen aufpassen«, sagte Stephan. »Geh nicht zu nah an das Wrack ran. Wenn sich der Sprit zu sehr erhitzt, dann explodieren die Dinger auch mal.« Und dann fügte er hinzu: »Besonders die alten Kisten.«

Was wir zu diesem Zeitpunkt noch nicht wussten, war, dass sich beide Insassen immer noch im Wagen befanden. Davon erfuhren wir erst, als wir am Unfallort ankamen und der Rettungsassistent, den wir über Funk gehört hatten, uns über die neuesten Entwicklungen unterrichtete.

»Wir kriegen die beiden nicht raus!«, sagte der Mann. Er war ganz aufgelöst, und in seinen Augen konnte ich Panik entdecken, was mich wunderte, denn der Retter war, zumindest seinem Aussehen nach, kein Neuling. Ich kannte ihn zwar nicht, aber er schien schon länger in dem Job zu arbeiten. »Die Feuerwehr braucht noch mindestens zehn Minuten und die Kiste qualmt wie verrückt.«

Auch Stephan blickte mit offenbar großer Sorge auf das Wrack. »Los, schnell!«, sagte er, öffnete die Tür und sprintete die paar Meter bis zum Baum.

Mit einem mulmigen Gefühl folgte ich ihm. Ich war froh, mit Stephan unterwegs zu sein, weil mich diese Situation allein ziemlich überfordert hätte.

»Geht es Ihnen gut?«, fragte Stephan und lehnte sich so weit in das zerbeulte und deformierte Wrack hinein, wie es ging.

Wegen der vielen Umgebungsgeräusche konnte ich die Antwort nicht verstehen.

»Bleiben Sie ganz ruhig. Wir helfen Ihnen!«, rief Stephan den für mich nicht sichtbaren Unfallopfern zu.

Hilflos stand ich etwas abseits und wartete darauf, dass Stephan mir sagte, wie es weiterging. Bedenken Sie – ich hatte ziemlich wenig Erfahrung mit solchen Situationen. Und mit ziemlich wenig meine ich im Prinzip gar keine Erfahrung.

Als Stephan zu mir kam, sprach sein Gesicht Bände.

»Was ist?«, fragte ich.

Stephan nahm mich etwas beiseite, sodass die Insassen das, was er mir sagte, auch ja nicht hören konnten.

»Sieht schlecht aus«, sagte er. »Zwei Personen, ein Mann, eine Frau, beide Anfang dreißig. Sind nicht besonders schwer verletzt. Zumindest nicht auf den ersten Blick.«

»Und wieso sieht es dann schlecht aus?«, wollte ich wissen.

»Wir bekommen sie da nicht raus«, antwortete Stephan. »Jedenfalls nicht ohne die Feuerwehr.« Der Rauch aus dem Motorraum hatte mittlerweile eine schwarze Färbung angenommen. »Und ich weiß nicht, wie lange das noch so vor sich hin schwelt, bevor die Kiste Feuer fängt.«

»Und jetzt?«, wollte ich wissen, in der Hoffnung, Stephan habe einen Plan. Und den hatte er auch.

»Ich gehe zum Auto und hole den Feuerlöscher und die Notfallaxt. Du gehst zu den Patienten.«

Ich lief los.

»Aber Falk!«, rief Stephan mir zu. »Wenn da was zu brennen anfängt, rennst du weg! Egal, was passiert. Du rennst, ist das klar?«

Ich nickte und machte mich auf den Weg zum Wrack, um mir ein Bild von den beiden Opfern zu machen. Stephans Beschreibungen trafen ziemlich genau zu. Im Auto saß ein junges Paar und starrte mich mit flehenden Augen an. Die Angst in ihren Gesichtern war deutlich zu erkennen.

»Hallo!«, sagte ich und versuchte, dabei so viel Zuversicht wie möglich auszustrahlen. »Ich bin Falk.«

Normalerweise stelle ich mich selbstredend nicht mit meinem Vornamen vor, aber in diesem Fall schien mir deutsche Genauigkeit unangebracht. Die Menschen schwebten in Lebensgefahr und das war ihnen auch eindeutig bewusst. Da musste man sich nun wirklich nicht unbedingt beim Nachnamen nennen und siezen.

»Markus«, sagte der Fahrer. »Und das ist Maria.«

Die Frau auf dem Beifahrersitz, der eigentlich kein Beifahrersitz mehr war, sondern sich aufgrund der furchtbaren Deformierung des Wagens mehr oder weniger hinter dem Fahrersitz befand, lächelte mir zu.

»Wann holt ihr uns hier raus?«, fragte sie.

Ich blickte auf. Von Stephan war nichts zu sehen. »Sofort«, sagte ich. »Die Feuerwehr muss jeden Moment hier sein. Die schneidet euch dann raus.«

»Ich habe die Kontrolle verloren«, sagte Markus. »Und bin einfach von der Fahrbahn abgekommen.« Dann begann er zu weinen. »Es tut mir so leid.«

Maria weinte nun auch.

»Schon gut. Wir schaffen das schon!«, versuchte ich, sie zu beruhigen.

In dem Moment fing die Motorhaube Feuer und es wurde plötzlich enorm heiß. Mein Gesicht fühlte sich an, als stünde ich zu nah am Lagerfeuer.

»Scheiße!«, entfuhr es mir, und ich schrie: »Stephan! Stephan, schnell!«

Und zum Glück wurde ich erhört. So schnell ihn seine Füße trugen, kam Stephan auf mich zugerannt. Aber es war zu spät. Der Motorblock war mittlerweile in Flammen aufgegangen und das Feuer arbeitete sich unaufhaltsam in Richtung der Fahrgastzelle vor.

»Hol uns hier raus!«, schrie Markus und trommelte mit seinen Händen gegen die Reste des Autos. »Ich will hier raus. Es ist so heiß.«

Maria sagte gar nichts mehr. Wahrscheinlich hatte sie bereits verstanden.

»Stephan!«, versuchte ich, den Rettungsassistenten zum Schnellerlaufen anzuhalten, aber er gab bereits alles, was er hatte. Und dann war er plötzlich bei mir. In seiner Hand hielt er weder einen Feuerlöscher noch eine Axt. Die hatte er ein paar Meter weiter hinten ins Gras fallen lassen. Er packte mich unsanft bei den Schultern und zog mich mit aller Gewalt vom Auto weg.

»Nein!«, brüllte ich ihn an.

Aber er war unnachgiebig. Mit seinen großen Pranken zog er mich von dem Auto weg, in dem das junge Paar gerade jede Aussicht auf Rettung verloren hatte.

Ein Stück abseits sagte er: »Dreh dich weg.«

Stoisch gehorchte ich und konnte nur noch Markus' Schreie hören. Und irgendwann verstummten auch die.

»Komm«, sagte Stephan, und ich folgte ihm, nicht in der Lage, irgendwelchen Widerstand zu leisten. Ich war nicht einmal fähig, mir Gedanken über das zu machen, was gerade geschehen war.

»So etwas passiert«, sagte Stephan. »Selten, aber es kommt vor. In meinen gut fünfundzwanzig Jahren bei der freiwilligen Feuerwehr musste ich bisher dreimal zuschauen, wie Menschen verbrennen, ohne dass ich helfen konnte.«

Ich schluckte.

»Wenn du damit nicht klarkommst, hol dir Hilfe!«, sagte er und gab mir einen Klaps auf den Rücken.

Den Rest des Einsatzes verbrachten wir mit bürokratischem Geplänkel. Ich füllte hier ein Protokoll aus, leistete dort eine Unterschrift und konnte nicht verstehen, wie es sein kann, dass man selbst die furchtbarsten Ereignisse noch in Protokolle pressen kann. Sie können sich vielleicht vorstellen, wie ich mich nach diesem Tag gefühlt habe.

*

Natürlich bleiben die Bilder, und man beginnt, davon zu träumen. Aber irgendwann verblasst das Trauma und man wendet sich wieder dem Alltag zu – denn es gibt jeden Tag Menschen zu retten. Und solche furchtbare Dinge passieren ja auch nicht andauernd. Aber gerade, als ich wieder im normalen Wahnsinn angekommen war, mich mit Herzinfarkten und Schlaganfällen herumschlug und auch ein Krampfanfall nicht zu einer Erhöhung meiner Herzfrequenz führte – kurz, gerade dann, als ich es am wenigsten erwartete, schlug das Schicksal erneut vollkommen unerwartet zu. Ich musste weit fahren, um mich mit Gustavo auseinandersetzen zu können. Aber von vorne.

Ein- bis zweimal im Monat mache ich einen Ausflug in ein ruhiges und beschauliches Kurstädtchen. Dort gibt es eine kleine Rettungswache, auf deren Gehaltsliste ich stehe. Durch Kontakte mit einer großen deutschen Notarztvermittlungsagentur bekam ich die Möglichkeit, dort einen Dienst zu übernehmen, und es gefiel mir so gut, dass ich Monat für Monat dorthin fahre, um für ein, zwei Tage die Seele baumeln zu lassen und ab und an einen Menschen zu retten. Niemals hätte ich mir vorstellen können, dass eines Tages das Grauen dort einziehen würde, aber es war so.

Der Tag begann schon anstrengend. Normalerweise ist die Einsatzfrequenz in diesem Teil der Republik sehr niedrig. Wenn ich dort zwei- oder dreimal innerhalb von vierundzwanzig Stunden gebraucht werde, dann handelt es sich bereits um einen turbulenten Dienst. Der Tag, an dem ich Gustavo, oder besser seine Familie, kennenlernte, hatte sich schon früh um acht Uhr diese Bezeichnung verdient. Mira, die Rettungsassistentin, mit der ich unterwegs war, hatte mich im Krankenhaus angerufen und gefragt, ob ich mit zum Bäcker kommen und dann gemeinsam mit ihr auf der Wache frühstücken wolle. Normalerweise sind Notärzte und das restliche Rettungsteam in ein und demselben Gebäude untergebracht, in diesem Städtchen ist das aber aus irgendwelchen Gründen anders. Fängt der Melder an zu piepsen, so holt der Fahrer des Notarztwagens den Arzt von der Klinik ab, wo er in einem kleinen Zimmer logiert. Dann geht's ab zum Notfallort. Das klingt zwar kompliziert, ist aber aufgrund der unmittelbaren Nähe von Krankenhaus und Wache nicht mit einem schwerwiegenden Zeitverlust verbunden.

Mira und ich waren also gerade auf dem Weg zum Bäcker und freuten uns auf einen schönen Frühsommertag, als uns die Frühstückslust von einem unangenehmen Geräusch, das wir eindeutig als die Aktivierung des Einsatzmelders identifizieren konnten, genommen wurde. Schon durch die Einsatzmeldung wurde klar, dass es sich wohl um eine Reanimation handeln musste. Der Weg zum Notfallort war nicht weit, und Mira und ich brauchten lediglich zwei Minuten, bis wir mit vollem Equipment vor dem Patienten standen. Was ihm das Leben rettete.

Es handelte sich tatsächlich um einen im Sterben liegenden Menschen. Der Mann war an einem Tumor im Halsbereich operiert worden und konnte nun nicht mehr durch Mund und Nase atmen. Stattdessen nutzte er eine künstliche Öffnung in seiner Luftröhre, die durch ein kleines Röhrchen freigehalten wurde. Und dieses Röhrchen war irgendwie herausgerutscht. Hinzu kam, dass der Mann an COPD litt, jener schwerwiegenden Lungenerkrankung, von der bereits die Rede war. Sie wird durch die Inhalation von schädlichen Stoffen verursacht und ist fast ausschließlich bei Rauchern und Menschen zu finden, die beruflich mit giftigen Gasen zu tun haben.

Ohne das Röhrchen war der Mann am Ersticken, die unmöglich gewordene Atmung hatte bereits einen Herzstillstand verursacht. Sein pflaumenblaues Gesicht zeigte uns eindeutig, wo das Problem lag. Sofort begann Mira mit der Herzmassage. Ich riss einen Beatmungsschlauch, einen sogenannten Tubus, aus seiner Verpackung und öffnete mit Hilfe einer Klemme, die ich als Spreizer benutzte, das Loch am Hals des Mannes. Dann steckte ich den Schlauch in die neu entstandene Öffnung und pumpte mit Hilfe eines Beatmungsbeutels so viel Sauerstoff in die Lungen des Mannes wie nur möglich. Außerdem spritzte ich ihm Medikamente, um die Blockade in seiner Lunge zu lösen. Es dauerte nicht lange, da konnte Mira die Herzdruckmassage beenden, denn das Herz unseres Patienten schlug wieder im schönsten Rhythmus. Mittlerweile war auch die Besatzung des Rettungswagens eingetroffen, Pascal und Armin.

»Hey Jungs«, sagte ich frohen Mutes, weil uns die Wiederbelebung des Mannes geglückt war. »Wir haben hier alles im Griff. Bereitet doch schon mal den Transport vor, dann kann ich mich um die Ehefrau kümmern.«

»Haste dir mal das Treppenhaus angeschaut?«, fragte Pascal belustigt. »Da wird nicht viel mit Transport sein.«

»Nee, wieso?«, fragte ich. Mira und ich waren so damit beschäftigt gewesen, mit unserem ganzen Zeug die Treppen hochzurennen, dass ich keinen Blick für die Umgebung übrig gehabt hatte – eigentlich ein No-Go.

»Da trägst du niemanden runter!«, sagte Pascal. »Und ich auch nicht.«

Es handelte sich nämlich um ein besonders enges Haus, in dessen sechstem Stock wir gerade zugange waren.

»Na und wie wollen wir den Mann dann ins Krankenhaus bekommen?«, fragte ich und fügte sarkastisch hinzu: »Oder sollen wir hier eine kleine, aber feine Intensivstation einrichten?«

»Das wird nur über 'ne Drehleiter gehen«, mischte Armin sich ein.

»Na gut. Dann versuchen wir, eine zu bekommen.«

Gesagt, getan. Ich kümmerte mich um die völlig aufgelöste Ehefrau, deren Liebster vor ihren Augen plötzlich blau angelaufen und dann ohnmächtig geworden war, und die beiden Jungs organisierten den Transport. Unser Patient war bereits im künstlichen Koma und an eine Beatmungsmaschine angeschlossen und bekam von all dem nicht viel mit. Binnen weniger Minuten hörte ich dann auch das monumentale Tatütata der Feuerwehr und ein paar weitere Minuten später stand eine ganze Brigade von ernst dreinblickenden Brandbekämpfern im Raum und diskutierte darüber, wie wir den Patienten am besten nach unten bekommen würden. Man einigte sich auf besagte Drehleiter. Ein Rettungskorb wurde vorbereitet und die gefühlten hundert Meter bis zum Balkon der Wohnung nach oben gefahren.

In Wahrheit waren es sicher nicht mehr als fünfzehn, vielleicht zwanzig Meter, doch ich habe einen gewissen Respekt vor Höhe und bin deshalb kein großer Fan von Drehleitern. Aber ich musste ja auch nicht damit fahren. Ich verzog mich also schnell wieder vom Balkon und machte den Patienten zum Abtransport bereit: Ich löste ihn wieder vom Beatmungsgerät, denn das war viel zu groß für den Korb, und verband ihn stattdessen erneut mit dem Beutel. In regelmäßigen Abständen verabreichte ich dem Mann durch Drücken des ungefähr footballgroßen Konstrukts den lebenswichtigen Sauerstoff.

Es dauerte nicht lange, da wurde mir vom Feuerwehrhauptmann mitgeteilt: »So Doc, wir können los.«

»Gut!«, antwortete ich. »Wer wird mit runterfahren?«

Die Reaktion kam prompt. »Erwin, der steht schon im Korb.«

Während ich kurz überlegte, wie ich Erwin kurz und knapp erklären sollte, dass er nicht vergessen durfte, auf der Fahrt nach unten den Beatmungsbeutel zu drücken, da der Patient sonst ersticken würde, fügte der Feuerwehrchef hinzu: »Na und Sie natürlich. Erwin steuert, Sie kümmern sich um den Patienten.«

Kurzzeitig sackte mir das Herz in die Hose. Wie gesagt: Ich stehe nicht besonders auf Höhe, zumindest nicht, wenn ich keinen Fallschirm auf dem Rücken trage, und allein der Einstieg in den Korb schien mir ein Ding der Unmöglichkeit. Aber ich konnte nicht kneifen. Die ganze Wohnung war voll von Feuerwehrmännern und Rettungsdienstpersonal. Wie peinlich wäre es denn gewesen zuzugeben, dass ich unter Höhenangst litt. Also: Bauch rein, Brust raus – und Augen zu.

Es war der Höllenritt meines Lebens. Schon beim Einstieg über den Balkon dachte ich, mein letztes Stündlein hätte geschlagen, und ich konnte mich nur motivieren, weiterzumachen, weil ich wusste, dass das letzte Stündlein meines Patienten tatsächlich schlagen würde, wenn ich hier versagte. Und als wenn das nicht schon genug Nervenkitzel für einen Tag gewesen wäre, fing mitten auf dem scheinbar nicht enden wollenden Weg nach unten der Einsatzmelder an zu piepen.

»Leitstelle an 1/82, bitte melden Sie sich umgehend.«

Es dauerte nicht lange, da hörte ich Miras Stimme durch den kleinen schwarzen Kasten. »Hier 1/82. Was liegt an?«

»Ist der Notarzt abkömmlich?«

Trotz der wirklich skurrilen Situation musste ich lächeln. Wenn es einen Zeitpunkt gab, an dem ich wirklich nicht im Geringsten abkömmlich war, dann doch wohl dieser.

»Negativ, Notarzt ist momentan absolut ...« Mira räusperte sich. Offenkundig suchte sie nach dem richtigen Wort. »... eingebunden.«

Wieder musste ich lächeln.

»Versuchen Sie sich umgehend frei zu machen. Schwerer Arbeitsunfall in der Firma Steinhauer, ich wiederhole. Bitte machen Sie sich frei so bald wie möglich.«

Was war denn jetzt los? Eigentlich konnte man froh sein, wenn man in dem kleinen Städtchen mal einen Einsatz fuhr, und jetzt so was – noch vor zehn Uhr! Der Korb näherte sich langsam dem Boden, und schon kam Mira mir entgegengelaufen.

»Hast du das mitbekommen?«, fragte sie mich.

Ich nickte. »Warum schicken sie nicht ein anderes NEF?«, fragte ich.

»Nichts frei.«

»Oh Mann. Was machen wir jetzt?«

Und dann erklärte Mira mir ihren Plan. Ein Hubschrauber war zu uns unterwegs und würde jeden Moment landen. Die Crew übernahm dann unseren Patienten, um ihn in eine große Klinik zu fliegen. Wir wiederum konnten uns auf den Weg zur Firma Steinhauer machen, um ein weiteres Leben zu retten.

»Wieso fliegt der Hubi nicht dahin?«, fragte ich.

»Der kann da nirgends landen.«

Noch bevor wir den Patienten aus der Trage in den RTW geladen hatten, der ihn zum Hubschrauberlandeplatz fahren würde, kam die Crew des Fluggerätes schon in einem Polizeiauto angefahren. Trotz der Eile versuchte ich, eine ausführliche Übergabe zu machen, damit unser Patient nicht unter der Situation zu leiden hatte. Als ich damit fertig war, stand Mira bereits mit laufendem Motor in den Startlöchern. Sobald ich ins Auto eingestiegen war, drückte sie aufs Gas. Und zwar richtig. Ich wurde in den Sitz gepresst und war froh, dass wir noch kein Frühstück zu uns genommen hatten. Ich habe die Erfahrung gemacht, dass Kollegen im ländlichen Gebiet dazu neigen, schneller zum Notfallort zu fahren als die in der Stadt, was daran liegen könnte, dass die Wahrscheinlichkeit, dass man den Patienten kennt oder sogar mit ihm verwandt ist, auf dem Land wesentlich größer ist. Aber das ist nur meine persönliche Vermutung, und in diesem Fall kannte Mira den Verunglückten nicht.

Mit quietschenden Reifen hielten wir nach äußerst kurzer Fahrt vor besagter Firma. Der Rettungswagen war bereits eingetroffen.

»Kommen Sie schnell!«, wurden wir von einem völlig aufgelösten Mann in blauen Arbeitshosen in Empfang genommen. »Es geht um Gustavo, er, er … Oh mein Gott.« Und dann fing er an zu weinen.

Sofort machten Mira und ich uns auf den Weg in die Richtung, aus der der Mann gekommen war. Bei der Firma Steinhauer handelte es sich nicht, wie der Name vermuten ließ, um einen Steinmetz oder Ähnliches, sondern um einen Betrieb, der Stahlgitter fertigte.

Das sind diese Dinger, die gebraucht werden, um ein Gebäude oder Konstrukt aus Stahlbeton zu fertigen. Im Prinzip handelt es sich um mehrere, circa einen halben Zentimeter dicke Drähte, die zu einer Matte zusammengefügt werden.

Bereits nach wenigen Metern wurden wir von einem der beiden Rettungsassistenten abgefangen. Er schüttelte traurig den Kopf. »Da ist nichts mehr zu machen«, sagte er. »Schau's dir an, aber der Typ ist mausetot.«

»Was ist denn überhaupt passiert?«, wollte ich wissen.

Aber da sah ich es bereits selbst. Der Patient – Gustavo – lag inmitten einer Art Außenanlage, die wohl zur Lagerung der Stahlmatten gedacht war. Anfangs sah ich nur einen Mann, der bewegungslos auf dem Boden lag. Doch nach und nach konnte ich das ganze Ausmaß der Katastrophe erkennen.

»Oh mein Gott!«, entfuhr es mir.

»Es muss wohl eine Böe gegeben haben oder die Sicherung der Ladung war nicht optimal durchgeführt«, erklärte der Rettungsassistent. »Jedenfalls hat sich die Matte gelöst.«

Das Stahlgitter war, wie auch immer, vom Lastkran gerutscht und mit den spitzen Enden in Gustavos Kopf eingedrungen. Aufgrund der Schwere und Wucht hatte das Metallgitter den Schädel des Verunglückten praktisch quer aufgerissen. Sein Gesicht war kaum noch zu erkennen und im Umkreis von zwei, drei Metern klebte überall Hirnmasse. Blut sickerte aus dem Teil des Kopfes, der noch da war, und sammelte sich als kleines Rinnsal, um im Abfluss des Außengeländes zu verschwinden. Weil es warm war, zog der Geruch allerlei Insekten an und mitten in dem kleinen Bächlein aus Blut saß eine Eidechse und schaute mich fragend an. Normalerweise muss ich nie brechen, aber hier fehlte nicht viel.

»Deckt den armen Mann doch bitte zu!«, sagte ich. »Das muss doch keiner sehen.« Ich wandte mich ab und schaute Gustavo kein zweites Mal an – aber das Schlimmste sollte erst noch kommen.

»Mein Gott, wie ist das denn passiert?«, fragte ich in die Runde.

Ein älterer Mann, der bisher nichts gesagt hatte, antwortete: »Wir wissen es nicht. Gustavo hat mit seinem Onkel hier draußen gearbeitet. Sie sind beide hier angestellt.«

»Entschuldigung«, sagte ich. »Sie sind …?«

»Oh, mein Name ist Erlenmeier. Mir gehört die Firma.«

Ich nickte.

»Auf jeden Fall hätten die beiden heute eigentlich frei gehabt. Aber weil wir gestern eine außerplanmäßige Lieferung bekommen haben …« Er stockte. »Ich habe sie gebeten, mir nur vormittags bei der Entladung zu helfen. Und jetzt das!«

»Es tut mir sehr leid«, versuchte ich, den Mann zu beruhigen.

»Ich weiß gar nicht, was ich tun soll. Gustavo und seine Frau haben gerade erst ein Kind bekommen, und außerdem hat Gustavos Onkel alles mit ansehen müssen.«

Ich musste schlucken. Wie furchtbar wurde es denn noch. »Wo ist er?«, fragte ich, und: »Geht es ihm gut?«

Der Direktor schaute mich fragend an.

»Ich meine körperlich.«

»Ja. So weit er hat nichts abbekommen.«

Also ging ich in das Büro der kleinen Firma, um mir vom Zustand des Onkels selbst ein Bild zu machen. Der Mann war ein Häufchen Elend. Wie sich später herausstellen sollte, hatte er direkt unter den Stahlmatten gestanden, als diese sich lösten. Sein Neffe Gustavo war zu ihm hingerannt und hatte ihn beiseitegeschubst, die Flucht dann aber selbst nicht mehr geschafft. Ich bestellte sofort das Kriseninterventionsteam und versuchte, mich mit dem Mann zu unterhalten, aber was kann man in so einer Situation sagen? Was spendet einem Onkel Trost, der dabei zusehen musste, wie der eigene Neffe geköpft wird, während er versucht, das Leben des Onkels zu retten? Außer einer lahmen Beileidsbekundung fiel keinem von uns etwas ein.

Wir erledigten den Papierkram und fuhren zurück zur Wache. Keiner hatte mehr Lust zu frühstücken. Während der Fahrt unterhielten Mira und ich uns nicht. Glücklicherweise blieben die nächsten Stunden ruhig. Ich besorgte mir am Kiosk der kleinen Klinik einen Kaffee, setzte mich in den Garten und versuchte mit Hilfe der ersten wirklichen Sonnenstrahlen des Jahres sowie einem guten Buch, das Erlebte zu verdrängen.

Das gelang auch ganz gut, bis um kurz nach zwei Uhr der Melder erneut Alarm schlug. Diesmal sollte es zu einem psychosozialen Notfall gehen. Uns schien an diesem Tag wirklich nichts erspart zu bleiben! Ich verließ also meinen wunderbaren Platz an der Sonne, legte mein Buch zur Seite und lief in die Krankenhauseinfahrt, wo das NEF mich abholen sollte. Es dauerte keine zwei Minuten, da kam Mira auch schon um die Ecke gerast und hielt mit quietschenden Reifen direkt vor mir an.

»Los, komm rein!«

Ich gehorchte.

»Pass auf, hast du schon gehört, wo wir hinfahren?«

Ich schüttelte den Kopf. Weil sich mein sonniges Plätzchen mitten auf dem Krankenhausgelände befand, hatte ich den Melder sofort lautlos geschaltet.

»Es ist die Familie von Gustavo.«

»Oh nein!«

»Doch. Der Onkel hat es Gustavos Eltern und der Ehefrau mitgeteilt.«

»Und wofür brauchen die uns?«, wollte ich wissen.

»Das muss wohl alles ziemlich eskaliert sein. Genaueres weiß ich auch nicht, aber das KIT ist vor Ort.«

So fuhren wir an diesem Tag ein weiteres Mal zu einem Einsatz. Dieses Mal war von vornherein klar, dass er kein gutes Ende nehmen würde. Und was wir erlebten, war schlimm. Ich möchte Sie diesbezüglich mit Details verschonen. Sie können sich aber vielleicht vorstellen, wie eine Ehefrau reagiert, wenn ihr vom völlig aufgelösten Onkel ihres Mannes erklärt wird, dass sie Witwe ist und ihr noch nicht einmal einjähriger Sohn ohne Vater aufwachsen muss.

Für Gustavos Eltern war es natürlich auch ein schwerer Schlag, den geliebten Sohn auf diese schreckliche Art und Weise zu verlieren. Besonders emotional reagierte die Mutter des Verstorbenen.

Mir fällt immer wieder auf, wie verschieden die Menschen furchtbare Nachrichten aufnehmen. Einige werden ganz ruhig und ziehen sich zurück, andere sind kaum in der Lage, die Informationen zu verarbeiten, wieder andere rasten völlig aus und fangen an zu schreien und zu weinen. Dabei spielt der kulturelle Hintergrund der Menschen eine nicht unwesentliche Rolle. So ist es uns Mitteleuropäern teils unverständlich, wie impulsiv und emotional Menschen aus anderen Kulturen mit Verlusten umgehen, reagieren wir selbst darauf doch eher reserviert und zurückgezogen – jedenfalls meiner Erfahrung nach.

Doch auch als reservierter Mitteleuropäer verstand ich die starke Reaktion von Gustavos Mutter: Überall in der Wohnung lagen Gegenstände, die davon zeugten, dass der junge Familienvater vor nicht allzu langer Zeit noch hier gewesen war. Bis auf unsere Anwesenheit wies nichts darauf hin, dass er nie wieder nach Hause kommen würde. Seine Schuhe standen im Schuhschrank, selbst das Geschirr vom Frühstück war noch nicht aufgewaschen. Auf dem Küchentisch standen zwei Kaffeetassen, auf denen die Namen Gustavo und Helena zu lesen waren. In Gustavos Tasse befand sich sogar noch ein Rest des morgendlichen Kaffees – schwarz, ohne Milch. Es sind diese Kleinigkeiten, die mich bei Fällen wie dem von Gustavo besonders berühren und belasten. Die Überbleibsel eines Lebens, das mir nichts, dir nichts ausgelöscht wurde. Und wenn mich das schon mitnimmt, wie muss es erst den Angehörigen gehen? Sie sind dieser Situation noch viel länger ausgesetzt und brauchen zum Teil Jahre, um über den Verlust des Toten hinwegzukommen. Manche schaffen es gar nicht und werden alkohol- oder drogenabhängig – oder bringen sich gar um.

Früher, während meines Studiums und in der Zeit davor, hatte ich wenig Verständnis für Obdachlose oder Menschen, die meiner

Meinung nach ihr Leben verschwendeten. Durch meinen Beruf habe ich allerdings verstanden, dass es sich bei ihnen oft um gescheiterte Existenzen handelt – und niemand scheitert freiwillig. Oft liegen dem Scheitern Erfahrungen wie der tragische Tod eines nahen Familienangehörigen zugrunde. Der Umstand, dass ein geliebter Mensch, der gestern noch da war, heute nicht mehr nach Hause kommt, lässt die meisten verzweifeln. Ich glaube, der Bereich in unserem Gehirn, der für die Gefühle zuständig ist, kann eine solche Information nicht verarbeiten. Denn seien wir ehrlich: Jeder von uns rechnet mit der Ewigkeit. Schon dass wir unserem Partner versprechen, ihn oder sie für immer und ewig zu lieben, zeigt, dass unser Verstand nicht dafür ausgelegt ist, elementare Dinge wie Liebe, das eigene Leben oder das von anderen als endlich zu betrachten. Wird uns die Endlichkeit des Seins dann vor Augen geführt, dann geraten wir an unsere Grenzen. Und deshalb empfiehlt es sich, nicht sofort die Vorurteilskeule herauszuholen, wenn man einen Obdachlosen oder, wie wir so schön sagen, Penner, auf der Straße sieht. Vielmehr sollte man darüber nachdenken, ob dieser Mensch nicht in eine Situation geraten ist, die auch einen selbst zum Verzweifeln und letztlich zum Scheitern bringen würde.

*

Auch das, was sich erst vor ein paar Tagen (während Sie dieses Buch lesen, wird es wohl etwas länger her sein) in einer kleinen deutschen Stadt abgespielt hat, wird wohl Spuren bei allen Beteiligten hinterlassen. Es war ein ganz normaler Sonntagmorgen. Mein Freund Torben hatte Dienst in der Rettungswache und die Nacht damit verbracht, einigen Menschen das Leben zu retten – oder sie zumindest adäquat versorgt ins Krankenhaus zu fahren. Erst kurz nach fünf Uhr morgens war Ruhe eingekehrt. Er legte sich ins Bett und schlief sofort ein. Allerdings hielt der Frieden nicht lange, denn plötzlich ließ ihn ein wahnsinnig lauter Knall im Bett hochfahren.

»Ich dachte zuerst, irgendwer hätte eine Türe zugeknallt oder so was«, erzählte mir Torben, als ich ihn ein paar Tage später traf und wir Gelegenheit hatten, uns über das, was geschehen war, zu unterhalten. »Aber es waren ja nur ich und Karl auf der Wache, und als ich auf die Uhr schaute, sah ich, dass es noch viel zu früh für die Ablösung war. Eine Tür schied als Ursache für den Krach also aus.«

Zu diesem Zeitpunkt zeigten die Zeiger des Weckers gerade kurz nach sechs Uhr morgens an und die Nachtschicht der Polizei war soeben um Haaresbreite dem Tode entronnen. All das wusste Torben aber noch nicht.

Sein zweiter Gedanke war, dass die Feuerwehr vielleicht eine Übung durchführte und der Knall etwas damit zu tun hatte. »Wie auch immer«, fuhr mein Freund fort. »Ich war müde und drehte mich wieder im Bett um. Schließlich blieb mir noch fast eine halbe Stunde Schlaf, und die wollte ich unbedingt nutzen.«

Es dauerte keine halbe Minute, bis Torbens Notfallmelder Alarm schlug. »In dem Moment wusste ich, dass der kommende Einsatz etwas mit dem Knall zu tun hatte. Wir sprangen ins Auto und fuhren zu der auf dem Navi angezeigten Adresse.« Es handelte sich um ein kleines Wohngebiet am Rande der Stadt. »Als wir dort ankamen, hatte ich keine Ahnung, was passiert war. Im Gebüsch lag ein brennender Motorblock, und es sah aus, als hätte eine Bombe eingeschlagen.«

Wie recht mein Freund mit dieser Annahme hatte, war ihm zu diesem Zeitpunkt noch überhaupt nicht bewusst. Da Torben als Organisatorischer Leiter des Rettungsdienstes ausgebildet war, begann er damit, die Lage zu sichten.

»›Bleib beim RTW!‹, sagte ich zu Karl. Ich wollte ja niemand anderen in Gefahr bringen. Ich stieg aus dem Auto und tat das, was jedem Retter in der Wiege eingetrichtert wird: Erst sichten, dann helfen. Als Erstes sah ich ein Polizeiauto. Daneben standen zwei Männer in grüner Uniform, die mich ungläubig anstarrten. Einen der beiden kannte ich gut. Es war der Onkel eines jungen Kollegen vom Rettungsdienst. Ich fragte, ob einer der beiden verletzt sei. Sie sagten nichts, aber mein Bekannter blutete an der Hand und der andere Polizist schien unter Schock zu stehen. Ich ballte eine Hand zur Faust und spreizte den Daumen sowie den Zeigefinger ab. Zwei.

Das Polizeiauto stand keine drei Meter von einem Krater entfernt, der meines Erachtens der Ursprung dieser gewaltigen Explosion gewesen sein musste. Neben dem Krater stand eine weitere Person, die ich nicht richtig zuordnen konnte, aber auch sie hatte eine Wunde an der Stirn. Drei.«

Erst jetzt schaute Torben sich um und sah, dass nahezu alle Anwohner der umliegenden Häuser auf die Straße geeilt waren. »Die meisten trugen ihre Schlafanzüge; die Explosion hatte sie offenbar direkt aus dem Bett geholt.« Nur vor dem Haus, das der Explosion am nächsten lag, konnte mein Freund niemanden erkennen.

»Ich wusste zu diesem Zeitpunkt ja immer noch nicht, was passiert war. Mittlerweile hatte sich der mir bekannte Polizist wieder einigermaßen gefangen und kam auf mich zu. Er erklärte mir, was hier los war, und als ich es hörte, konnte ich es nicht glauben. ›Ihr müsstet tot sein!‹, sagte ich zu ihm und er nickte. Glück war nicht das richtige Wort, um zu beschreiben, was es bedeutete, dass die beiden Polizisten noch lebten.«

An dieser Stelle machte Torben eine lange Pause. Man sah ihm deutlich an, dass ihn die Geschehnisse immer noch nicht losließen. Und sie lagen fast zwei Wochen zurück. Aber was er von dem Polizisten erfahren hatte, war tatsächlich so unglaublich, dass es aus einem Hollywoodstreifen zu stammen schien.

Die Ehefrau desjenigen, der für alles verantwortlich war, hatte eine knappe Stunde vor der Detonation bei der Polizei angerufen, um zu melden, dass sie sich von ihrem Mann bedroht fühle. Es habe wohl schon länger Streit gegeben und heute Nacht sei der Ehemann angetrunken von einer Party nach Hause gekommen und die Situation sei eskaliert. Die Frau hatte mit Scheidung gedroht, was ihren Lebenspartner noch mehr reizte. Der Choleriker arbeitete als

Sprengmeister in einem nahen Steinbruch und drohte, sich und der Familie etwas anzutun, woraufhin er ins Auto stieg und wegfuhr. Die ungefähr Vierzigjährige war äußerst beunruhigt und wusste sich keinen anderen Rat, als ihre beiden Kinder zu nehmen und zu den Nachbarn zu flüchten. Vorher verständigte sie aber noch die Polizei. Mit ihrer Flucht und dem Hilfsgesuch rettete die junge Frau sich und ihren beiden vierzehn- beziehungsweise achtzehnjährigen Söhnen das Leben.

Die Leitstelle der Polizei schickte eine Streife zu dem Haus, die erst einmal die Lage sondieren und schauen sollte, was da eigentlich los war. Als die beiden Männer am Haus ankamen, war das verlassen. Sie wussten ja, dass die Ehefrau zu den Nachbarn geflüchtet war, und suchten nun nach dem Mann. Eine zweite Streife wurde zum Steinbruch geschickt, aber der Verdächtige war wie vom Erdboden verschluckt. Der Grund dafür, dass weder die Streife am Steinbruch noch die am Haus den Mann fand, lag schlicht darin, dass dieser gerade auf dem Weg vom Steinbruch zurück nach Hause war. In seinem Kofferraum lagerten mehrere Kilo Sprengstoff.

Als der Mann vor seinem Hause parkte, sah er die Streife nicht sofort, da sich die auf der anderen Seite des Hauses befand. Die Polizisten erkannten, dass ihr Eingreifen nun gefragt war, und fuhren um das Wohnhaus herum. Das Gelände in der Siedlung war ein kleines bisschen abschüssig, sodass der Verdächtige mit seinem Wagen etwas oberhalb des Polizeiautos stand. Genau das rettete den beiden Insassen das Leben. Denn als der Familienvater den Wagen der Gesetzeshüter sah, sprengte er sich kurzerhand selbst in die Luft. Genau in diesem Moment waren die beiden Polizisten aber dabei, aus dem Auto zu steigen, um mit dem Mann zu reden. Sie hatten die Hände beide schon am Türgriff. Eine Sekunde später, und sie wären tot gewesen. Stattdessen arbeitete sich die Druckwelle über das Dach des Autos und beschädigte mehr als ein Dutzend der umstehenden Häuser, teils so stark, dass man im Nachhinein

Statiker beauftragen musste, den Schaden zu beurteilen, bevor die Anwohner überhaupt wieder hineinkonnten.

»Ich holte meinen Kollegen zu mir und beauftragte ihn, der Leitstelle Rückmeldung zu geben sowie sich um die Verletzungen der drei ersten Opfer zu kümmern«, nahm Torben seine Erzählung wieder auf. »Dann ging ich auf das Haus zu, das neben dem stand, aus dem niemand gekommen war, denn ich wusste ja jetzt, warum das so war. Der Familienvater war sofort tot. Das Einzige, was wir im Nachhinein noch fanden, waren ein paar Knochensplitter und Teile vom Schädel. Nun galt es noch herauszubekommen, ob es der Familie des Toten gut ging. Wie ferngesteuert lief ich auf das Haus der Nachbarn zu, in dem sich die Ehefrau mit ihren beiden Söhnen offenkundig verschanzt hatte.«

Torben kannte die fraglichen Nachbarn – das Ganze ist in einem ziemlich kleinen Ort passiert. Der Mann war zu diesem Zeitpunkt selbst arbeiten, aber vor dem Haus stand die Frau. »Als ich auf sie zuging, rief sie mir schon entgegen, dass sich die drei oben im ersten Stock befänden.«

Torben ging in das Haus und lief die Treppe nach oben. »Als ich oben angekommen war, stand plötzlich eine Frau vor mir. Ich fragte sie, ob sie die Polizei gerufen habe und die Ehefrau aus dem Nachbarhaus sei. Sie bejahte. Ich erklärte ihr, dass ihr Mann tot war.« Ich merkte, wie sehr Torben das Geschehene mitnahm, als er davon berichtete.

Nachdem Torben alle Informationen an die Leitstelle weitergegeben hatte, war es an der Zeit, sich um die Patienten zu kümmern. »Viel gab es da nicht zu tun. Die Verletzungen der Beteiligten waren nicht besonders schwerwiegend und der Täter war ganz offenkundig tot … Aber das Seelische wird bleiben.«

Noch heute, Wochen danach, gehen ihm die Bilder des Tages nicht aus dem Kopf, und man kann nur spekulieren, wie es den Polizisten ging, die an diesem Morgen um ein Haar ihr Leben gelassen hätten.

Ich persönlich bin sehr dankbar. Dankbar, dass ich an diesem Tag keinen Dienst hatte und die Katastrophe an mir vorbeigegangen ist. Und dankbar, dass nicht noch mehr passiert ist, denn wenn der Mann sein ursprüngliches Vorhaben umgesetzt hätte, dann wäre das kleine Städtchen einen Tag später in allen Medien gewesen.

*

Der Schock setzt bei solchen Ereignissen erst nachträglich ein. Während des Einsatzes funktioniert man einfach – man denkt nicht darüber nach, was man tut, sondern versucht alles, um so viele Leben wie möglich zu retten. Manchmal kann man erst viel später mit der Aufarbeitung des Erlebten beginnen.

Mein diesbezügliches trauriges Highlight möchte ich Ihnen am Ende dieses Kapitels nicht vorenthalten. Obwohl die Geschehnisse bereits ein paar Monate zurückliegen, spuken sie noch immer in meinem Kopf herum, denn etwas Vergleichbares habe ich zuvor noch nie erlebt. Vielleicht finden Sie das, was Sie gleich lesen werden, gar nicht so dramatisch. Möglicherweise mussten Sie bei anderen Geschichten in diesem Buch viel mehr schlucken. Aber für mich war das Schicksal des Mannes, von dem Sie nun gleich lesen werden, bisher am schwierigsten zu verarbeiten.

Es geschah in einer nebligen Herbstnacht. Ich hatte den Tag auf einer Außenwache unseres Rettungsdienstbezirkes verbracht, die für eine besonders niedrige Einsatzfrequenz bekannt ist. Zwar kann es dort manchmal ziemlich langweilig werden, weil der Melder wirklich nur ein- oder zweimal am Tag einen Alarm von sich gibt – manchmal steht das Notarztauto auch tagelang still –, alles in allem ist es aber ganz angenehm, hin und wieder in dieser Abgeschiedenheit zu arbeiten, weil man sich auf andere Dinge konzentrieren oder auch einfach mal abschalten kann. Außerdem sind die Nächte ruhig. Und das ist ein ziemlich großer Luxus, denn das Anstrengendste an meiner Arbeit sind für mich die nächtlichen

Einsätze, bei denen mir lediglich ein paar Sekunden vom Tief-schlaf zu höchster Konzentration bleiben. Deshalb ist der Dienst auf einer kleineren Außenwache so entspannt – man schläft fast immer durch. Ich würde sagen, in acht von zehn Nächten braucht niemand meine Hilfe. Die Nacht, in der sich das Folgende zutrug, gehörte nicht dazu.

Ich arbeitete mit dem Rettungsassistenten André zusammen. Wir verlebten einen entspannten Abend, schauten ein bisschen fern, vertilgten eine viel zu große Pizza und gingen dann vollge-fressen und glücklich ins Bett. Ich wünschte André einen schönen Feierabend, weil er sich am nächsten Morgen um sieben Uhr von einem Kollegen ablösen lassen würde, während ich noch den gan-zen nächsten Tag auf der Wache eingeteilt war.

»Beschrei es nicht!«, sagte er.

»Wird schon ruhig werden«, antwortete ich und grinste. »Und wenn doch was ist, dann wahrscheinlich nichts sonderlich Schlim-mes. Gab es hier draußen eigentlich jemals etwas Schlimmes?«

»Stimmt auch wieder. Hier ist echt der Hund begraben.«

Es wurde eine ruhige Nacht. Aber die ging nur bis vier Uhr. Denn exakt zu diesem Zeitpunkt – ich weiß es so genau, weil ich das Protokoll im Nachhinein noch oft durchgelesen habe – läutete der Melder Sturm. »1/82 Notfalleinsatz, Notfalleinsatz für 1/82!«, ver-kündete die Stimme aus dem kleinen schwarzen Kasten. Wie üblich befand ich mich noch im Halbschlaf, während ich Hose und Shirt überzog. Der Leitstellendisponent teilte uns mit, dass wir auf die nahe gelegene Bundesstraße fahren sollten. Dort liege eine bewusst-seinsgetrübte Person im Straßengraben.

Ich hängte mir das Stethoskop um den Hals, schnappte mir mei-ne Jacke, und fünfzig Sekunden nachdem wir die Meldung von dem hilfsbedürftigen Patienten bekommen hatten, saßen André und ich im Auto, schalteten das Blaulicht an und düsten durch die Nacht. Das Düsen verwandelte sich allerdings relativ schnell in ein Schlei-chen, denn der Nebel war so dicht, dass man kaum fünfzig Meter weit blicken konnte. Unterdessen bekamen wir von der Leitstelle neue Informationen: »Ein Taxi ist auf den Mann aufmerksam geworden. Was genau geschehen ist, konnte aber niemand sagen. Der Anrufer war zu aufgewühlt.«

Wie Ihnen vielleicht auffällt, werden wir ziemlich oft mit unklaren Situationen konfrontiert. Das liegt daran, dass Menschen in Not oft kaum in der Lage sind, ihre Sorgen zu verbalisieren, oder davon ausgehen, wir wüssten bereits alles. Da hat es dann kaum Sinn, mit den Verzweifelten lange zu diskutieren. Oft ist es besser, die entsprechenden Hilfskräfte zu schicken und sich dann eine Rückmeldung von den Profis geben zu lassen, um weitere Einheiten zu alarmieren, falls notwendig. Glücklicherweise kam der Rettungswagen von einem anderen Einsatz und befand sich in unmittelbarer Nähe der Unfallstelle, als der Notruf einging. Es dauerte also nicht lange, dann hörten wir über Funk die erste Lagemeldung der Kollegen.

Obwohl wir so schnell wie möglich unterwegs waren, gingen André und ich doch irgendwie davon aus, dass es sich bei dem Mann im Straßengraben um einen jungen Burschen handelte, der etwas zu viel getrunken hatte und dann so geistesgegenwärtig gewesen war, das Auto stehen zu lassen und zu Fuß zu gehen, aber nach ein paar Kilometern an der frischen Luft von Müdigkeit und seinem Rausch überwältigt wurde.

»Wenn's gut läuft, wird das 'ne schnelle Nummer«, sagte André. »Einladen, untersuchen, eventuell 'ne Infusion und fertig. Dann kann der Bursche im Krankenhaus gemütlich ausnüchtern und bekommt morgen früh sogar noch was Schönes zu essen.«

Als wir jedoch die Meldung von Rolf, einem enorm erfahrenen Kollegen, hörten, mussten wir unsere Einsatzerwartungen rasch überdenken.

»1/82, wie lange braucht ihr noch?«, fragte Rolfs Stimme aus dem Funkgerät.

»Ungefähr sieben bis acht Minuten«, antwortete André. »Hier ist ziemlich dichter Nebel.«

»Ihr beeilt euch besser. Das sieht gar nicht gut aus.«

Ich schreckte aus meinem Sitz hoch, in dem ich bisher eher entspannt gelümmelt hatte. »Scheiße, was ist denn da passiert?«, fragte ich. »Wenn der Rolf schon sagt, wir sollen uns beeilen!« Ich nahm meine Brille ab und rieb mir den Schlafsand aus den Augen.

Auch André wirkte nervös. »Keine Ahnung. So kenne ich ihn gar nicht.«

»Hier ist überall Blut und der Mann ist nicht ansprechbar. Beeilt euch, wir fangen schon mal an.«

Und damit war der Funkverkehr beendet.

Den Rest der Fahrt über sprachen André und ich nicht miteinander. Er konzentrierte sich darauf, die kaum sichtbare Straße nicht zu verfehlen, und ich bereitete mich innerlich auf das vor, was nun gleich auf mich zukommen würde.

Im Nachhinein weiß ich nicht, wie viel Zeit zwischen dem Funkspruch von Rolf und unserem Eintreffen verging. Dass wir richtig waren, sahen wir lediglich an den Blaulichtern des RTW. Der Nebel war so dicht, dass ich mich fragte, wie die Insassen des Taxis, die den Verletzten gemeldet hatten, in der Lage gewesen waren, ihn überhaupt zu sehen. Ich konnte den Straßengraben nämlich nicht erkennen.

»Sie sind da drin«, sagte ein Polizist, der mir aus der weißen, dichten Suppe entgegenkam.

Irgendwo hörte ich jemanden weinen, aber mir blieb keine Zeit, mir ein Bild von der Situation hier draußen zu machen. Rolf hatte sich klar ausgedrückt. Also stieg ich schnurstracks in den Rettungswagen, in dem sich mir ein grauenhaftes Szenario bot. Das RTW-Team, das neben Rolf noch aus Linda, einer Rettungsassistentin im Praktikum, bestand, hatte den jungen Mann bereits auf die Trage geschnallt, ihm eine Halskrause zum Schutz vor einer drohenden Querschnittslähmung angelegt sowie die schlimmsten Blutungen mit einem sterilen Tuch verbunden. Linda war gerade dabei, dem Mann einen Venenzugang zu legen, damit ich ihm Medikamente spritzen konnte. Das Gesicht des Jungen war kaum noch zu erkennen, sodass ich sein Alter nur schätzen konnte. Am Ende erfuhr ich, dass er gerade sechsundzwanzig geworden war. Von der Stirn bis zum Kinn klaffte eine riesige blutende Wunde.

»Gib mir mal die Schere!«, forderte ich Linda auf.

Sofort kam sie der Aufforderung nach, und ich führte den sogenannten Kreuzschnitt durch, bei dem man die Kleidung eines Unfallopfers einmal vom rechten Bein zur linken Schulter und vom linken Bein zur rechten Schulter aufschneidet, um sich sofort ein Bild von den sichtbaren Verletzungen zu machen. Erstaunlicherweise gab es davon gar nicht so viele.

Währenddessen bekam ich von Rolf eine kurze Zusammenfassung. »Viel wissen wir nicht, aber der Taxifahrer da draußen muss den Patienten wohl überrollt haben oder so. Der Mann war zu aufgelöst und wir hatten nicht ewig Zeit zu plaudern.«

Und dann informierte mich Rolf anhand des ABCDE-Schemas über den medizinischen Zustand des Patienten. Bei diesem Schema handelt es sich um ein enorm nützliches Werkzeug, um lebenswichtige, komplexe Informationen genau zu erfassen, ohne irgendetwas zu vergessen. Man fängt bei A, den Atemwegen, an und arbeitet sich über B, die Atmung (englisch: breathing), zu C, dem Kreislauf (englisch: circulation), vor. Als Letztes kontrolliert man die neurologischen Ausfälle (D, englisch: disability) und entkleidet den Patienten, um den gesamten Körper einmal von oben nach unten zu untersuchen (E, englisch: exposure). Die dabei angewandte Methode nennt man Bodycheck. Rolf hatte das alles bereits erledigt, und so würde ich mich, nachdem ich mich auch selbst noch mal vom Zustand des Patienten überzeugt hatte, gleich der Behandlung widmen können.

»Die Atemwege waren eigentlich immer frei«, fasste Rolf also zusammen. »Wie es scheint, hat er sich den Kiefer gebrochen, aber sonst ist da oben alles intakt. Die Atmung hat uns Sorgen gemacht. Die Sauerstoffsättigung war nicht über fünfundachtzig Prozent zu bekommen, auch nicht mit Maske.« Erst jetzt bemerkte ich, dass der Mann eine Sauerstoffmaske trug. »Auch der Kreislauf ist mies. Der Druck liegt bei achtzig zu sechzig und der Puls rast. Hundertvierzig. Linda legt gerade einen Venenkatheter. Ansonsten ist er, wie du siehst, ohnmächtig, und die linke Pupille ist weit. Bodycheck hab ich noch nicht geschafft.«

»Gut, danke«, antwortete ich. Ich überschlug die Chancen des Patienten imaginär und das Ergebnis war nicht rosig. Ich überlegte, was als Erstes zu tun sei, und kam nicht umhin, einsehen zu müssen, dass ich eigentlich alles gleichzeitig machen musste. Aber glücklicherweise hatte ich ein gutes Team an meiner Seite und konnte einige Aufgaben delegieren.

»André, du bereitest die Intubation vor, Rolf, du die Medikamente, und du«, ich zeigte auf Linda, »kümmerst dich bitte um ein Krankenhaus oder optimalerweise einen Hubschrauber für den Mann.«

Gesagt, getan. Wir arbeiteten einwandfrei zusammen und es funktionierte wie geschmiert. Ich intubierte den Patienten, schloss ihn ans Beatmungsgerät an und führte ihm über Spritzenpumpen die Medikamente für die Narkose und die Kreislaufstabilisierung zu. Als alle lebenswichtigen Funktionen gesichert waren, kümmerte ich mich um den Rest des Körpers und überlegte, welche Verletzungen wohl vorlagen. Ich untersuchte Bauch und Extremitäten sowie den Brustkorb des Mannes erneut und musste feststellen, dass es um ihn nicht zum Besten stand. Ein Bein war gebrochen, der Bauch war hart, was auf eine innere Blutung schließen ließ, und mehrere Rippen waren auf beiden Seiten gebrochen. Außerdem konnte ich anhand der Pupillen Hinweise darauf finden, dass unser Unfallopfer zu allem Überfluss noch eine Gehirnblutung davongetragen hatte. Es konnte also kaum schlimmer sein.

»Leute, der ist noch so jung. Alles hängt jetzt von uns ab«, versuchte ich, das Team zu motivieren, merkte aber, dass ich derjenige war, dem ein kleines bisschen Motivation nicht schaden konnte, denn wenn ich ehrlich war, rechnete ich dem Patienten keine guten Chancen aus. Aber ich stellte mir vor, wie es wäre, wenn meine Frau hier liegen und von einem Rettungsteam behandelt werden würde, und wusste, dass ich erwartet hätte, dass sie alles taten. Und genau das erwartete ich auch von mir.

»Wie sieht es mit einer Klinik aus?«, fragte ich Linda.

»Der Hubschrauber kann schon mal nicht kommen«, antwortete sie, aber bei dem Nebel hatte ich auch nicht damit gerechnet. »Und die nächste Klinik der Maximalversorgung ist mehr als vierzig Kilometer entfernt.«

»Da brauchen wir über eine Stunde hin«, mischte sich Rolf ein.

»Das Einzige, was noch ginge, wäre ein kleines Krankenhaus fünf Kilometer von hier«, fuhr Linda fort. »Die könnten versuchen, einen Schockraum zu organisieren.«

Wir hatten keine andere Wahl. Der Mann musste unbedingt in ein Krankenhaus und jemand musste seine Blutungen stillen, sonst würde er schlichtweg verbluten.

»Gut«, entschloss ich mich. »Dann fahren wir dorthin. Die können ihn ja operieren und dann verlegen, wenn sie nicht weiterkommen.«

»Aber so fahren wir nicht!«, sagte André und deutete auf den Überwachungsmonitor.

Ich sah sofort, was er meinte. Die Herzfrequenz des Patienten war massiv angestiegen und der Blutdruck, den wir zwischendurch wieder etwas normalisieren hatten können, befand sich im freien Fall. Ich hörte sofort auf die Lungen und diagnostizierte einen Spannungspneumothorax. Erinnern Sie sich? Der Österreicher hatte das auch. Es handelt sich dabei übrigens um einen Riss im Brustfell – in diesem Fall mutmaßlich ausgelöst durch die gebrochenen Rippen –, der unbehandelt innerhalb weniger Minuten zum Tod führt, weil die in den Brustraum entweichende Atemluft die Lunge komprimiert.

Ich ließ mir also eine besonders große Nadel geben und rammte sie dem Unfallopfer direkt zwischen seine gebrochenen Rippen.

Ein lautes Zischen später verbesserten sich die Werte des Mannes. Nur der Blutdruck wollte und wollte nicht über neunzig steigen, und das, obwohl wir mittlerweile über zwei Zugänge Infusionen in den armen Menschen pressten. Wobei das Wort »pressen« hier tatsächlich wörtlich zu nehmen ist, denn Rolf war mittlerweile damit beschäftigt, die Infusionsbeutel mit aller Kraft zu komprimieren, sodass dem Patienten so viel Flüssigkeit wie nur möglich zur Verfügung stand.

»Ich lege jetzt keine Thoraxdrainage«, sagte ich. »Wir müssen sehen, dass wir loskommen. Der verliert zu viel Blut in den Bauch.«

Also fuhren wir mit angeschaltetem Blaulicht durch den dichtesten Nebel, den ich in meinem Leben gesehen habe, und erreichten nach einer gefühlten Ewigkeit den Schockraum der Zielklinik.

»Mein Gott«, wurden wir vom diensthabenden Anästhesisten empfangen. »Ihr wisst schon, dass wir für so etwas nicht ausgelegt sind?«

»Weiß ich. Aber was sollen wir machen. Der Mann wäre uns auf dem Weg ins nächstgrößere Klinikum verblutet.«

Nachdem ich dem Schockraumteam alle relevanten Informationen gegeben hatte, zog ich mich zurück und ließ die Kollegen arbeiten. Relativ schnell wurde aber klar, dass hier viel zu wenig Leute eine Aufgabe erledigen mussten, auf die sie keiner vorbereitet hatte.

»Wo ist denn der chirurgische Oberarzt?«, fragte ich die junge Assistenzärztin.

»Auf dem Weg. Der kommt auch kaum durch den Nebel.«

»Soll ich helfen?«, bot ich der jungen Frau meine Unterstützung an.

Sie dankte mir und bat mich, noch zu bleiben, so denn möglich.

Also legte ich doch noch die Thoraxdrainage, indem ich einen Schnitt unterhalb der Brustwarze des Mannes machte und durch das so entstandene Loch einen Schlauch einführte, durch den sich aber glücklicherweise kein Blut entleerte.

»Na wenigstens scheint der Brustraum weitgehend unverletzt«, sagte ich, und mir war klar, wie niedrig ich die Messlatte angesetzt hatte, denn in Anbetracht von unzähligen Rippenbrüchen und zwei großen Löchern zwischen den Rippen konnte man wohl kaum von unverletzt sprechen. Aber ich meinte das in Bezug auf eventuelle Blutungen, und das Team verstand mich.

Währenddessen schaute sich die Kollegin mittels eines Ultraschallgerätes den Bauchraum an.

»Da ist überall Flüssigkeit«, sagte sie.

Ich antwortete: »Das habe ich mir schon gedacht. Der blutet in den Bauch.«

»Lange hält er sich nicht mehr«, gab der Anästhesist zu bedenken. »Wir sind mit den Medikamenten am Anschlag. Ihr müsst die Blutung in den Griff kriegen.«

Ein weiteres Problem kündigte sich an, als die Blutbank der Klinik mitteilte, dass lediglich zwei Konserven der Blutgruppe des Unfallopfers vorrätig waren.

»Das nimmt ja gar kein Ende«, sagte ich.

Aber André wäre nicht André, wenn er nicht sofort einen Plan in der Hinterhand gehabt hätte.

»Ich fahre ins Eichelsdorf«, sagte er und meinte damit ein anderes kleines Krankenhaus, ungefähr fünfzig Kilometer entfernt. »Ich hab gerad da angerufen. Dort haben sie noch sechs weitere Konserven. Die kann ich holen.«

»Aber fahr vorsichtig bei dem Nebel«, bat ich meinen Kollegen getreu der Prämisse: Das Team sollte den Einsatz überleben.

So schnell ihn seine Füße trugen, rannte André zum Auto. Unterdessen war auch der Oberarzt der Chirurgie eingetroffen und verschaffte sich gerade einen Überblick.

»Schaffen wir es noch ins CT?«, fragte er den Anästhesisten.

»Dann aber schnell.«

Bevor er ihn operierte, wollte der Arzt einen ausführlichen Überblick über die Verletzungen des jungen Mannes bekommen. Und das war lediglich durch eine Computertomografie möglich. Die Ultraschalluntersuchung verriet uns zwar, dass der Patient Flüssigkeit im Bauch hatte, aber dass es sich dabei um Blut handelte, war nur eine wenn auch ziemlich naheliegende Vermutung meinerseits. Das Ausmaß oder die Herkunft der Schäden konnten wir durch die Untersuchung nicht ermessen. Also fuhren wir mit all den Geräten und Spritzenpumpen einen Raum weiter und steckten den Mann in die riesige Röntgenspirale. Obwohl der Vorgang nur wenige Minuten in Anspruch nahm, wurde der Anästhesist immer ungeduldiger.

»Ich kann nicht mehr viel tun. Der hat einfach nicht mehr genug Blutvolumen an Bord, um einen halbwegs vernünftigen Blutdruck aufzubauen. Ihr müsst was tun«, sagte er an die Chirurgen gewandt.

Das Ergebnis der Untersuchung bestätigte unsere Befürchtungen, ja übertraf sie um ein Vielfaches. Der ganze Bauch war voller Blut. Kein Wunder, dass der Mann kaum noch einen Blutdruck hatte. Auf dem Weg vom CT-Zimmer in den Schockraum geschah dann der Super-GAU.

»Ich habe hier keinen Druck mehr«, schrie der Anästhesist. »Er verblutet!«

Im Eiltempo legten wir die letzten paar Meter zurück.

»Wir müssen ihn aufmachen«, sagte ich zum Oberarzt der Chirurgie. »Und zwar jetzt, sonst ist der Patient tot.«

Der Chirurg nickte.

Ich nahm eine Flasche Desinfektionsmittel, die ich von irgendwoher gereicht bekam, und leerte sie über dem Bauch des Patienten. Derweil hatte sich der Oberarzt sterile Handschuhe angezogen; ich tat es ihm nach.

»Sagt bitte irgendwer im OP Bescheid, dass sie uns jemanden mit Instrumenten schicken?«, wies der Chirurg sein Team an.

Weil wir keine Zeit hatten, nahmen wir so lange ein Skalpell aus einem Wundnahtset und schnitten dem Patienten den Bauch auf. Das Blut sprudelte uns nur so entgegen. Die junge Assistenzärztin kam mit dem Absaugen gar nicht nach. Nun ist es leider nicht so, dass man eine Blutung sofort stillen kann, wenn der Bauch erst einmal aufgeschnitten wurde. Der menschliche Bauchraum wirkt nämlich in dem Moment wie eine große Badewanne, in der sich alles Blut sammelt. Und Blut ist ja bekanntlich nicht durchsichtig, weshalb man die Quelle der Blutung oft sehr schlecht findet. Man muss schon genau wissen, wo man zu suchen hat. In diesem Fall waren einige Äste der Bauchschlagader sowie die Milzvene eingerissen, was dazu führte, dass der junge Mann ausblutete. Wir hatten nur Sekunden, um das zu verhindern. Und wir schafften es.

Nachdem die spritzenden Gefäße abgeklemmt waren, wurde das ganze Ausmaß der Verletzungen offenbar. Nicht nur die Schlagader und die Vene waren eingerissen, sondern auch Leber und Milz bluteten massiv. Wir packten beides in Tücher ein, um die Verletzungen vorerst zu tamponieren, und machten uns daran, die ersten Schäden zu beheben.

Unterdessen waren die Ergebnisse des CT komplett ausgewertet und wurden uns über Telefon in den Schockraum übermittelt. Das große Sorgenkind war der Kopf. Dort hatte das Gewicht des überrollenden Autos dazu geführt, dass mehrere Gefäße geplatzt waren und Blut ungehindert in das Gehirn unseres Patienten sickerte, was dessen Hirndruck auf ein unerträgliches Maß erhöhte. Auch die ersten Laborergebnisse ließen darauf schließen, dass der Zustand des Mannes mit dem Leben nicht mehr vereinbar war. Der Patient wurde lediglich von Maschinen am Leben erhalten, und trotz unserer Intervention gelang es dem Anästhesisten kaum, den Blutdruck unter Kontrolle zu bekommen. Der Grund für unsere letztendliche Entscheidung war aber der Zustand des Hirns. Im Krankenhaus gab es keinen Neurochirurgen, und selbst wenn es uns gelungen wäre, einen aufzutreiben, hätte er unseren Patienten nicht mehr retten können. Wir beendeten unsere Bemühungen kurz vor acht Uhr. Eine Minute später kam André schweißüberströmt zur Tür herein. In seiner Hand hielt er sechs Beutel mit frischem Blut.

Obwohl wir an diesem Morgen alles, und ich meine wirklich alles, was irgendwie möglich war, für den jungen Mann gegeben hatten, reichten unsere Bemühungen nicht, um sein Leben zu retten. Nach genau vier Stunden und fünfundzwanzig Minuten gaben wir auf. Für mich war das der schlimmste Einsatz meines Lebens.

*

Wahrscheinlich haben Sie jetzt das Gefühl, mein Beruf würde nur aus Katastrophen bestehen. Aber ich komme nicht jeden Tag nach Hause und möchte mein Gesicht am liebsten in die Erde stecken, weil ich erneut nur Leid sehen musste. Ab und an erleben meine Kollegen und ich auch wirklich witzige Dinge. Manchmal können wir uns selbst in Anwesenheit des Patienten nicht halten und fangen herzlich an zu lachen, und oft stimmen die Patienten dann mit ein. Wie lustig, skurril und saukomisch Retten sein kann, darum soll es im nächsten Kapitel gehen.

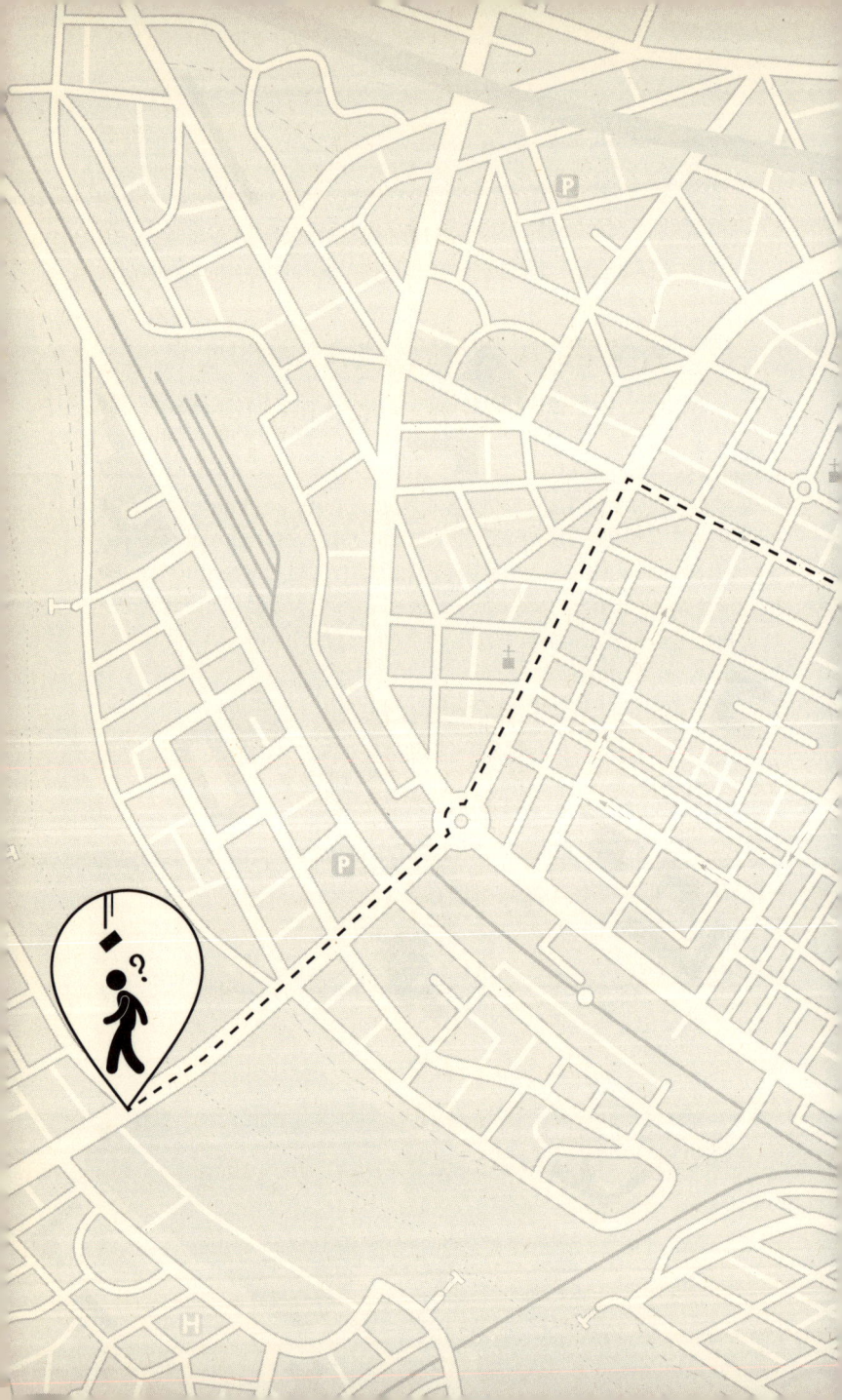

9

Zum Krampfanfall
in die Neuroklinik

UND ANDERE BLAULICHT-ABSURDITÄTEN

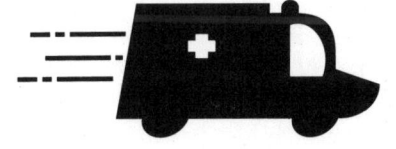

Mit welcher humoristisch angehauchten Geschichte könnte man ein solches Kapitel besser einleiten als mit der absurden Begebenheit schlechthin – dem Klassiker sozusagen. Wie jeder Arzt, der länger als ein paar Jahre im Geschäft ist, wurde auch ich Opfer einer obskuren Fehlinterpretation. Aber von vorne.

Der Dienst begann bereits völlig katastrophal. Kennen Sie das? Es gibt Tage, an denen funktioniert einfach nichts, wie es soll. Ich war im Krankenhaus eingeteilt und verantwortlich für die Notaufnahme. Offenkundig schien die ganze Stadt entschieden zu haben, an diesem grauen Novembertag die Klinik aufzusuchen, denn uns wurde ein Kranker nach dem anderen auf die Schwelle gelegt. Ich hastete von Schockraum zu Schockraum, und in schöner Bestätigung von Murphys Gesetz (Alles, was schiefgehen kann, *wird* auch schiefgehen) machten mir auch die bereits aufgenommenen Patienten eine Menge Sorgen.

Nachdem ich den ganzen Tag ohne Unterlass gearbeitet hatte, fiel ich am Abend ins Bett und hoffte inständig, dass mir wenigstens ein paar Stunden Schlaf vergönnt sein würden. Und tatsächlich – die Nacht wurde ruhig. Bis auf einen Anruf der Stationsschwester, die mir nachts um zwei Uhr mitteilte, dass eine ältere Patientin verstorben sei. Ich hatte mich den Tag über mit dem Fall beschäftigt.

Die Frau war über achtzig Jahre alt und ihr gesundheitlicher Zustand hatte sich im Laufe der letzten Tage so verschlechtert, dass sie ohne eine Behandlung auf der Intensivstation keine Chance gehabt hatte, die Nacht zu überleben. Ein langes Gespräch mit den Angehörigen sowie das ausführliche Studium der Patientenverfügung später war klar gewesen, dass eine intensivmedizinische Therapie vonseiten der Patientin und der Familie keinesfalls gewünscht war. Also hatte ich beschlossen, der alten Dame Medikamente gegen Schmerzen und Angst zu verabreichen und sie in ein ruhiges Zimmer zu verlegen, damit sie dort in Ruhe und im Kreise der Familie versterben konnte. Leider halten sich Todkranke nicht an Pläne und so war die Frau nicht sofort gestorben. Irgendwann dauert jede

Totenwache zu lange, weshalb die Familie entschieden hatte, vorerst nach Hause zu gehen. Sie hatten uns gebeten, im Falle des Ablebens der Patientin gleich benachrichtigt zu werden.

Und nun war es also mitten in der Nacht geschehen. Die Nachtschwester teilte mir mit, dass sie dann jetzt die Angehörigen informieren werde. Ich gab zu bedenken, dass diese erst vor ein paar Stunden gegangen waren und vielleicht auch von ein wenig Schlaf profitieren würden. Sie habe es ihnen aber versprochen, entgegnete die Schwester, und irgendwann gab ich nach. Also wurde die ganze Familie erneut in die Klinik zitiert, und ich schlief wieder ein, denn den definitiven Tod eines Patienten darf ein Arzt im Sinne einer Leichenschau erst ungefähr drei Stunden nach dem beobachteten Ableben feststellen. Und das, wie ich in dieser Nacht lernen musste, aus gutem Grund.

Denn es gibt einen Zustand, der irgendwo zwischen Leben und Tod angesiedelt ist. Man nennt das Vita minima oder Scheintod. Und genau dieses Phänomen lag bei der Patientin vor. Vier Stunden später rief mich eine panische Nachtschwester an und teilte mir mit, die Patientin lebe nun wieder oder sei überhaupt nicht richtig tot gewesen. Wie Sie sich vielleicht vorstellen können, musste ich ganz schön schlucken. Glücklicherweise hatte die ganze Sache keine therapeutische Konsequenz, da wir ja sowieso entschieden hatten, die Frau gehen zu lassen. Trotzdem – können Sie sich vorstellen, was die Angehörigen gedacht haben müssen, als die tote Mutter auf einmal wieder anfing zu atmen? Ganz schön gruselig, was?

*

Glücklicherweise sind Berichte von der Frontlinie der Medizin nicht immer traurig und dramatisch. An und für sich sind wir Leute vom Rettungsdienst ein lustiges Völkchen. Das fängt eigentlich schon am frühen Morgen an, wenn bei einem Kaffee und einem ausführlichen Frühstück die Geschehnisse der Nacht oder des letzten

Tages besprochen werden. Überhaupt stellt der Aufenthalt im Gemeinschaftsraum und hierbei insbesondere das gemeinschaftliche Verspeisen von Hochkalorischem eines der Hauptinteressen vieler Retter dar. Es heißt nicht umsonst: Wer rettet, verfettet. Selbstredend kann man das nicht pauschalisieren, aber meine Erfahrungen sind da ziemlich unzweideutig.

Hat sich der Nachtdienst dann langsam verdünnisiert, so geht das Gekabbel um die Zeitung los. Jeder möchte einen bestimmten Teil zuerst lesen. Können Sie sich vorstellen, welchen? Na? Nein, nicht etwa den Sportteil oder die Auslandsnachrichten. Und erst recht nicht den Kulturteil. Die lokalen Beiträge, denken Sie? Da kommen wir der Sache schon näher, schließlich möchte man ja wissen, ob das eigene heldenhafte Auftreten bei der Omi mit dem Schwindelanfall am Vortag zufällig irgendeinem rasenden Reporter aufgefallen ist, der daraus eine heiße Story gemacht hat. Allerdings haben das die meisten von uns schon lange vor Schichtbeginn im Internet recherchiert. Nein – der interessanteste Teil der Zeitung ist der mit den Todesanzeigen. Es gibt nichts, was uns mehr interessiert, als die Frage, ob die Therapie der Omi mit Schwindel von Erfolg gekrönt war oder, na ja, eben nicht. Glauben Sie nicht? Können Sie aber ruhig, denn es ist wirklich so.

Wenn dann der Melder trötet, sind wir meist schon recht gut gelaunt. Oft unterhalte ich mich mit den Kollegen über die »guten alten Zeiten«. Da lief es noch ganz anders. Jeden Tag brachte einer aus der Retterrunde einen Kasten Bier mit. Letzterer wurde dann unter den Tisch im Aufenthaltsraum gestellt und war zum Schichtwechsel leer. Wir können also froh sein, dass diese Zeiten vorbei sind. Heute ist höchstens die Kaffeepad-Tüte leer – und das auch nicht am Abend, sondern meist schon um zehn Uhr morgens. Aber glücklicherweise befinden sich auf der gegenüberliegenden Seite unserer Wache mehrere Konsumtempel, sodass wir auf einen praktisch unerschöpflichen Vorrat zurückgreifen können.

Aber zurück zu den skurrilen Einsätzen.

In der Nähe einer Rettungswache, auf der ich eine Zeit lang tätig war, befand sich eine Klinik für Patienten mit neurologischen Erkrankungen. Hier wurden ganz unterschiedliche Menschen behandelt, und Aufgabe des Klinikums war auch nicht die Erstversorgung, sondern die neurologische Frührehabilitation. Litt jemand unter einer Krankheit, die zu einer Störung im Hirn führte, also beispielsweise einem Schlaganfall oder einem Krampfleiden, so konnte er hier nach der Akuttherapie professionelle Hilfe bei der Wiedererlangung bestimmter körperlicher Funktionen erlangen. Auch Menschen, die einen schweren Autounfall erlitten hatten, oder Krebspatienten mit Metastasen im Hirn wurden hier betreut. Das Ärzteteam gab alles, um die Patienten wieder zurück ins Leben zu führen. Dieses Team bestand allerdings hauptsächlich aus Rehamedizinern, ein paar Neurologen und von Zeit zu Zeit einem Internisten – tagsüber. All diese Ärzte leisteten auf ihrem Gebiet hervorragende Arbeit, benötigten aber auch das, was jedem Arbeitnehmer zugestanden werden sollte. Sie brauchten Schlaf. Nun befand sich die Klinik in einem sehr beschaulichen Städtchen, was für die Genesung der Patienten sicher von Vorteil war, denn sie durften die gesunde und wohltuende Luft des badischen Hinterlandes genießen. Im Gegenzug führte es aber dazu, dass sich relativ wenige Ärzte hierher verirrten.

Vielleicht haben Sie ja schon einmal was vom Ärztemangel gehört und konnten sich bisher nicht so richtig mit dem Konzept anfreunden, weil sie doch immer, wenn sie einen Termin brauchten, trotz längerer Wartezeiten einen bekommen haben oder vielleicht auch, weil Ihr Sohn oder Enkel versucht, Medizin zu studieren, und er trotz seines ausgezeichneten Notendurchschnittes von eins Komma irgendwas sowie seines vorbildlichen sozialen Engagements keinen Platz bekommt, was ja im Grunde darauf schließen lässt, dass wir genug Ärzte haben. Vielleicht ist Ihnen aber auch schon aufgefallen, dass dem nicht so ist, weil Sie im eher ländlich geprägten Raum leben. Tatsache ist: Wir haben einen *massiven*

Ärztemangel, und der wird besonders in den ländlichen Gebieten offenbar.

Die Politik ist sich dieses Problems seit Jahren bewusst, handelt aber nur ziemlich träge, und die Universitäten machen die Aufnahme eines jungen Menschen zum Medizinstudium immer noch zum großen Teil von irgendwelchen nichtssagenden Notenschnitten abhängig. Ganz ehrlich: Hätten Sie lieber einen Arzt, der es mit einer Abiturdurchschnittsnote von 0,9 (!) in ein Studienprogramm geschafft hat, oder einen, dessen Note vielleicht nicht ganz so gut war, der aber während seiner Abiturzeit jeden zweiten Tag ehrenamtlich beim Roten Kreuz gearbeitet hat?

Ich bin gespannt, wie sich das in Zukunft entwickeln wird. Schon jetzt bekommen selbst sehr junge Ärzte wie ich regelmäßig Praxen zur Übernahme angeboten. Wenn die älteren, abgebenden Ärzte dann niemanden finden, müssen sie die Türen der Praxis, in der sie sich vierzig Jahre oder länger um die Menschen in ihrer Umgebung gekümmert haben, schließen. Die umliegenden Dörfer haben dann schlicht keinen Arzt mehr und müssen bei der kleinsten Grippe in die nächste Großstadt fahren. Erklären Sie das mal einem Achtzigjährigen! Auch für den Arzt sieht es bitter aus, denn dessen persönliches Rentenkonzept enthält meist die Veräußerung der Praxis zu einem halbwegs vernünftigen Preis. Die medizinische Versorgung in den ländlichen Gebieten unserer Republik ist also alles andere als optimal, und es bleibt zu befürchten, dass sich dieser Zustand auch so schnell nicht ändern wird.

Selbiges gilt übrigens auch für uns Notärzte. Lange nicht alle Rettungsbezirke sind heute noch in der Lage, einen Notarzt zu stellen, ohne dabei auf fremde Hilfe zurückgreifen zu müssen. Und die wird vorbildlich von einigen Internetforen geleistet, die es sich zur Aufgabe gemacht haben, Notärzte dorthin zu vermitteln, wo sie gebraucht werden. Es ist also gut möglich, dass Sie Ihr Leben, so Sie denn auf dem Land leben und bereits das Vergnügen mit einem notärztlichen Kollegen hatten, indirekt einer dieser Vermittlungsagenturen zu verdanken haben. Es gab nämlich in der Vergangenheit auch Gebiete in Deutschland, in denen schlicht kein Notarzt zur Verfügung stand. In diesem Fall hätten Sie die nötige medizinische Hilfe nicht zeitnah bekommen können.

Auch die besagte Klinik im badischen Hinterland musste auf einen Pool an selbstständigen Honorarärzten zurückgreifen, um die vorgeschriebene dauernde ärztliche Anwesenheit gewährleisten zu können. Und weil die fest angestellten Ärzte zum Wohle der Patienten auf Nummer sicher gehen wollten, waren die honorarärztlichen Kollegen dazu angehalten, auch bei kleineren medizinischen Problemen den Rettungsdienst zu rufen. Hinzu kam, dass die Rehaklinik keine Intensivkapazitäten besaß und ein Patient mit einer akuten Verschlechterung seiner Erkrankung besser überwacht werden sollte. All diese Faktoren führten dazu, dass meine Kollegen und ich manchmal, meist in den späten Abendstunden und nach einem vorzüglichen Abendessen, mit der Einsatzmeldung »Krampfanfall in neurologischer Klinik« alarmiert wurden.

Als ich das erste Mal zu einem solchen Einsatz fuhr, musste ich auf die Datumsanzeige der Uhr schauen, um mich zu vergewissern, dass wir nicht den 1. April hatten. Denn da ich die Zusammenhänge noch nicht kannte, erschien es mir schlichtweg absurd, dass wir zu einem Patienten gerufen wurden, dessen Krankheitsbild man am allerbesten dort behandeln konnte, wo er sich bereits befand: in einer neurologischen Klinik! Ich fuhr damals mit Tom, und er musste furchtbar lachen, als er mein Gesicht sah. Immer und immer wieder las ich die Einsatzmeldung, die auf dem Display unseres Navigationsgerätes stand, und konnte es einfach nicht glauben. »Das passt schon«, sagte Tom und erklärte mir die Begleitumstände.

Es handelte sich bei dem Notfall um einen älteren Mann, der zwei Wochen zuvor einen Schlaganfall erlitten hatte und jetzt krampfend im Bett lag. Wir applizierten ihm die notwendigen Medikamente und fuhren ihn zur Überwachung in ein nahes Klinikum. Bereits am nächsten Tag konnte er wieder zurückverlegt werden.

Je mehr ich über den Einsatz nachdachte, desto klarer wurde mir, dass es sich tatsächlich um ein Systemproblem handelte, für das eigentlich niemand etwas konnte. Leider haben Kranke nun einmal kaum eine Lobby. Und wir Mitarbeiter im medizinischen Sektor müssen irgendwie versuchen, das Beste für unsere Patienten zu tun.

*

Doch nun zu einem Thema, das an skurrilem Potenzial wohl nur schwer zu toppen ist: Körperöffnungen und was man damit alles anstellen kann. Allein darüber könnte man eigentlich ein ganzes Buch schreiben. Welch großes Interesse dieses Thema genießt, sieht man daran, dass es in allen Arztserien, die ich kenne, behandelt wird. Aber lassen Sie mich Ihnen versichern: An die Realität kommen all diese Serien nicht im Mindesten heran. Für das, was wir da von Zeit zu Zeit erleben, wurde das Wort »Fremdschämen« erfunden.

Im Prinzip darf meiner Meinung nach jeder den sexuellen Vorlieben nachgehen, mit denen er selbst glücklich wird, solange keine anderen Menschen darunter leiden müssen und sich die Praktiken im gesetzlich zugelassenen Rahmen bewegen. Trotzdem sind die besten Geschichten im Rettungsdienst diejenigen, in denen die Menschen ohne Hilfe nicht mit den Konsequenzen ihrer Handlungen zurechtkommen. Der Klassiker der Sex-Notfälle ist natürlich der Freier, dessen letztes Stündlein beim Geschlechtsverkehr schlägt. Aber auch andere delikate Einsätze sind an der Tagesordnung.

In einer kleinen Stadt, in der ich oft als Notarzt tätig bin, gibt es eine wunderschöne Burg. In deren Gemäuern findet zweimal im Jahr eine riesige, frivole Party statt. Ich muss nicht extra erwähnen, dass die Hotels in der Umgebung, in die sich sonst nur Menschen verirren, deren Auto mit plötzlichem Motorschaden liegen geblieben ist, schon Monate im Voraus ausgebucht sind. Bei uns im Rettungsdienst sind die Nachtschichten an diesen zwei Terminen heiß begehrt, denn es kommt nicht selten vor, dass wir zu einem Einsatz ins Schloss gerufen werden. Ich selbst hatte noch nie das zweifelhafte Vergnügen, aber mein Kollege Stephan hat mir einen recht guten Einblick gegeben, wie es hinter den Mauern aussieht. Erst kürzlich hat man ihn nämlich als Teil des Rettungsteams zu einem Patienten gerufen, der im Rahmen einer aktiven körperlichen Betätigung plötzlich über Brustschmerzen klagte.

»Man kommt rein und überall sind die Leute beschäftigt«, erzählte Stephan. »Und es interessiert auch keinen, dass du vom Rettungsdienst bist. Die machen einfach weiter. Wir fuhren dann mit dem Fahrstuhl in den ersten Stock, denn dort sollte sich der Patient befinden. Im Fahrstuhl war eine nackte Frau angekettet, deren Augen verbunden waren und die uns unzweideutige Angebote gemacht hat. Schließlich hat sie nicht gesehen, dass wir kein Adamskostüm trugen.«

Auch bei der Versorgung des Mannes, der tatsächlich einen Herzinfarkt erlitten hatte, interessierte sich niemand groß für die Retter.

»Der Patient befand sich in einem Raum, in dessen Mitte ein riesiges, rundes Bett stand. Auf dem Bett tummelten sich ungefähr zwölf Männer und Frauen, die sich überhaupt nicht daran störten, dass wir an der Seite versuchten, einem Mann das Leben zu retten.« Stephan musste grinsen. »Aber für mich war es schon schwierig, mich aufs Wesentliche zu konzentrieren.«

Letzten Endes wurden dem Patienten zwei Stents eingesetzt und alles war wieder in Butter. Er hatte den Fehler gemacht, ein potenzsteigerndes Mittel zusammen mit seinem Herzspray einzunehmen, was zu einem Kollaps und in Folge dessen zum Herzinfarkt führte.

Die Swingerparty im Schloss ist für alle Kollegen, mit denen ich arbeite, immer wieder ein ganz besonderes Vergnügen. »So macht Retten Spaß«, kommentierte Stephan den Einsatz am Ende unseres Gespräches.

*

Ein ebenso großes Highlight unseres Berufslebens sind Einsätze, denen die Meldung »Penetration durch Fremdkörper« vorausgeht. Natürlich kann es sich hierbei auch um weniger lustige Situationen handeln, aber manchmal werden wir in diesem Zusammenhang zu sexuellen Ausrutschern bestellt. Legendär ist eine Geschichte, die sich vor ungefähr drei Jahren abgespielt hat.

Das Rettungsteam wurde mit ebenjener Einsatzmeldung zu einer Patientin gerufen. Näheres war nicht bekannt. Als die Kollegen am Ort des Geschehens eingetroffen waren, sahen sie eine völlig aufgelöste junge Dame und einen etwas älteren Mann. Die Beine der Frau waren blutüberströmt und auch die Hände des Mannes waren rot. Einen Fremdkörper konnte allerdings erst mal niemand entdecken. Was war da passiert?

Die Kollegen baten die Patientin, mit ihnen in den Rettungswagen zu kommen, wo sie dann ausführlich untersucht wurde. Als Quelle des vielen Blutes konnte eine ausgedehnte Schnittwunde am Damm der Frau identifiziert werden.

»Haben Sie ein Kind bekommen?«, war die erste Frage der Rettungsassistentin.

Die junge Frau verneinte. Unter Tränen gestand sie, was passiert war. Bei dem Mann mit den blutverschmierten Händen handelte es sich um den Liebhaber der verheirateten Frau. Auch er war liiert, sodass das Verhältnis der beiden einen eher wenig offiziellen Charakter hatte. Vor dem geplanten Liebesspiel offenbarte der Mann der Patientin, dass er die Liaison beenden wolle, womit sie wiederum ganz und gar nicht einverstanden war. Um ihren Liebhaber zum Einlenken zu bringen, versuchte sie, ihm all ihre Vorzüge in Erinnerung zu bringen, die ihn ursprünglich dazu veranlasst hatten, seine Frau mit ihr zu betrügen. Also tat sie das, was jede andere Liebhaberin auch tun würde – sie setzte sich bereitwillig und, na sagen wir ohne Netz und doppelten Boden, auf die Anhängerkupplung seines Wagens.

Wie ich eingangs schon erwähnte – jeder Mensch hat andere sexuelle Präferenzen, und wer bin ich, diese zu bewerten?

In diesem Fall bestand das Problem darin, dass sich der Gumminoppen der Anhängerkupplung in den Weichteilen des weiblichen Genitals festsaugte und die junge Frau deshalb nicht mehr von ihrem »hohen Ross« herunterkam. Selbst ist der Mann, dachte sich daraufhin ihr Liebhaber, offenbar ein besonders kreatives Exemplar. Er beabsichtigte, das Problem auf seine, handwerkliche Art und Weise zu lösen. Sein Plan beinhaltete aber nicht etwa die Loslösung der Kupplung vom Auto, um die Freundin dann in die Notaufnahme bringen zu können. Nein, sein Fahrzeug ist schließlich eines Mannes ganzer Stolz.

Eine viel bessere Idee schien es zu sein, das kürzlich erst erworbene Teppichmesser zur Anwendung zu bringen und zu versuchen, damit den Ansaugdruck etwas zu entlasten. Das funktionierte schließlich bei der Geburt auch – und was ein Gynäkologe kann, das kann ein handwerklich begabter Kfz-Mechatroniker schließlich allemal. Die Geliebte fand die Idee eher so mittel, aber was sollte sie machen? Mit einer Anhängerkupplung im Unterleib in die Notaufnahme spazieren und sich dann von ihrem Ehemann dort abholen lassen? Wohl eher nicht. Also willigte sie wohl oder übel ein.

Der Haken an dem fast perfekten Plan war, dass das weibliche Genital über eine durchaus großzügige Blutversorgung verfügt, die im Fall der gewaltsamen Öffnung mittels Teppichmesser zu großen Problemen führen kann. Den Rest der Geschichte kennen Sie.

*

Der Kreativität in Sachen, was Menschen sich alles freiwillig in die verschiedensten Körperöffnungen stecken, sind kaum Grenzen gesetzt. So fand es ein Zwanzigjähriger besonders witzig, sich zum Jahreswechsel Wunderkerzen rektal einzuführen, ohne zu bedenken, dass die Dinger auch irgendwann mal runtergebrannt und die Freunde viel zu amüsiert und betrunken sind, ihm beim rechtzeitigen Entfernen behilflich zu sein.

Aber nicht nur im Rettungsdienst erlebt man die kuriosesten Dinge mit der menschlichen Sexualität und ihren Spielweisen. Zu den bekanntesten Röntgenbildern zählt eines, das es wahrscheinlich in der ein oder anderen Form in jeder größeren Klinik gibt. Zu sehen ist die Übersichtsaufnahme eines menschlichen Bauchraumes. Ganz am unteren Ende, dort wo der Mastdarm hingehört, sieht man eine Taschenlampe. Da fragt man sich doch ernsthaft, wer in der Lage ist, eine ganze Taschenlampe zu verschlucken. Ich meine, man müsste doch zumindest ein paarmal kauen, oder?

Während meiner Ausbildungszeit in der Chirurgie kam eines Tages ein junger Mann in die Klinik, der eine seiner Meinung nach furchtbar peinliche Angelegenheit zu berichten hatte. Beim Liebesspiel mit einer Kommilitonin hatte er sich aus Versehen auf deren Vibrator gesetzt und der steckte jetzt irgendwie fest. Ein Röntgenbild und eine digital-rektale Untersuchung später war die Sache klar. Das Ding hatte sich im S-Darm einquartiert und dachte überhaupt nicht daran, dort von selbst wieder herauszukommen. Als wir dem Studenten erklärten, dass wir ihn operieren müssten, brach er in Tränen aus. Seine Sorge galt aber weniger dem Corpus alienum, wie die Diagnose auf Latein lautet, sondern der Gefahr, dass seine Eltern von der Sache Wind bekommen könnten. Das wollte er um jeden Preis vermeiden. Irgendwie schon verständlich, oder? Das wiederum war aber gar nicht so leicht zu bewerkstelligen, denn er würde mit einer großen Narbe vom Bauchnabel bis zum Schambein nach Hause kommen. Und auch den längeren Krankenhausaufenthalt galt es irgendwie zu erklären. Die Idee des Patienten war, man könne es doch aussehen lassen wie eine Blinddarmoperation. Blöd nur, dass wir in Arztbriefen nicht lügen dürfen. Da musste er sich schon selbst irgendwas ausdenken.

Ein weiteres Problem war der Umstand, dass der batteriebetriebene Freudenspender überhaupt nicht daran dachte, seine Arbeit einzustellen und munter weiter vor sich hin brummte. Weil wir während der Operation aber das sogenannte heiße Messer verwenden, eine elektrische Methode, um blutende Gefäße zu veröden, sollten die Batterien schon entladen sein, bevor wir mit der OP anfingen, sonst drohten ernsthafte Verbrennungen der inneren Organe. Also musste der Student erst mal im wahrsten Sinne des Wortes eine Weile auf die Bank. Der Bursche nahm auf einer unserer gemütlichen Sitzgelegenheiten im Wartebereich Platz, die zu diesem Zeitpunkt noch alle aus rostfreiem Stahl gefertigt waren. Fast drei Stunden lang brummte die Bank vor sich hin wie die Biene Maja, und immer wenn ich in die Notaufnahme kam, um nach dem Mann zu sehen, konnte ich anhand der Geräuschkulisse feststellen, ob es schon an der Zeit war, ihn in den OP zu bringen.

Erst spätnachts holten wir den Vibrator dann mit Hilfe eines Längsschnittes aus dem Bauch des Studenten. Ich hatte den OP zu dieser Uhrzeit selten so voll gesehen. Das gesamte diensthabende Personal der Klinik schien zufällig wichtige Arbeiten in genau dem Saal verrichten zu müssen, in dem wir unserer Tätigkeit nachgingen. Der Student überstand seine Operation gut und wurde nach ein paar Tagen wieder entlassen. Auch der geborgene Fremdkörper wurde dem Mann wieder übergeben. Schließlich gehörte der nicht ihm, sondern seiner Kommilitonin. Ob die ihn allerdings wiederhaben wollte, ist leider nicht überliefert.

*

Wie Sie sehen, erlebe ich als Notarzt nicht nur Mord und Totschlag, sondern darf von Zeit zu Zeit auch herzlich lachen. Nicht nur diese besonders skurrilen Einsätze, auch der Alltag hält manchmal Komisches für uns bereit. Oder vielmehr hilft in manchen Situationen nur ein herzliches Lachen dagegen, einen cholerischen Anfall zu kriegen. Besonders wenn wir merken, dass unser Einsatz »mal wieder« völlig überflüssig war. Zum Beispiel, wenn sich herausstellt, dass der Notruf nur abgesetzt wurde, weil der Patient das Geld fürs Taxi sparen wollte oder keine Lust hatte, beim Arzt ewig zu warten. Manchmal bekommen die Patienten auch keinen Termin mehr. Da wird dann schon mal nachts um zwei zum Hörer gegriffen und über »furchtbar hohen Blutdruck«, »Brustschmerzen« oder »Atemnot« geklagt. Der Leitstellendisponent muss davon ausgehen, dass der vermeintliche Patient tatsächlich in Not ist, und alarmiert alles, was er hat, um dem »Notleidenden« schnelle Hilfe zukommen zu lassen.

Bei Letzterem handelt es sich dann meist um eine Omi (oder einen Opi) im besten Rentenalter – man würde also annehmen, dass ihm oder ihr genug Zeit zur Verfügung steht, um beim Arzt auch mal eine halbe Stunde zu warten –, die mit gepackten Koffern vor ihrer Haustüre steht und uns mit den Worten begrüßt: »Jetzt machen Sie doch mal das Blaulicht aus, Sie wecken noch die ganze Nachbarschaft auf.«

Wenn man dann versucht, sich darauf zu besinnen, dass jeder Mensch Leiden anders empfindet, sich dazu zwingt, neutral zu bleiben, und die nette alte Frau nach den Symptomen fragt, die sie dazu bewogen haben, mitten in der Nacht den Rettungsdienst zu rufen, dann kommt nicht selten die Antwort: »Oh, junger Mann, mir geht es gut. Danke der Nachfrage.«

»Aber wieso haben Sie denn am Telefon über Brustschmerzen geklagt?«

Ein Hüsteln und ein verlegenes Lächeln später ist man dann schlauer und weiß, dass die nette alte Frau gar keine Brustschmerzen hat, ja nie welche hatte.

»Ich habe seit Wochen Probleme mit dem Rücken, aber Sie wissen ja, wie das heute so ist, man bekommt einfach keinen Termin beim Orthopäden. Zumindest, wenn man nicht privat versichert ist. Mein Enkel studiert Medizin. Er wird mal Arzt. Der hat mir gesagt, ich soll einfach anrufen und sagen, ich habe Brustschmerzen. Dann werde ich auf jeden Fall ins Krankenhaus gebracht. Und wenn die nichts am Herzen finden, dann kann ich dort gleich zum Orthopäden gehen.« Und nachdem die Frau jedem von uns einen ihrer

Koffer in die Hand gedrückt hat, fügt sie noch hinzu: »Außerdem kann ich mir so das Taxigeld sparen. Heute ist doch alles so teuer.«

Und dann steigt sie mit einer Routine, die uns zeigt, dass sie diese Nummer nicht zum ersten Mal abzieht, in den Rettungswagen.

Für uns bedeutet so eine Aktion nicht nur, mitten in der Nacht aus dem Schlaf gerissen zu werden. Wir müssen dazu ewig viel Schreibkram erledigen und sind für andere, möglicherweise wirklich notwendige Einsätze nicht abkömmlich. Was will man in so einem Fall anderes machen, als das Ganze mit Humor zu nehmen? Wenn man nämlich alles in sich reinfrisst, dann wird man zum Zyniker und irgendwann depressiv.

*

Und genau um diese Problematik geht es im nächsten Kapitel. Die Anzahl der Depressiven, Süchtigen und Suizidgefährdeten nimmt in unserem eigentlich reichen Land enorm zu. Woher kommt das? Sollte es uns nicht gut gehen? Oder geht es uns vielleicht *zu* gut? In wenigen anderen Berufen bekommt man die soziale Schieflage einiger Menschen so eindrücklich mit wie in meinem.

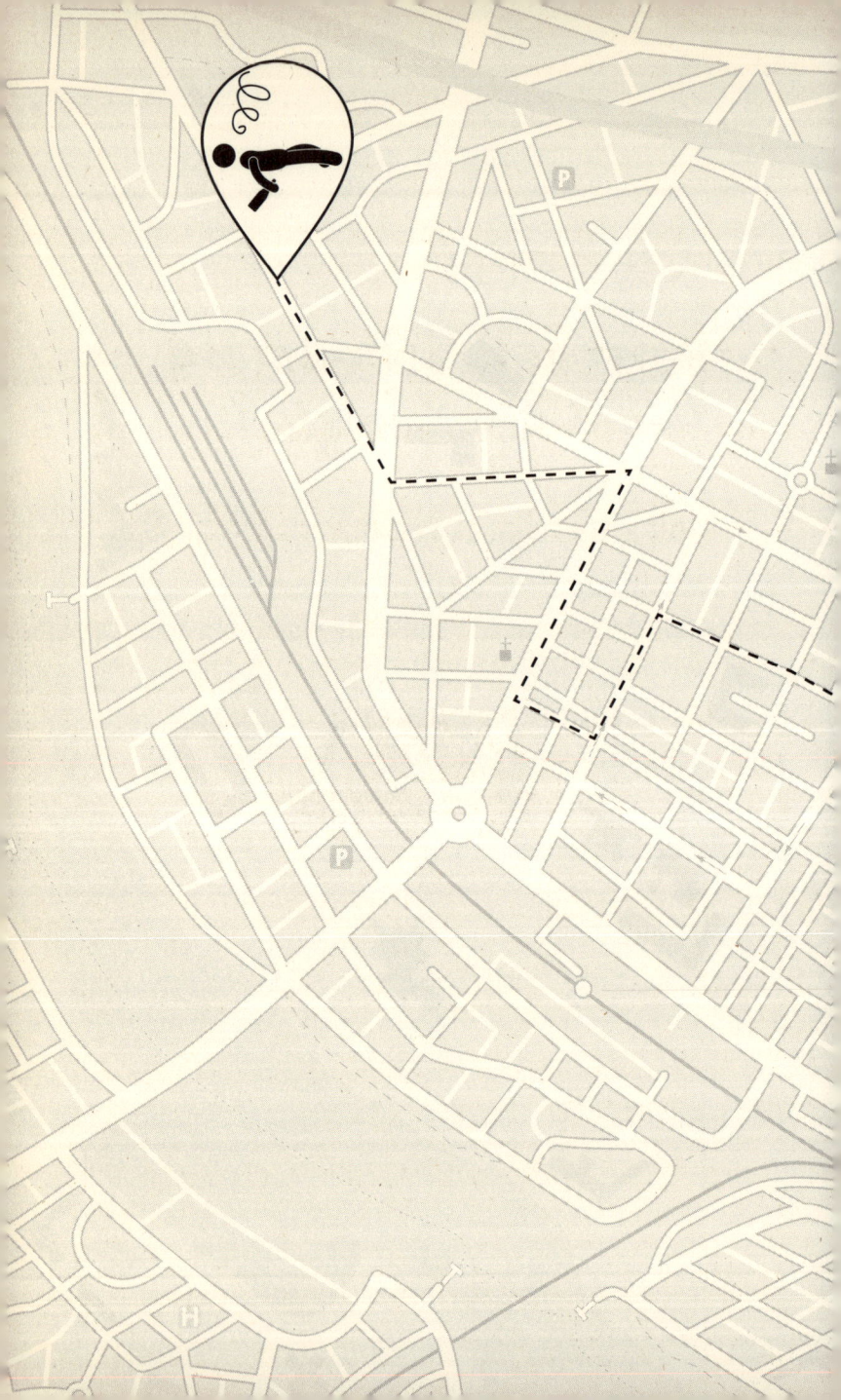

10

Burn-out, Selbstmord und Abhängigkeit

DIE SCHIEFLAGE DER MS DEUTSCHLAND

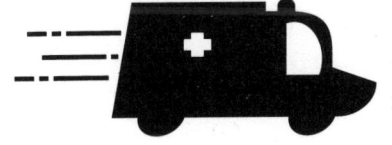

Dass die Zahl der am sogenannten Burn-out-Syndrom erkrankten Menschen in den letzten Jahren enorm in die Höhe geschnellt ist, wundert wohl niemanden. Wenn Sie älter als zwanzig Jahre sind, dann werden Sie sich mutmaßlich an Zeiten erinnern, in denen es dieses Krankheitsbild noch überhaupt nicht gab. Leiden also wirklich immer mehr Patienten unter sozialer Vereinsamung und chronischer Erschöpfung? Nach dem, was meine Kollegen und ich tagtäglich mitbekommen, kann die Antwort auf diese Frage eigentlich nur Ja lauten. Auch wenn ich selbst noch nicht auf eine zwanzigjährige Berufserfahrung zurückblicken kann, so muss ich doch sagen, dass meinem Empfinden nach die Suizide und die Behandlungen wegen Suchterkrankungen stark zugenommen haben.

Aber woran liegt das? Wieso werden die Menschen in einem Land, das augenscheinlich immer reicher wird, immer unglücklicher? Warum spielt Einsamkeit als Ursache für Suizidversuche eine immer größere Rolle, wo wir doch dank moderner Technik überall, selbst auf dem Klo und im Supermarkt, unsere »Freunde« immer in der Hosentasche haben, ja sogar ihre genaue Anzahl kennen? Wer konnte früher schon sagen, er habe dreihundertvierunddreißig Freunde? Jetzt geht das! Und trotzdem fühlen sich viele Menschen, mit denen ich spreche, einsam und ungeliebt.

Natürlich kann ich diese Fragen auch nicht mit Gewissheit beantworten. Aber ich kann versuchen, Ihnen zu zeigen, was Einsamkeit und Überforderung mit Menschen machen können. Die Problematik ist ernst. Und sie wird immer ernster. Gerade in ländlichen Gebieten sehen die Menschen oft keinen Sinn mehr in ihrem Leben. Sie fühlen sich von der Gesellschaft abgehängt, kommen oft nicht mit den neuen Medien klar und haben das Gefühl, keiner kümmert sich um sie. Es muss furchtbar sein, die Undankbarkeit der jüngeren Generation zu spüren zu bekommen, für deren Wohlstand man selbst mit aller Kraft die Grundlage gelegt hat. Wenn dann der Partner verstirbt und die Menschen ganz allein sind, sehen sie oft kaum mehr einen Lebenssinn.

Entgegen der landläufigen Meinung habe ich die Erfahrung gemacht, dass eher ältere Menschen dazu tendieren, den Freitod zu wählen. Wenn die Entscheidung dann gefallen ist, lassen sich die Menschen im Prinzip kaum mehr davon abbringen. Anders ist das bei Jüngeren, die einen Selbstmordversuch manchmal auch instrumentalisieren, um Aufmerksamkeit zu erhalten. Aber auch bei den jungen Patienten muss man heutzutage vorsichtig sein, denn es gibt im Internet eine ganze Menge perverse Seiten, die den Suizid verherrlichen und gerade ungefestigten Charakteren Anleitung dazu geben. So nützlich das Internet nämlich für viele Dinge des täglichen Lebens ist – es eignet sich leider auch hervorragend zur Manipulation speziell von Randgruppen. Und alles, was im Netz geschieht, bleibt natürlich anonym, sodass niemand für irgendetwas eine Verantwortung übernehmen muss. Und so werden heute regelmäßig junge Menschen in den Tod getrieben, nur weil ein paar Perverse auf der anderen Seite des Bildschirms Befriedigung dabei empfinden, Macht über Leben und Tod auszuüben. Natürlich darf man das Internet nicht verteufeln, denn wie bei allem sind es die Menschen, die es für Gutes oder Schlechtes instrumentalisieren. Trotzdem bemerke ich eine immer auffälligere Beziehung zwischen deprimierten oder gar depressiven Menschen und der Zeit, die sie in sozialen Netzwerken verbringen.

So ist es nicht überraschend, dass sich Einsamkeit und Depression in körperlichen Symptomen ausdrücken können, die am Ende medizinisch behandlungsbedürftig sind. Die beiden bekanntesten dürften das Burn-out sowie das Broken-Heart-Syndrom sein. Deutsche Hausärzte können ein Lied davon singen, wie seelische Leiden, die von den Betroffenen oft nicht einmal als solche erkannt werden, sich als körperliche Beschwerden manifestieren können. Oft stellen sich solche Patienten mit den diffusesten Beschwerden vor: Ganzkörperschmerzen, Schwindel, Magenschmerzen oder Blähungen, Verstopfungen und sogar Brustschmerzen.

Das Problem ist mittlerweile so prominent geworden, dass sich ein ganzer Wissenschaftszweig seiner Lösung verschrieben hat.

Die Fachdisziplin der Psychosomatik untersucht die Beziehung zwischen seelischen Leiden und körperlichen Symptomen. Dabei handelt es sich in keiner Weise um Simulation oder die Leiden besonders empfindlicher Menschen. Die Patienten haben tatsächlich Beschwerden. Sie gehen nicht zum Arzt, um mit ihm ihre zunehmende Vereinsamung zu diskutieren oder zu erzählen, wie sehr sie ihre Freundin vermissen.

Während meiner Zeit in der Notaufnahme hatte ich die Gelegenheit, einige Patienten mit Broken-Heart-Syndrom kennenzulernen. Besonders in Erinnerung geblieben ist mir dabei die Geschichte von Frau Hallermann. Frau Hallermann war eine etwa dreißigjährige Frau, die sich wegen seit mehreren Tagen anhaltender Brustbeschwerden in der Notaufnahme vorstellte. Anfangs hatte sie die Schmerzen ignoriert, doch irgendwann wurden sie so schlimm, dass sie sich dazu entschloss, zum Arzt zu gehen. Der empfahl ihr ein Schmerzmittel, weil er davon ausging, dass der Rücken die Quelle ihrer Probleme sei. Doch die Beschwerden besserten sich in keiner Weise. Allmählich wurde die junge Frau unruhig und erkundigte sich im Internet über mögliche Gründe für ihre Brustschmerzen.

Wenn Sie gerade die Möglichkeit haben, auf das Internet zuzugreifen, dann geben Sie in die Suchmaschine Ihrer Wahl doch mal das Stichwort »Brustschmerzen« ein. Sie werden mit ziemlicher Sicherheit schnell einen Herzinfarkt als mögliche, ja häufige Ursache genannt bekommen.

Nun hielten die Brustschmerzen bei Frau Hallermann schon eine ganze Weile an, und außerdem ging sie davon aus, dass sie für einen Herzinfarkt doch ein wenig zu jung sei. Trotzdem war sie beunruhigt, weshalb sie sich dazu entschloss, die Notaufnahme aufzusuchen, um endlich Sicherheit zu bekommen. Sollte wirklich ihr Rücken für die Beschwerden verantwortlich sein?

Ich lernte Frau Hallermann an einem Abend kennen, an dem nicht besonders viel los war. Auch ich hielt einen Herzinfarkt für unwahrscheinlich, wollte ihn aber trotzdem durch einen vernünftigen Labortest vom Tisch haben. Nun kann man eine solche Erkrankung eigentlich ganz gut diagnostizieren. Dafür gibt es zwei Möglichkeiten. Als Erstes wird ein EKG geschrieben, um die elektrische Aktivität des Herzens einschätzen zu können. Oft reicht das noch nicht aus und man sucht im Blut nach den sogenannten Herzwerten. Dabei handelt es sich um Stoffe, die von sterbenden Herzzellen ausgeschüttet und von der freundlichen Frau im Labor bestimmt werden können. Überschreitet ihre Menge eine bestimmte Grenze, so muss man von einem Herzinfarkt ausgehen und umgehend die Therapie in die Wege leiten.

Das EKG der Patientin war weitgehend normal. Auch bei den Herzwerten erwartete ich nicht, eine besonders große Überraschung zu erleben, denn Frau Hallermann war jung, gesund und bot mir überhaupt keine Hinweise auf einen Herzinfarkt – bis auf die Brustschmerzen. Ich traute also meinen Augen kaum, als ich das Ergebnis aus dem Labor bekam und die entsprechenden Stoffe im Blut tatsächlich erhöht waren. Als Erstes dachte ich, die Blutröhrchen wären vertauscht worden, weshalb ich den Test wiederholte. Aber Krankheiten lassen sich nun einmal nicht wegmessen, weshalb es wenig überraschend war, dass die Untersuchung erneut die gleichen Befunde ergab. Formal hatte die junge Frau einen Herzinfarkt. Doch wie konnte das möglich sein? Weder waren Herzkrankheiten in der Familie bekannt, noch litt die Patientin an Diabetes oder einem anderen Leiden, welches eine Herzerkrankung auch in jungen Jahren begünstigt.

Um ganz sicherzugehen, bat ich den Kollegen der Kardiologie um Hilfe und wir führten zusammen eine Echokardiografie durch. Bei diesem Verfahren kann das menschliche Herz mithilfe eines Ultraschallkopfes beim Schlagen beobachtet werden – und das ganz ohne einen komplizierten Eingriff. Das Ergebnis löste unser Rätsel. Die Herzspitze war geweitet und schlug etwas unregelmäßig. Dieses in der Fachsprache als »apical ballooning« bezeichnete Phänomen kann man hauptsächlich bei der sogenannten Tako-Tsubo-Kardiomyopathie beobachten. Und dabei handelt es sich um nichts anderes als um das Broken-Heart-Syndrom.

Keiner weiß, was genau dahintersteckt, aber eines ist sicher: Es wird ausgelöst durch massiven Stress, wie er meist bei zu Tode betrübten Menschen vorkommt. Das Herz kann seine normale Arbeit nur unter größten Anstrengungen ausführen; es hält dem seelischen Leiden nicht stand und verändert unter diesem enormen Druck sogar seine Form – es leiert im wahrsten Sinne des Wortes aus. Das Sprichwort »Du hast mir das Herz gebrochen« hat also durchaus eine gewisse medizinische Berechtigung. Glücklicherweise ist die Krankheit nicht tödlich, und so konnte ich die Patientin beruhigen und auf die kardiologische Station aufnehmen. Ich erklärte Frau Hallermann, worunter sie litt, und als ich zu dem Teil kam, in dem es um seelische Schäden ging, die sich körperlich zeigen, brach sie in Tränen aus und erzählte mir ihre Geschichte.

Erst kürzlich hatte sich ihr Freund ihr getrennt, weil er eine andere kennengelernt hatte. Die Beziehung hatte ganze sieben Jahre angedauert und eigentlich war eine Heirat im nächsten Frühjahr geplant gewesen. Die Trennung war auch deshalb so schmerzvoll für die Patientin, weil sie Frau Hallermann an die Scheidung ihrer Eltern und die darauf folgende Vernachlässigung durch den Vater erinnerte.

Und wie therapiert man dieses Broken-Heart-Syndrom nun? Tja, wie therapiert man ein gebrochenes Herz oder eine geschundene Seele? Eine schwierige Frage! Die Seele bestimmt in vielerlei Hinsicht die Gesundheit unserer Patienten. Auch wenn es für uns Ärzte oft schwierig ist, aber jeder Mediziner muss sich früher oder später eingestehen, dass man nicht jedes Leiden mithilfe von Laborwerten oder Röntgenstrahlung beweisen und nicht jede Krankheit mithilfe von Pillen oder Operationen behandeln kann. Die Probleme sitzen häufig viel tiefer, und dieser Bereich der Medizin steht noch ganz am Anfang seiner Erforschung. Sehr häufig mit solchen Problemen konfrontiert sind, wie gesagt, Hausärzte, denn sie sind die erste Anlaufstelle für Patienten mit unspezifischen Beschwerden. Oft hört man von hausärztlich tätigen Kollegen, dass ihre Arbeit zu großen Teilen aus psychotherapeutischen Interventionen besteht.

Der Beruf des Arztes wandelt sich. Auf der einen Seite steht uns eine immer bessere und höhertechnisierte Ausstattung zur Verfügung. Wir sind heute in der Lage, in den Körper eines Menschen hineinzusehen und bösartiges Gewebe sichtbar zu machen. Wir können Herzen und andere Organe transplantieren, und irgendwann werden wir sicher auch welche züchten, die genau auf das Individuum zugeschnitten sind, das sie benötigt, sodass sogar die Pillen nach einer Transplantation wegfallen. Wir werden immer älter, und gerade am Ende des Lebens sind wir in der Lage, das Leid nahezu unendlich hinauszuzögern. All das hat die moderne Medizin mittlerweile erreicht.

Verstehen Sie mich nicht falsch. In vielerlei Hinsicht ist das phänomenal, und wir können dankbar sein, in einem solchen Land, in dem auch noch jede notwendige Behandlung kostenlos ist, zu leben. Allerdings ist diese Art der Medizin auch anonym und unpersönlich. Ärzte haben heutzutage kaum noch Zeit für ihre Patienten. Das ist nicht die Schuld der Ärzte, sondern ein Systemfehler. Früher kannte der Hausarzt seine Patienten genau und wusste, bei wem er was von welchen Beschwerden zu halten hatte. Heute ist die Medizin desindividualisiert, Ärzte sind austauschbar. Wo heute Dr. X behandelt, macht morgen Dr. Y weiter, denn Dr. X muss Dr. A im Dienst ablösen.

Eine gute Medizin, die den Patienten im Auge hat, kann meiner Meinung nach auf Dauer so nicht funktionieren, denn Menschen sind keine Maschinen und Krankheiten keine Systemfehler. Ein Leiden muss immer im Kontext gesehen werden, und dazu gehört, dass der Patient Zeit mit dem Arzt hat. Das System Symptom – Diagnose – Pille – Auf Wiedersehen ist für Ärzte wie für Patienten unbefriedigend. Viele Menschen, besonders die Älteren, gehen zum Hausarzt, um nicht vollständig zu vereinsamen. Sie freuen sich tagelang auf den Besuch, er ist der Höhepunkt ihrer Woche oder gar ihres Monats.

Trotzdem oder vielleicht auch gerade weil wir einen so unglaublich hohen technischen Standard in der medizinischen Versorgung unserer Patienten gewohnt sind, fehlt uns die Zeit, Augen für den ganzen Menschen zu haben. Denn manchmal liegt die Ursache eines körperlichen Leidens, das sich über Jahre hinweg mit den modernsten Pillen und Behandlungen nicht kurieren lässt, ganz woanders. Dabei stellt das Beispiel der Broken-Heart-Patientin nicht die Ausnahme dar.

Um sie in eine für die Bürokraten brauchbare Schublade pressen zu können, wurde für eine Vielzahl von Patienten mit unterschiedlichen Problemen die Modediagnose Burn-out-Syndrom entwickelt. Aber wie kann es sein, dass ein fünfundzwanzigjähriger Student, der in seinem Leben noch nie richtig gearbeitet hat und quasi unter der Käseglocke groß geworden ist, unter einem Burn-out leidet, die fünfundachtzigjährige Urgroßmutter, die den Zweiten Weltkrieg durchgemacht, drei Kinder großgezogen und parallel in der Fabrik gearbeitet hat und sich heute noch von früh bis spät um ihre Familie kümmert, aber nicht? Was stimmt denn nicht mit unserer Gesellschaft? Sind wir alle verweichlicht? Das glaube ich weniger. Meiner Meinung nach besteht ein empfindliches Gleichgewicht zwischen sozialer, körperlicher und geistiger Gesundheit. Und dieses Gleichgewicht ist in unserer Kultur monumental zerstört.

Worunter genau leiden denn Patienten mit Burn-out-Syndrom? Sie sind abgeschlagen, müde, depressiv verstimmt und fühlen sich körperlich unheimlich schlapp. Vielleicht kann man zusammenfassend sogar sagen, die Menschen fühlen sich vorgealtert. Diese Symptome müssen wir Ärzte durchaus ernst nehmen, denn sie sind real. Die Patienten leiden und wenden sich an uns, um Hilfe zu bekommen. Doch mit Pillen und der modernen medizinischen Weisheit kommen wir oft einfach nicht weiter.

Aber sind die Beschwerden dieser Menschen deshalb weniger behandlungsbedürftig, weil wir sie nicht so wunderbar einfach wie den Herzinfarkt diagnostizieren können? Der Patient kommt nicht zu uns, weil er einen Herzinfarkt hat, sondern weil er unter Brustschmerzen leidet und sich von uns erhofft, dass wir das ändern können. Wo also liegt der Unterschied zwischen Brustschmerzen und den vielfältigen Ausprägungen des Burn-out? Nirgends. Wir stehen aber den psychosomatisch erkrankten Patienten oft hilflos gegenüber, weil wir kein Patentrezept gegen ihre Beschwerden haben. Und es gibt auch keines.

*

Deshalb trägt dieses Kapitel den Namen »Die Schieflage der MS Deutschland«. Die Problematik liegt tiefer. Sie ist in unserer Art zu leben verwurzelt. Und ich wage leider zu prognostizieren, dass unsere Gesellschaft in Zukunft immer älter und formal gesünder wird, der Einzelne aber immer einsamer und unglücklicher. Seinen traurigen Höhepunkt erreicht dieses Phänomen in den vielen Selbstmorden. Wer kennt denn nicht jemanden, der schon einmal versucht hat, sich das Leben zu nehmen, oder damit vielleicht sogar erfolgreich war? Haben Sie sich schon einmal gefragt, was in einem Menschen vorgehen muss, der beschließt, sich dieses eine Leben zu nehmen? Selbst wenn wir religiösen Fanatismus und schwere Erkrankungen außen vor lassen – die Verzweiflung, von der die Patienten angetrieben werden, muss furchtbar sein.

Und dabei hat diese Form des Ablebens überhaupt nichts Dankbares oder gar Heldenhaftes. Im Gegenteil: Sie traumatisiert die Familienangehörigen und diejenigen, die den toten Körper finden, und lässt die Hinterbliebenen ein Leben lang über der Frage brüten, ob der Suizid nicht irgendwie zu verhindern gewesen wäre. Und in manchen Fällen werden bei dem gewählten Freitod sogar die Retter unnötigen Gefahren ausgesetzt.

Wie dramatisch und gleichzeitig gefährlich eine solch unüberlegte Tat sein kann, mussten meine Kollegen und ich im frühen

Sommer dieses Jahres erleben. Es war einer der ersten wirklich heißen Tage, und wir entspannten auf dem Außengelände der Rettungswache. Rettungsassistent Manfred und ich unterhielten uns gerade über den neuesten Klatsch und Tratsch, denn ich war lange nicht mehr da gewesen und musste in Sachen wer mit wem und wo und wie auf den neuesten Stand gebracht werden.

Gerade als es besonders spannend wurde, bimmelte unser Notfallfunker und schickte uns in den Nachbarort. Gemeldet war eine Wohnungsöffnung, die Polizei sei vor Ort. Mehr erfuhren wir nicht. Also mussten wir unsere vormittägliche Tratschrunde leider unterbrechen, schwangen uns auf unser rot-weißes Pferd und galoppierten los in Richtung unseres Einsatzes. Über Funk wurden wir darüber informiert, dass die Polizei und die Feuerwehr bereits dabei seien, die Wohnung zu betreten. Ein Vater hatte sich bei der Rettungsleitstelle gemeldet und darüber geklagt, dass er seinen Sohn schon seit Tagen nicht gesehen und auch nichts von ihm gehört hatte. Der normalerweise sehr zuverlässige junge Mann war auch nicht zur Arbeit erschienen. Der Vater fuhr zu seinem Sohn nach Hause und klingelte und klopfte, doch nichts tat sich. Er bekam Angst und bat telefonisch um Hilfe. Und die war nun in Form von Manfred und mir unterwegs.

Als wir an dem Mehrfamilienhaus ankamen, wurden wir bereits von einem der Polizisten in Empfang genommen.

»Die Wohnung befindet sich im fünften Stock«, begann er uns darüber aufzuklären, was auf uns zukommen würde. »Eure Kollegen sind schon oben.«

»Haben Sie den Mann denn gefunden?«, fragte ich.

»Ja, er liegt in der Wohnung. Ist wohl ohnmächtig!«, erklärte uns der Polizist relativ emotionslos.

»Okay!?«, antwortete ich, schnappte mir den Koffer und – ganz wichtig – das Schreibzeug und machte mich mit Manfred an den Aufstieg. Unnötig zu erwähnen, dass der Fahrstuhl des Hauses defekt war – mal wieder!

Als wir endlich oben angekommen waren, schwitzten wir aus allen Poren – wie gesagt, es war der erste wirklich heiße Tag des nahenden Sommers. Die beiden Rettungsassistentinnen des RTW, Mira und Franziska, waren bereits dabei, sich um den jungen Mann zu kümmern, der vollkommen reglos auf der Couch lag – interessanterweise in der stabilen Seitenlage. Speichel floss ihm in regelmäßigen Abständen aus dem Mund.

»Hi«, begrüßte ich die beiden. »Was ist denn hier passiert?«

»Keine Ahnung!«, antwortete Franziska. »Wir sind auch gerade erst gekommen.«

Mira war unterdessen dabei, einen venösen Zugang aus dem Rettungsrucksack zu friemeln.

»Wollen wir ihn nicht erst mal auf den Rücken legen, damit wir einigermaßen ordentlich arbeiten können?«, schlug Manfred vor.

»Gute Idee«, sagte ich und ging direkt an den Kopf des Mannes, um ihm bei der Umdrehaktion nicht das Genick zu brechen. »Auf drei, okay?«

Und nachdem ich bis dorthin gezählt hatte, nahmen wir den jungen Burschen und legten ihn auf den Fußboden.

»So, jetzt eins nach dem anderen«, sagte ich. »Mira, du machst den Zugang. Franzi, du hängst ihn an den Monitor, und Manfred – schau doch mal, was du über ihn herausfinden kannst! Irgendeinen Hinweis, was hier los ist.«

Ohne Diskussionen ging jeder seiner Arbeit nach. Wir prüften die naheliegenden Ursachen von plötzlicher Ohnmacht, wie Unterzuckerung und niedriger Blutdruck, aber diesbezüglich war alles in Ordnung. Der Bursche atmete, hatte einen ordentlichen Pulsschlag und auch sein Blutzucker war im grünen Bereich. Alles in allem war der Mann so fit wie ein Turnschuh – nur dass er eben keinen Mucks von sich gab und dementsprechend auch keinerlei Abwehrmechanismen besaß. Somit musste ich befürchten, dass Mageninhalt in seine Luftröhre gelangte, an dem er dann ersticken würde.

»Mira, mach bitte mal die Intubation fertig!«, sagte ich und kümmerte mich darum, die Medikamente für das künstliche Koma aus dem Rucksack zu kramen.

Wahrscheinlich werden Sie sich jetzt fragen, was das soll. Künstliches Koma? Der Typ lag doch schon im Koma, wieso dann noch mal eins obendrauf? Nun, es gibt verschiedene Tiefen, die ein Ohnmachtsanfall erreichen kann. Und natürlich wusste ich überhaupt nichts über den Status, in dem sich unser Patient gerade befand. Weil so eine Intubation aber durchaus einen gewissen Reiz im Rachenraum nach sich zieht, bestand die Gefahr, dass der Patient anfing zu brechen oder, schlimmer, sich gegen die Maßnahme zu wehren. Und das war insbesondere dann unerfreulich, wenn der Grund für die Ohnmacht eine Hirnblutung war, von der ich bis zu diesem Zeitpunkt ausging.

Wir arbeiteten also konzentriert und versuchten, das Leben des jungen Mannes zu retten. Es dauerte nicht lange, bis alles dort war, wo es hingehörte – der Zugang im Arm, die Medikamente in den Venen und der Tubus im Hals. Die lebenswichtigen Funktionen waren somit schon einmal gesichert. Jetzt hieß es, auf Spurensuche zu gehen. Was war hier los?

Manchmal besteht unser Beruf tatsächlich zu einem gewissen Teil aus Dr.-House-Spielen, denn nachdem die ersten Maßnahmen ergriffen sind, geht es darum, die Krankheit an sich zu therapieren. Und nicht zuletzt auch darum, ein adäquates Krankenhaus zu finden. Es bringt herzlich wenig, wenn ich entscheide, einen Patienten mit Hirnblutung in die nächste Spezialklinik für Herzkrankheiten zu fahren oder zu fliegen.

»Weißt du schon was?«, fragte ich Manfred, der sich inzwischen auch wieder im Wohnzimmer eingefunden hatte.

»Komm doch mal mit!«, forderte er mich auf.

Der Patient war so weit versorgt, die Beatmungsmaschine piepte in beruhigender Gleichmäßigkeit vor sich hin und die beiden Rettungsassistentinnen hatten alles im Griff.

»Ich glaube, du solltest dir das hier mal ansehen!«

Manfred führte mich in die winzige Küche der ohnehin schon sehr kleinen Wohnung. Dort stand ein Feuerwehrmann und besah sich mit fragendem Gesicht zwei kleine Gegenstände.

»Was gibt's?«, fragte ich.

»Wir haben in der ganzen Wohnung nichts gefunden. Aber das hier scheint mir doch etwas komisch.«

Ich untersuchte die beiden Dinge. Es handelte sich um ein Zippo-Feuerzeug sowie eine Auffüllflasche für Feuerzeuggas.

»Und?«, fragte ich.

»Ist dir beim Intubieren irgendwas aufgefallen?« wollte Manfred wissen.

»Ja, der Rachen war rot.«

»Hat der Mann irgendwie komisch gerochen?«, fragte der Feuerwehrmann.

Ich nickte. Das hatte er in der Tat.

»Hier stimmt etwas nicht«, sagte Manfred.

»Was meinst du denn?«

»Das hier«, er nahm das Feuerzeug und wedelte damit vor meinen Augen herum, »ist ein Zippo. Und das arbeitet mit Benzin.«

»Während dort …« Und dann wurde mir alles klar. »Leute!«, rief ich den Mädels im Wohnzimmer zu. »Macht die Fenster auf.«

Ohne nachzufragen taten sie, was ich verlangt hatte.

»Ihr müsst die Wohnung nach anderen giftigen Gasen untersuchen«, verlangte ich von dem Feuerwehrmann.

»Was ist denn um Gottes willen los?«, fragte der Vater unseres Patienten, der im Flur stand und alles mit einem zunehmend besorgten Gesicht beobachtete.

»Ich glaube«, versuchte ich, seine Frage zu beantworten und dabei so behutsam wie möglich vorzugehen, »Ihr Sohn hat versucht, sich das Leben zu nehmen!«

Mit großen Augen starrte er mich an. »Aber so schlimm war es doch gar nicht?«

»Was meinen Sie?«

»Na ja, er war in letzter Zeit schon etwas geknickt. Seine Freundin hat mit ihm Schluss gemacht und er hat sonst nicht so viele Leute. Sein Bruder und ich haben versucht, für ihn da zu sein, aber er war sehr verschlossen.« Der Vater weinte nun. »Aber wir haben doch nicht gedacht … oh mein Gott!«

Ich versicherte dem Mann, dass wir alles tun würden, um seinen Sohn zu retten, und ging zurück ins Wohnzimmer.

»Wie macht er sich?«

»Gut so weit!«, antwortete Mira.

»Was ist denn eigentlich in dem Zeug drin?«, fragte ich Manfred.

»Warte, ich schau mal.« Er nahm die Dose und studierte das Etikett. »Hier steht nicht viel.«

»Mist.« Ich dachte nach, dann kam mir eine Idee. »Manfred, ruf doch mal den Giftnotruf an«, bat ich meinen Mitstreiter.

Der nahm sofort das Telefon zur Hand und wählte die eingespeicherte Nummer. Der Giftnotruf ist eine prima Sache. Wie der Name schon sagt, können Ärzte, aber auch Laien dort anrufen, wenn sie vor einem seltenen Vergiftungsproblem stehen. Der menschliche Körper kann bekanntlich durch Tausende Substanzen aus der Ruhe gebracht werden, und kein Mensch kennt die alle auswendig. Um betroffene Patienten trotzdem optimal behandeln zu können, wurde diese Ansprechstelle geschaffen. Dort sitzen Menschen, die mithilfe einer riesigen Datenbank nach Antworten auf die dringendsten Fragen des Rettungsteams suchen.

Es dauerte keine halbe Minute, bis mir Manfred das Telefon an mein Ohr hielt. Ich erfuhr, dass es sich bei handelsüblichem Feuerzeuggas um eine Mischung aus Propan- und Butangas handelte, was mir ungefähr überhaupt nichts sagte.

»Wie muss ich das denn jetzt therapieren?«, fragte ich. »Und ist das für uns auch gefährlich?«

Die Dame am anderen Ende der Leitung bat mich um einen Moment Geduld, während sie ihre Datenbank nach meinen Fragen durchforstete. »Also, hier steht, dass man außer der Zufuhr von so viel Sauerstoff wie möglich nicht viel machen kann.«

Ich stellte die Sauerstoffzufuhr unserer Beatmungsmaschine auf Maximum und hörte dabei weiter zu.

»Sie sollten den Patienten, wenn möglich, intubieren.«

Abgehakt.

Sie gab mir noch ein paar weitere, eher allgemein gefasste Tipps. »Gefährlich ist das für Sie nur in großen Mengen. Ich würde trotzdem mal vorsorglich etwas lüften.«

Auch das hatten wir ja bereits getan. Also Glück gehabt! Ich bedankte mich bei der freundlichen Dame und gab Manfred den Auftrag, über die Leitstelle nach einer geeigneten Klinik mit genügend Know-how in Bezug auf Vergiftungen zu suchen.

Währenddessen organisierte ich den Abtransport. Dass wir uns im sechsten Stock eines Hauses mit defektem Aufzug befanden, machte die Arbeit nicht unbedingt leichter. Glücklicherweise stand uns die Feuerwehr mit helfenden und hoch motivierten Händen zur Seite. Ihr Zugführer war bereits dabei, die Rettung des Patienten aus der Wohnung zu organisieren, als Manfred mir den Hörer entgegenhielt.

»Der aufnehmende Arzt will mit dir sprechen!«

Ich nahm das Telefon und meldete mich mit Namen und Funktion.

»Hallo, hier ist Dr. Knopp. Ich bin der Diensthabende der Notaufnahme. Ihr Assistent hat mich bereits informiert, aber ich wollte dann doch noch mal Rücksprache halten. Sie wollen uns was zuweisen?«

»Eine Propan-/Butanintoxikation«, antwortete ich, als wäre es das Normalste auf der Welt.

»Und das bedeutet?«, fragte der Kollege Knopp.

»Der Patient hat versucht, sich mit Feuerzeuggas das Leben zu nehmen.«

»Wie geht das denn?«

»Offenbar gar nicht.«

»Na gut, ist er stabil?«, wollte Knopp wissen.

Ich bejahte, wenn auch mit der Einschränkung, dass die Stabilität nur auf einem äußerst niedrigen Niveau gegeben sei, und Dr. Knopp sicherte mir zu, er werde irgendwo schon ein Bett organisieren.

Als ich das Telefonat beendet hatte, waren die Feuerwehrmänner bereits mit ihren Vorbereitungen fertig und wir konnten unseren Patienten nach unten bringen. Der Transport gestaltete sich zwar schwierig, aber mit der Hilfe der roten Männer ging alles ziemlich flott vonstatten. Wir brachten den jungen Mann in die Klinik, wo ich seinen Fall direkt an den Kollegen Knopp übergab.

Zurück auf der Wache, konnte ich die Besorgnis in den Augen aller Beteiligten sehen, und so entschied ich mich dafür, die ganze Angelegenheit doch noch mal im Nachgespräch aufzuarbeiten. Der Grund für die allgemeine Niedergeschlagenheit war der, dass Manfred vor Kurzem erst eine Fortbildung zum Thema Suizid besucht hatte.

»Da gibt es 'ne ganze Menge Dinge, die auch für uns gefährlich werden können«, sagte er und nahm mir damit das Wort praktisch aus dem Mund.

»Du meinst, wenn die Gase verwenden, oder?«

»Genau. Schon mal was von Schwefelgas gehört?«

Hatte ich bis zu diesem Zeitpunkt noch nicht, aber Manfred klärte mich auf. In der »Suizidszene« (so etwas gibt es wirklich) ist es momentan der neueste Schrei, seinem Leben mit Hilfe diverser Gasgemische wie beispielsweise Schwefelgas ein Ende zu setzen. Die Betroffenen legen sich in einen Raum und lassen eine Tinktur in einer Vorrichtung, die eigentlich für Duftöle gedacht ist, verdampfen. Das dabei entstehende Gasgemisch besteht vor allem aus Schwefelgas. Das Resultat: Erst schläft man ein, dann hört man auf zu atmen, dann ist man tot. Diese Methode der Selbsttötung wird als enorm elegant empfunden, da keinerlei Schmerzen auftreten. Man schläft einfach ein.

Pustekuchen … Der Lebensmüde fängt nämlich an, wie ein Wilder zu krampfen, und der Tod tritt letzten Endes durch Ersticken ein. Was ist denn daran bitte schön elegant? Die Angehörigen finden den geliebten Menschen dann blau und mit lauter Erbrochenem vor dem Mund und werden den Anblick ihr Leben lang nicht mehr los. Ich halte das für ziemlich geschmacklos. Man sollte diesen Menschen eine therapeutische Hilfe anbieten. Stattdessen ist es in unserem Land legal, dass »Gleichgesinnte« online darüber diskutieren, was der »beste« Selbstmord sei.

Genau da sehe ich auch das Problem am Internet und vor allen Dingen an dessen Anonymität. In normalen sozialen Systemen werden Anzeichen von seelischer Krankheit oft (zwar auch nicht immer, aber doch ab und an) von irgendjemandem bemerkt, der dann im besten Fall regulierend eingreifen kann. Im Internet werden psychisch Erkrankte von irgendwelchen Menschenfängern geangelt, um sie dann entweder in den Suizid zu treiben oder um sie abzuzocken. Wenn man lange genug sucht, findet man online immer jemanden, der das, was man macht, toll findet – auch wenn es objektiv absoluter Mist ist. Und wer leidet darunter? Diejenigen, die den erhängten oder erstickten Angehörigen finden – oft auch dessen Kinder. In unserem Fall war der Vater derjenige, der sich unglaubliche Vorwürfe machte. Wahrscheinlich braucht der jetzt auch eine Therapie.

Das Schlimmste ist aber, dass solche Suizidtechniken auch noch das Rettungsteam gefährden. Wenn wir nämlich Pech gehabt hätten und der junge Mann kein Feuerzeug-, sondern Schwefelgas verwendet hätte, dann wären wir jetzt auch alle ziemlich tot.

*

Doch wieso denkt ein Mensch, der im Prinzip das ganze Leben noch vor sich hat, überhaupt ernsthaft darüber nach, es zu beenden? Wie ich eingangs bereits schrieb, kenne ich die Antwort auf diese Frage nicht, bin aber überzeugt davon, dass sich unsere Gesellschaft in eine Richtung entwickelt, bei der viele Menschen auf der Strecke bleiben.

Das liegt nicht zuletzt daran, dass bei vielen Menschen die landläufige Meinung vorherrscht, man könne mit Pillen alles behandeln. Klar, wenn jemand ein ernstes medizinisches Problem hat und Medikamente braucht, dann ist die moderne Pharmakologie ein Segen. Denken Sie nur an die vielen Mittel gegen hohen Blutdruck, die Hilfe bei Herzinfarkten oder auch die Antibiotikatherapie. Ohne diese Fortschritte wäre kein modernes Leben denkbar. Aber ist es wirklich notwendig, jedem etwas überdrehten Kindergartenkind die Ritalinkeule zu verpassen? Was tun wir unseren Kindern da eigentlich an, und wie sollen sie im Erwachsenenalter jemals mit der Tatsache klarkommen, dass ihre Eltern Liebe durch Medikamente ersetzt haben? Wenn in der heutigen Zeit die Heranwachsenden schon scharenweise zum Psychologen rennen, weil Papi zu viel auf Arbeit war und sich nicht adäquat um den Nachwuchs kümmern konnte, wie sieht das dann in zwanzig oder dreißig Jahren aus?

Ich erinnere mich noch genau an den Tag, an dem ich bemerkte, dass der Umgang mit den zukünftigen Generationen oftmals verbesserungswürdig ist. Ich war als ganz junger Arzt im ärztlichen Bereitschaftsdienst unterwegs und dafür zuständig, Hausbesuche bei Patienten zu machen, die zwar nicht in unmittelbarer Not waren, aber trotzdem ein medizinisches Problem hatten, das ihrer Meinung nach nicht bis zum nächsten Arbeitstag aufschiebbar war.

Nun lernt man in der Universität eine ganze Menge über die Diagnostik und Therapie der verschiedensten Erkrankungen und vertritt irgendwann kurz nach dem Staatsexamen die Meinung, es gebe auf jede Frage eine Antwort und jede Erkrankung ließe sich zweifelsfrei diagnostizieren und zöge dann auch die entsprechende Therapie nach sich. Ich war der Meinung, dass, wenn ein Kind unter ADHS leidet, man ihm auch die entsprechende Therapie zukommen lassen müsse. Relativ schnell musste ich jedoch einsehen, dass ich mich irrte.

An einem Samstagnachmittag meldete eine Familie, die in einem kleinen Dorf zu Hause war, ich solle mir die Wunde des Vaters anschauen. Er sei am Freitag aus der Klinik entlassen worden und der Stumpf seines amputierten Beines brauche dringend einen Verbandswechsel. Also packte ich meine Siebensachen und fuhr die paar Kilometer, um dem Wunsch des Patienten zu entsprechen und einen professionellen Verbandswechsel durchzuführen.

Bereits als ich an der Tür des kleinen Bauernhauses klingelte, traf mich fast der Schlag. Überall lag Müll herum, es stank bestialisch. Ich fühlte mich wie im falschen Film, als ob mich jemand mit einer Zeitmaschine ins 16. Jahrhundert zurückversetzt hätte, eine Zeit, in der es keinen Strom und keine sanitären Anlagen gab. Trotzdem klingelte ich und wurde freudig von einer ungefähr Dreijährigen in zerfetzten Klamotten begrüßt. Sie führte mich eine klapprige Holztreppe nach oben, wo ihre Eltern auf dem Sofa eines kleinen Wohnzimmers saßen. Im gesamten Zimmer hing ein furchtbarer Nebel aus kaltem Zigarettenrauch. Außerdem waren noch zwei andere Kinder im Zimmer, die sich über irgendein Spielzeug herzumachen schienen, von dem ich nicht so genau wusste, was es war – und um ehrlich zu sein, interessierte mich das auch gar nicht. Ich wollte so schnell wie möglich wieder da raus.

Der Patient hielt mir seinen Stumpf ohne weitere Erklärung hin. Trotz der Umstände versuchte ich, freundlich zu bleiben und den Mann in ein Gespräch zu verwickeln. Ich fragte, wann die Operation stattgefunden hatte, und zeigte mich daran interessiert, warum einem so jungen Mann bereits ein Bein abgenommen worden war, obwohl ich mir ohnehin sicher war, die traurige Antwort zu kennen.

»Das muss alles in Ihren Akten stehen!«, antwortete er und widmete sich weiter dem Fernsehprogramm, in dem irgendein hochberufener Richter gerade eine Teeniebande zu einem Jahr auf Bewährung verurteilte.

Als ich mich umschaute, entdeckte ich in der angrenzenden Küche einen zerfransten Entlassungsbrief auf dem Tisch (der Patient war ja erst einen Tag zuvor entlassen worden) und entnahm ihm die benötigten Informationen. Wie ich vermutet hatte, war der Grund für die Amputation des Beines eine Verkalkung der Beingefäße. Dabei handelt es sich um eine Erkrankung, die normalerweise erst im hohen Alter auftritt, aber aufgrund des Lebenswandels des Einundvierzigjährigen bereits sehr früh zugeschlagen hatte.

Auch während ich den Verband wechselte, wurde mir kaum Beachtung geschenkt. Das Paar war nicht unfreundlich – es schien sich nur mehr für das Bildungsangebot der privaten Fernsehsender als für seine Gesundheit zu interessieren. Ich erledigte meine Arbeit schnell, denn der Zigarettenqualm nahm mir den Atem. Die drei kleinen Kinder im Raum schien er weniger zu stören. Als ich gerade meine Siebensachen zusammenpackte und mir Gedanken machte, wie ich den Gestank aus meinem Arztzeug herausbekommen sollte, fragte das mittlere der drei Kinder (ich schätzte es ungefähr auf vier bis fünf Jahre) seine Eltern, ob sie ein bisschen mit ihnen spielen könnten.

»Schnauze!«, sagte der Vater, und als die Kleine nicht lockerließ, flog ein Schuh an mir vorbei und traf die Tochter am Bein.

Die war so eine Reaktion aber offenkundig gewohnt, denn besonders schien sie sich nicht daran zu stören. Etwas enttäuscht drehte sie sich um und wandte sich wieder ihren Geschwistern zu, die das Interesse an dem geheimnisvollen Spielzeug verloren hatten und nun mit bloßen Händen in einer großen Schüssel herumwühlten, deren Inhalt ich mit viel Fantasie als Kartoffelbrei identifizierte. Offenbar war Essenszeit. Beim Hinausgehen hatte ich dann die Gelegenheit, einen Blick auf das Spielgerät zu werfen. Es handelte sich um einen toten Vogel. Blut lief dem Tier aus dem geschundenen Körper und klebte an den Fingern der Kinder – mit denen sie gerade vergnügt ihr Mittagessen zu sich nahmen.

So schnell es ging, fuhr ich zur Polizei, um die Sache zur Anzeige zu bringen. Man versicherte mir, dass man sich um die Angelegenheit kümmern werde, aber gehört habe ich nie wieder etwas davon. Ich war schockiert, dass solche Dinge inmitten unseres zivilisierten Landes geschehen können. An diesem Tag lernte ich das erste Mal, dass sich hinter den Mauern deutscher Wohnungen furchtbare Dinge verbergen können und dass man niemals weiß, was man vorfinden wird, wenn man zu einem Notfall fährt.

Im Nachhinein schaute ich in den Akten der Klinik nach und fand heraus, dass zwei von den drei Kindern mit Beruhigungsmitteln behandelt wurden. Diagnose: ADHS. Ich frage mich, wie diesen vernachlässigten Vorschulkindern eine Krankheit angedichtet werden konnte, unter der sie sicher nicht litten. Kann es sein, dass wir es uns manchmal schlicht zu leicht machen? In diesem Fall waren schließlich nicht die Kinder krank – sondern die Eltern.

*

Obwohl dramatisch und mit Sicherheit eines meiner schlimmsten Erlebnisse dieser Art, handelt es sich leider nicht um einen Einzelfall. Eine ganze Subgesellschaft überforderter Eltern scheint momentan dabei zu sein, Kinder zu erziehen, deren Chancen auf ein halbwegs normales und psychisch gesundes Leben bereits im Kinderzimmer zerstört werden. Glücklicherweise gibt es auch sehr viele unglaublich liebevolle Eltern, die nur das Beste für ihre Kinder im Sinn haben, und ich finde es, in Anbetracht der furchtbaren Vernachlässigung, der ich viel zu oft begegnet bin, ein wenig taktlos und kurzsichtig, in diesem Zusammenhang abwertend von Helikoptereltern zu sprechen.

Das grauenhafte Maximum der elterlichen Überforderung mussten vor einiger Zeit ein paar Kollegen von mir erleben. Das Team wurde zu einem Zweijährigen gerufen, der laut Angaben des Vaters von der Couch gefallen war. Anfänglich schien es daran auch wenig

Zweifel zu geben. Das Kind lag bewusstlos auf dem Boden und an seinem Kopf war eine kleine Beule zu sehen. Alles schien zu passen. Doch dann wurden die Kollegen stutzig. Irgendwas passte nicht ins Bild. Der Vater schien merkwürdig unbeteiligt, und außerdem fand der Notarzt weitere Wunden am Körper des Kleinkindes, als er eine vollständige Untersuchung durchführte.

Die Kollegen versorgten den kleinen Patienten. Auch hier war es notwendig, ein künstliches Koma in die Wege zu leiten und einen Beatmungsschlauch einzuführen, denn die Atmung des Kleinen war nur unregelmäßig und reichte nicht, die Organe mit Sauerstoff zu versorgen. So schnell es ging, fuhr der Rettungswagen in die nächste Kinderklinik. Dort wurde eine Computertomografie des ganzen Körpers angefertigt. Neben einer schwerwiegenden Hirnblutung waren außerdem mehrere ältere Knochenbrüche zu sehen, die sich in verschiedenen Heilungsstadien befanden. Sofort informierte der Notarzt die Polizei. Noch am selben Tag wurde der Vater festgenommen und in Untersuchungshaft gesteckt. Doch was genau war passiert und wie hatte es so weit kommen können?

Der kleine Patient war nur eines von zwei Kindern im Haushalt dieser jungen Familie. Die Eltern hatten im Eifer ihrer jungen Liebe bereits nach einigen Tagen Beziehung beschlossen, ihre Gene gemeinschaftlich weiterzugeben. Oder aber sie hatten im Eifer des Gefechtes vergessen, daran zu denken, genau das zu verhindern. Wie auch immer, nach drei Wochen war klar – die zwanzigjährige Freundin war schwanger. Weil beide Elternteile einer eher bildungsfernen Schicht angehörten, war die finanzielle Situation schlecht und das Kindergeld gerade gut zu gebrauchen. Obwohl sie sich erst seit wenigen Tagen kannten, beschlossen beide, es darauf ankommen zu lassen, und gründeten eine Familie. Überraschenderweise passten der junge Mann und die junge Frau dann aber nicht ganz so gut zusammen wie erhofft. Außerdem war es besonders ihm ein Bedürfnis, sein Leben in vollen Zügen zu genießen, denn mit dreiundzwanzig hat man ja noch alles vor sich. Also blieb sie zu Hause, kümmerte sich um ihr Neugeborenes, wurde immer voluminöser und sah dabei zu, wie er von Bett zu Bett hüpfte.

Als die Beziehung nach einem Jahr fast völlig am Ende war, beschlossen die beiden nicht etwa, die Reißleine zu ziehen und sich voneinander zu trennen, sondern ihre Gemeinsamkeit auf anderem Wege zu retten: Sie entschieden sich für ein weiteres Kind. Denn wenn die etlichen Beziehungsratgeber und Psychologen eine Sache sehr deutlich klargestellt haben, dann doch die, dass eine Schwangerschaft die beste Methode ist, um eine dem Untergang geweihte Partnerschaft doch noch zu retten. Oder etwa nicht?

Also wurde die junge Mutter zum zweiten Mal schwanger. Verwunderlicherweise änderte sich an der Qualität der Liaison nichts. Daddy versprühte seine Gene weiterhin in der Weltgeschichte, jetzt allerdings mit einer Schicht Latex als Schutz gegen die Konsequenzen, und die Frau des Hauses saß allein daheim rum und grämte sich. So hatte sie sich ihr Leben nun wirklich nicht vorgestellt. Irgendwann entschied sie sich dafür, dass eine gewisse Entwicklung ihrer Persönlichkeit notwendig war. Und wenn sie es tatsächlich mal schaffen würde, sich von ihrem Freund zu trennen, was sie sich wahrscheinlich Morgen für Morgen vornahm, dann müsste sie doch wenigstens finanziell unabhängig dastehen. Also suchte sie sich einen Job. Sie wurde Kassiererin bei einem Discounter, und da ihr Freund arbeitssuchend war, blieb ihm nichts anderes übrig, als sich um den Nachwuchs zu kümmern, während sie die Haushaltskasse ein klein wenig aufbesserte.

Doch die Erfahrungen des jungen Mannes, was den Umgang mit kleinen Kindern anging, waren begrenzt. Er war cholerisch und hatte keine rechte Lust, sich mit seinen beiden Sprösslingen tatsächlich auseinanderzusetzen. Weshalb er anfing, das Betteln der Kinder um die väterliche Liebe oder aber auch um Nahrung mit Denkzetteln zu quittieren.

Am besagten Tag litt das kleinere der beiden Kinder unter einer harmlosen Erkältung. Die war zwar medizinisch unbedeutend, trotzdem fand der Spross sie wenig prickelnd, denn er hatte Fieber und fühlte sich hundeelend, weswegen er seinem Unmut durch dauernde Quengelei Luft machte. Weil er gerade bei einem Online-rollenspiel kurz davor war, den nächsten Rang zu erreichen, passte dem Vater die Krankheit seines Sprosses so gar nicht in den Kram. Aber der Kleine weinte weiter. Und dann wurde es Daddy zu viel. Er nahm das Kleinkind und schüttelte es so lange, bis es endlich aufhörte zu schreien. Erst nach ein paar Minuten bemerke der Mann, dass er es wohl übertrieben hatte, denn jetzt gab der kleine Sohn keinen Mucks mehr von sich. Den Rest der Geschichte kennen Sie. Drei Tage nach dem Notarzteinsatz starb das Kind. Der Vater sitzt bis heute in Untersuchungshaft und wartet auf seinen Prozess.

*

Ich finde es dramatisch, wie in Teilen unserer Gesellschaft mit dem Nachwuchs umgegangen wird, und ich glaube, dass die Konsequenzen für die nächste Generation noch gar nicht abzusehen sind. Aber ich glaube auch, dass sich das gesellschaftliche Zuwendungsproblem auf beiden Seiten der Alterspyramide zeigt. Denn nicht nur bei der Pflege und Erziehung von Menschen am Anfang ihres Weges sehe ich im Zuge meiner Arbeit die Auswüchse gravierender Probleme. Auch mit unseren Alten wissen wir oft nichts anzufangen.

Seit Jahren ist dieses Problem bekannt. Spätestens seit dem Video, das zeigt, wie ein Altenpfleger eine Patientin verprügelt, weil die nicht das machen kann, was der Mann von ihr verlangt, wissen wir, dass da was faul ist in unserem Solidaritätskonzept.

Leider kann ich nicht sehen, dass sich diesbezüglich in den letzten Jahren viel geändert hat. Haben Sie sich mal Gedanken darüber gemacht, was Sie tun, wenn Ihre Eltern so alt sind, dass ihnen ein selbstständiges Leben nicht mehr möglich ist? Wollen Sie die Pflege selbst übernehmen? Wahrscheinlich nicken jetzt viele von Ihnen innerlich und denken, dass das ja wohl eine Ehrensache ist.

Ein prinzipiell löblicher Gedanke. Und tatsächlich vertreten viele Menschen, die ich kennenlernen durfte, dieselbe Meinung. Natürlich gibt es auch immer wieder Familien, in denen der Haussegen schief hängt, aber prinzipiell beobachte ich eine breite Bereitschaft zur Aufnahme pflegebedürftiger Angehöriger. Was dann aber fast immer an der Realität scheitert. Denn wahrscheinlich haben Sie Kinder, einen Job, ein Privatleben, und auch, wenn Sie auf Letzteres verzichten würden, was Sie wahrscheinlich sowieso regelmäßig tun müssen, bliebe Ihnen doch niemals genug Zeit, Ihre Mutter oder Ihren Vater zu pflegen. Denn die Pflege eines Menschen ist ein Fulltime-Job. Wer ihm ernsthaft nachgehen möchte, der braucht mehr als Motivation und guten Willen.

Also bleiben zwei Alternativen: Entweder holt man sich eine osteuropäische Pflegekraft ins Haus, oder man entscheidet sich dafür, das Problem »outzusourcen«. Die meisten Menschen gehen den letzteren Weg. Und das nicht einmal aus bösem Willen oder jahrelang gehegtem Groll, sondern schlicht, weil es der einzig gangbare ist. Und selbst Pflegeheime sind teuer.

Der Vater eines meiner besten Freunde ist kürzlich an Alzheimer erkrankt, und nun stellt sich die Frage nach dem weiteren Vorgehen. Weil mein Freund als Bäcker arbeitet, kommt eine häusliche Pflege nicht infrage, und es bleibt nur das Altenheim als letzter Ausweg. Das kann er sich aber kaum leisten. Natürlich gibt es Pflegeversicherungen und so weiter, aber nicht alle Menschen haben so etwas, denn leider denkt niemand gerne über diesen letzten Lebensabschnitt nach – und wenn man sich keine Gedanken darüber macht, kann man sich auch nicht darauf vorbereiten. Auch der Vater meines Freundes hat keine Pflegeversicherung, und so muss der Staat einspringen. Und der schaut sich erst einmal genau um, was bei den Angehörigen so auf dem Konto liegt.

Alles in allem ist die Pflege der Angehörigen also ein ernstes Thema und sollte wohl überlegt sein. Leider macht der Fachkräftemangel auch in diesem sensiblen Bereich der Gesellschaft unüberhörbar von sich reden. Gewalttätige Pflegekräfte und halb verhungerte Heimbewohner sind erst vor einiger Zeit durch die Presse gewandert und haben für Aufruhr gesorgt. Und tatsächlich sind die Zustände in vielen Heimen katastrophal. Ich selbst bin glücklicherweise noch nicht Zeuge von Gewalt in Pflegeheimen geworden, durchaus aber von Unterversorgung und teils absolut überfordertem Pflegepersonal. Man kann hier aber nicht pauschal auf die Pflegekräfte zeigen und sie verurteilen, denn meist geben sie ihr Bestes oder versuchen es zumindest. Das Problem ist vielmehr, dass einige Heime als wirtschaftlich arbeitende Steuersparmodelle gebaut werden und man versucht, die Laufkosten so niedrig wie möglich zu halten. So kommt es nicht selten vor, dass eine Pflegekraft, die oft nicht einmal in Ansätzen unsere Sprache spricht, für zwanzig, teils dreißig hochgradig bedürftige Menschen zuständig ist. So eine Arbeit kann kein Mensch leisten.

Aber es gibt auch Positivbeispiele. Einmal wöchentlich betreue ich in einem Pflegeheim ein paar Patienten. Hier sind die Altenpflegerinnen wirklich bemüht, spenden den Patienten sogar ab und an mal ein Streicheln, kennen sie beim Vornamen und wissen genau über ihre Pappenheimer Bescheid.

Ich bin überzeugt davon, dass die allermeisten Alten- oder Krankenpfleger ihr Bestes für ihre Patienten geben. Aber teilweise ist das einfach nicht genug. Es ist kein Wunder, dass viele Menschen, die diesen Beruf ausüben, bereits mit vierzig oder fünfzig in Rente gehen müssen – entweder weil der Rücken nicht mehr mitspielt oder weil die Seele nicht mehr kann. Wenn man ständig alles gibt und die Qualität der Versorgung trotzdem nie auch nur halbwegs zufriedenstellend ist, dann deprimiert das unheimlich.

Ähnliches gilt für die Pflegekräfte in vielen großen oder auch kleinen Kliniken. Aufgrund des Fachkräftemangels und weil die Einrichtungen mittlerweile von wirtschaftsorientierten Bürokraten und nicht mehr von Ärzte geleitet werden, müssen sich Schwestern oft um eine unglaubliche Menge an schwerkranken Patienten kümmern. Für die Krankenhausverwaltung zählt oft nur der Profit. Aber mit menschlicher Zuwendung lässt sich nun mal nicht viel verdienen. Aus finanzorientierten Kalkulationen, durchgeführt von Menschen, die keine Ahnung von Medizin oder Pflege haben, erwachsen dann völlig unverständliche Arbeitsanweisungen. So müssen Pflegekräfte teilweise nachts um drei Uhr das Betten von Patienten vornehmen, weil sie es vorher nicht schaffen. Stellen Sie sich vor, Sie wurden gerade frisch operiert oder haben einen Herzinfarkt erlitten, und dann kommt mitten in der Nacht jemand, der Sie aus dem Bett wirft, um es frisch zu beziehen oder Sie, falls Sie dazu nicht selbst in der Lage sind, zu waschen!

Wir leben in einem tollen Land und unser Gesundheitssystem ist in vielen Punkten vorbildlich aufgebaut. Noch sind wir in der Lage, jedem Menschen eine adäquate Gesundheitsfürsorge zukommen zu lassen. Aber in zu vielen Bereichen wird das bald nicht mehr möglich sein. Ich befürchte, dass wir in den nächsten Jahrzehnten massive Probleme bekommen werden, was die Pflege unserer Alten und Kranken betrifft. In den ländlichen Bereichen der Republik ist es meiner Erfahrung nach schon jetzt enorm schwierig, genug qualifiziertes Personal zu finden, und eine vernünftige Versorgung der Bedürftigen wird nur durch das beispiellose Engagement Einzelner aufrechterhalten. In Anbetracht der Leistungen dieser Berufsgruppen, zu der beispielsweise Pfleger und Rettungsassistenten zählen, ist mir das Verhalten verschiedener Dienstleiter aus dem Personenbeförderungsgeschäft absolut nicht verständlich. Pfleger wie Retter müssen sich physisch und psychisch enorm anstrengenden Aufgaben stellen und werden dafür nie angemessen gewürdigt. Während andere das öffentliche Leben über Tage hinweg lahmlegen, nur um ihre kleinlichen und für die meisten Leute völlig unbedeutenden Interessen durchzuboxen. Wenn meine Kollegen im Rettungsdienst ihre Arbeit für nur zwei Stunden niederlegen würden, dann stürben Menschen. Dieser hohen moralischen Verantwortung ist es geschuldet, dass das Problem des Fachkräftemangels, besonders in der Pflege und im Rettungsdienst, über Jahrzehnte ignoriert wurde oder immer noch ignoriert wird. Denn offenbar gilt: Wer nicht streikt, wird übersehen.

Natürlich ist auch die Leistung aller ärztlichen Kollegen nicht genug hervorzuheben, denn sie behandeln oder retten die Patienten. Aber ich glaube, dass der Arztberuf an sich doch einen ziemlich hohen Stellenwert im öffentlichen Ansehen genießt, und im Großen und Ganzen wird unsere Arbeit auch sehr gut bezahlt. Der Pflege- sowie der Rettungsberuf stehen immer im Schatten des Ansehens von uns Ärzten. Ich wünsche mir, dass das anders wird. Irgendetwas muss sich ändern, denn wenn nicht, dann stehen wir bald ziemlich allein da. Denn leider bin ich überzeugt davon, dass es nicht mehr lange dauern wird, bis auch Deutschland den ersten Todesfall zu beklagen hat, der auf den Fachkräftemangel im Rettungsdienst zurückzuführen ist. Jemand wählt die 112 – und keiner kommt! Weil keiner da ist.

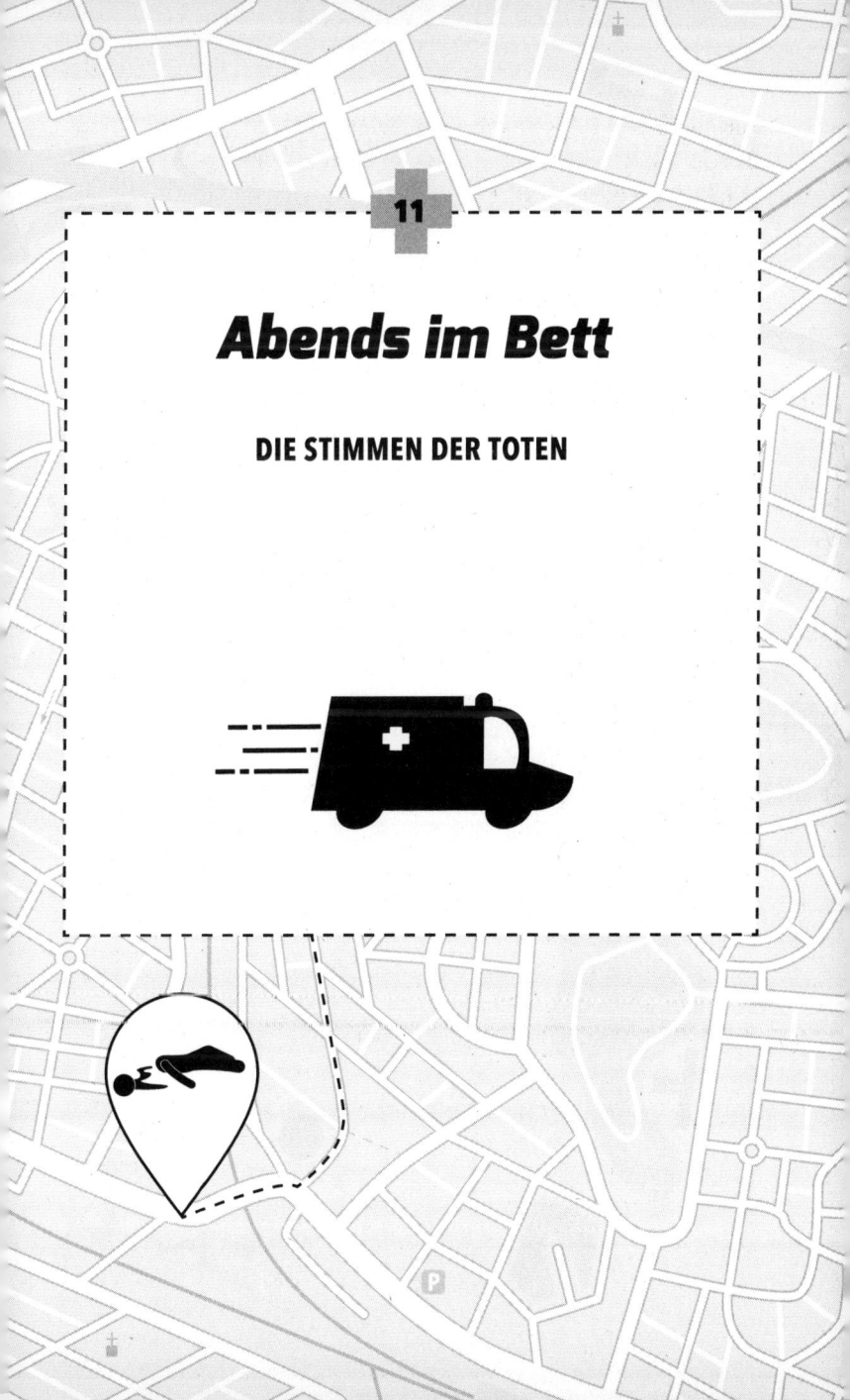

Abends im Bett

DIE STIMMEN DER TOTEN

Man sagt, jeder Notarzt habe einen eigenen Friedhof. Lange Zeit habe ich diesen Spruch als Unsinn abgetan. Irgendwann musste ich dann aber einsehen, dass er auch was Wahres hat. Dabei ist aus rein rationaler Sicht natürlich nicht der Notarzt schuld am Ableben seiner Patienten. Dafür ist dann doch meist eine Krankheit verantwortlich, oder ein über Jahre hinweg gepflegter äußerst ungesunder Lebenswandel, oder irgendein Idiot, der mit drei Promille meint, noch fahren zu können, oder schlicht und einfach Pech. In den allerwenigsten Fällen (ich selbst habe eigentlich noch von keinem einzigen gehört) ist tatsächlich der (Not-)Arzt schuld daran, wenn etwas schiefgeht, denn natürlich geben wir in jeder Situation unser Bestes – besonders wenn es um Leben und Tod geht. Aber manchmal ist unser Bestes einfach nicht genug und die Patienten sterben. Wie man sich dann fühlt? Schuldig. Auch wenn man weiß, dass man nichts dafür kann.

Allen Notärzten, die ich kenne, ist ein unglaublich hoher Anspruch an sich selbst zu eigen. Aber weil wir trotzdem nicht jeden Menschen retten können, auch wenn wir es versuchen, müssen wir irgendwie mit den (persönlichen) Verlusten klarkommen – denn eigentlich ist jeder verstorbene Patient ein Toter, der einem nahegeht. Um zu verhindern, dass die Toten abends im Bett eine Stimme bekommen, die dem eigenen Gewissen zusetzt, begraben wir die Patienten auf unserem eigenen kleinen Friedhof – dem Friedhof, den eigentlich jeder Notarzt irgendwo im Hinterkopf mit sich herumträgt und der mit den Jahren immer größer wird.

Ich möchte Ihnen zum besseren Verständnis von einem Fall erzählen, der sich vor einiger Zeit wie folgt zugetragen hat: Ein ruhiger Dienst neigte sich dem Ende zu und mein Kollege Emir freute sich ebenso auf den Feierabend wie ich. Wir hatten am Abend zuvor gemeinsam gegessen und danach eine ältere Frau gerettet, die plötzlich und völlig unverwandt im Auto einen furchtbaren Anfall unerträglicher Luftnot bekommen hatte, der sie zu töten drohte. Besonders dramatisch war dabei, dass ihr kleiner Enkel, der die Grundschule sicher noch nicht abgeschlossen hatte, auf dem Rücksitz des Wagens saß und alles mitbekam. Umgehend wurden wir durch den Ehemann, der glücklicherweise auch der Fahrer des Wagens war, verständigt und eilten zum Notfallort. Es gelang uns, die Frau zu stabilisieren, und so kam sie an einem künstlichen Koma und einer damit zwangsläufig einhergehenden Intubation nur haarscharf vorbei. Mithilfe einer Überdruckbeatmung sowie eines Cocktails aus verschiedenen Medikamenten konnten wir das Wasser, das sich in Folge eines akuten Herzinfarktes in der Lunge der Frau angesammelt hatte, entfernen, was zur Folge hatte, dass das Organ seine Aufgabe, nämlich die des Sauerstoffaustausches, wieder ungehindert aufnehmen konnte.

Um eine weitere Stabilisierung zu erreichen, fuhren wir mit unserer Patientin in ebenjenes kleines Kreiskrankenhaus, in dem ich einige Monate zuvor die notfallmäßige Eröffnung des Bauchraumes bei dem jungen Unfallopfer hatte vornehmen müssen. Man erinnerte sich dort sehr gut an mich und mein Team und frotzelte herum, dass ich doch diesmal bitte nicht zu irgendwelchen verrückten Maßnahmen greifen und der Frau ihre körperliche Integrität bitte lassen solle. Es gelang uns relativ schnell, die Verdachtsdiagnose Herzinfarkt zu bestätigen, die auch als Erklärung für die plötzliche Luftnot der älteren Dame gut zu gebrauchen war.

Nun hatten wir zwar das akute Problem, nämlich die Entlastung der Lunge, gelöst, die Quelle der Misere aber, nämlich der Herzinfarkt, blieb bestehen. Der Infarkt musste dringend behandelt werden, weil ansonsten die Gefahr eines kompletten Herzversagens bestand – und das ist bekanntlich eher nicht so gut. Um einen Herzinfarkt erfolgreich zu behandeln, braucht man aber, wie bereits angeklungen ist, ein spezielles Labor, ein sogenanntes Herzkatheterlabor, in dem ein riesiger Röntgenapparat steht, der die Gefäße des Herzens, die Herzkranzgefäße, sichtbar macht. Letztere versorgen das Herz mit Blut, damit dieses wiederum die anderen Organe mit Blut versorgen kann. Ist also eine dieser filigranen Arterien verstopft, dann setzt im Prinzip ein Teufelskreis ein. Zuerst bekommt das Herz nicht mehr genug Sauerstoff, was bedeutet, dass es seiner Arbeit nicht mehr richtig nachgehen kann, was wiederum heißt, dass die restlichen Organe auch nicht mehr genügend Nährstoffe bekommen, na ja, und was das bedeutet, sollte klar sein.

Um der Patientin also ein langfristiges Überleben zu ermöglichen, mussten wir den Pfropfen, der sich in ihren Herzkranzgefäßen festgesetzt hatte, auflösen. Und dafür brauchten wir eben diese hoch spezialisierten Gerätschaften. Blöd nur, dass es die nicht in allen Krankenhäusern gibt, weil sie zum einen sehr teuer sind und zum anderen eine gewisse Expertise vom behandelnden Arzt abverlangen. Und leider gibt es nicht so viele Mediziner, die in dieser Maßnahme geübt sind. Die wenigen, die es gibt, konzentrieren sich auf größere Kliniken. Also musste die Frau weggeflogen werden, denn besonders viel Zeit hatten wir nicht, bevor es zu nicht mehr umkehrbaren Folgen kam. Wir bestellten einen Hubschrauber, der die Patientin ins nächstgelegene Krankenhaus mit einer kardiologischen Abteilung flog, und sie wurde noch am selben Abend einem Herzkatheter unterzogen, der ihr endgültig das Leben retten sollte.

Alles in allem musste man sagen, dass wir an diesem Abend wirklich gute Arbeit geleistet hatten. Zufrieden mit dem Ausgang des Einsatzes und uns selbst gingen wir ins Bett, denn unser Dienst sollte am nächsten Morgen bereits um sechs Uhr enden. Doch dann riss der Einsatzmelder uns plötzlich und unerwartet aus unseren nicht ganz jugendfreien Träumen.

»Notfalleinsatz für den 1/82«, informierte uns der Disponent. Ich wusste nicht einmal, wie spät es eigentlich war, aber meiner Müdigkeit nach zu schließen, musste es verdammt früh am Morgen sein. Es war vier Uhr – mal wieder.

Der Disponent nannte uns die Einsatzadresse und den Grund des Einsatzes: Nasenbluten.

Ich dachte, ich falle vom imaginären Pferd. Nasenbluten? Nachts um vier? Wer braucht denn dafür einen Notarzt? Missmutig nahm ich neben Emir Platz, dessen Begeisterung für Zeit und Art des Einsatzes meine noch zu übertreffen schien. Aber was soll man machen? Irgendwer fühlte sich offenbar so in Not, dass er sich gezwungen sah, bei der Rettungsstelle anzurufen, und der Disponent hatte die Situation offenbar als so schwerwiegend eingeschätzt, dass er das NEF alarmiert hatte. Wie gesagt: Ein Notfall ist immer eine subjektive Wahrnehmung. Entsprechend versuchte ich, meine Motivation aufrecht zu erhalten, und überlegte, was genau ich tun würde: Situation erfassen, Blutdruck messen, Infusion, vielleicht ein Coolpack in den Nacken oder ein paar Nasentampons, und die Sache müsste geritzt sein. – Sie können sich in Anbetracht der Kapitelüberschrift wahrscheinlich schon denken, dass daraus nichts wurde.

Die Patientin wohnte zusammen mit ihrer Schwester und ihrer Mutter in einem Reihenhaus. Wir wurden in den ersten Stock gebeten, wo eine ungefähr fünfzigjährige, hagere Frau auf dem Boden ihres Bades lag. Überall war Blut. Aus der Nase konnte das nicht alles gekommen sein. Ich besah mir die Patientin genauer und musste feststellen, dass ihre Gesichtsfarbe ins Cremeweiße tendierte. Ich habe in meinem Leben noch nie einen lebendigen Menschen gesehen, der so blass war wie diese Frau.

»Was ist denn hier passiert?«, war meine erste Frage.

Die Patientin konnte nicht so viel zum Hergang beitragen. Sie teilte mir mit, ihr sei schwindelig und sie sei furchtbar müde, was ich ihr angesichts der splattermäßigen Wand- und Bodendekoration aufs Wort glaubte.

»Hat Ihre Schwester so etwas in der Art schon einmal gehabt?«, fragte ich die Frau, die mit Tränen in den Augen und fassungslos vor den Mund geschlagenen Händen im Türrahmen stand und das Geschehen beobachtete. Aus der großen Ähnlichkeit mit der Patientin hatte ich geschlossen, dass es sich um die Schwester handeln musste.

Ich bekam keine Antwort.

Also gab ich die Frage an die dritte, wesentlich ältere Frau weiter, die im Wohnzimmer wartete und mit angsterfülltem, aber nicht besonders überraschtem Blick vor sich hinstarrte. Es stellte sich heraus, dass es sich dabei um die Mutter meiner Patientin handelte. Sie teilte mir mit, dass ihre Tochter bereits seit einigen Tagen immer wieder Blut erbrochen und über schwarzen Stuhlgang geklagt habe. Auf die Frage, wieso um alles in der Welt sie denn nicht zum Arzt gegangen sei, antwortete die alte Dame mit einem resignierten Schulterzucken. »Sie mag keine Ärzte«, sagte sie.

Um zu einer sicheren Diagnose zu kommen, musste ich noch eine etwas schwierige, aber dennoch eminent wichtige Frage stellen.

»Verzeihen Sie mir die Indiskretion«, begann ich. »Aber ich müsste dringend wissen, ob Ihre Tochter …«

»… ob sie trinkt?«, vervollständigte die Mutter meine Frage.

Ich nickte.

»Tut sie. Täglich. Seit Jahren.« Dann versagte auch ihr die Stimme und ihr Gesicht löste sich in Tränen auf. Offenbar war es das Ende eines langen Kampfes, den die Frau bereits seit Jahren kämpfte. Und nun musste sie einsehen, dass sie verloren hatte.

Für mich war die Situation jetzt klar. Die Patientin war offenbar Alkoholikerin, und ihre jahrelangen Eskapaden hatten aus ihrer Leber einen kieseligen, steinartigen Klumpen gemacht, der seiner Aufgabe nicht mehr nachkommen konnte. Das normalerweise schwammige und sehr weiche Organ wird durch jahrelangen exzessiven Alkoholkonsum nämlich nach und nach zu einer harten, funktionslosen Substanz umgebaut. Das liegt daran, dass der Alkohol die Leberzellen nach und nach absterben lässt, was zu einer Art Narbenbildung führt. Dumm nur, dass die in das Organ laufenden Gefäße davon ausgehen, dass das von ihnen gelieferte Blut von dem Organ wie ein Schwamm aufgesogen wird. Wenn dem nicht mehr so ist, staut sich das Blut vor der Leber und muss sich irgendwelche anderen Wege zurück zum Herzen suchen. Das führt zur Aussackung der entsprechenden Gefäße.

In diesem Fall waren, wie so häufig, die Venen der Speiseröhre betroffen. Eine oder mehrere hatten dem enormen Druck nicht mehr standhalten können und waren geplatzt – was den schlachthausähnlichen Zustand des Bades mehr als hinreichend erklärte. Diese Erkenntnis zog eine äußerst wichtige Konsequenz nach sich: Wir mussten die Frau dringend in ein Krankenhaus bringen, um dort die Blutung mit Hilfe einer Magenspiegelung zu stoppen. Zwar können wir in unserem Rettungswagen sehr viel leisten – Magenspiegelungen oder Herzkatheteruntersuchungen gehören aber leider nicht zu unserem Leistungsspektrum.

Emir hatte bereits alles vorbereitet, um der Patientin einen venösen Zugang in den Arm zu legen, damit wir ihr die dringend benötigten Infusionen zukommen lassen konnten, während das RTW-Team den Transport vorbereitete. Als der größtmögliche Venenzugang da war, wo er hingehörte, bat ich die Schwester der Patientin, die sich wieder etwas gefangen zu haben schien, darum, auf die Infusion zu drücken, um so schnell wie möglich so viel Flüssigkeit wie möglich in die Frau zu pumpen. Wir mussten sicherstellen, dass ihr Herz wenigstens noch etwas Blutvolumen zum Pumpen hatte, auch wenn dieses durch die Maßnahmen verdünnt wurde, sonst würde das Herz bald leer pumpen, was zum Tode führte. Der Blutdruck der Patientin war sowieso schon grenzwertig niedrig. Wenn wir die Frau retten wollten, hatten wir nur Minuten. So schnell es irgend möglich war, verfrachteten wir sie auf die Trage, schnallten sie fest und bereiteten den Transport durch das – unnötig zu erwähnen – unglaublich enge Treppenhaus vor. Während der ganzen Zeit konnte die Patientin immer noch mit uns reden. Sie sagte immer wieder, dass sie sehr müde sei, ihr sonst aber nichts wehtue.

Ich führte noch eine Sonde in den Magen der Frau ein, an deren Ende ein kleiner, zeppelinförmiger Ballon befestigt war. Die Gerätschaft, die sich von außen aufpumpen ließ, sollte verhindern, dass weiteres Blut aus den Venen der Speiseröhre austreten konnte.

Ich war ganz guter Dinge, dass es uns gelingen würde, die Patientin noch rechtzeitig im Krankenhaus abzuliefern. Es würde knapp werden, aber sie bekam von uns jegliche medizinisch mögliche Behandlung und würde im Schockraum sofort einer Magenspiegelung zugeführt werden. Ich schätze die Chancen für die Frau eigentlich ganz gut ein. Leider irrte ich mich.

Als wir gerade auf der Treppe waren, zwei Kollegen am Fußende der Trage, zwei am Kopfende, entleerten sich plötzlich unglaubliche Mengen Blut aus dem Mund der Patientin und sie fing an zu krampfen. In diesem Moment konnten wir überhaupt nichts tun. Wir befanden uns mitten auf einer extrem steilen Wendeltreppe, und es gab keine Möglichkeit, die Patientin abzusetzen oder in irgendeiner Weise an sie heranzukommen. So schnell, wie es irgendwie möglich war, beendeten wir unseren Abstieg, saugten das Blut aus ihrem Mund und drückten die Infusion in ihre Venen. Doch es war zu spät. Kurz darauf versagte das Herz der Frau.

Sofort begann ich mit der Reanimation, während Emir den Beatmungsschlauch vorbereitete und Markus, einer der RTW-Kollegen, immer weiter und weiter Blut aus dem Mund der Patientin holte – insgesamt über vier Liter! Es dauerte keine zwei Minuten, bis ein Beatmungsschlauch in der Luftröhre der Frau steckte, aber bereits während ich die Intubation vornahm, war mir klar, dass hier alles verloren war. Die Schleimhäute der Patientin waren grau, was normalerweise ein untrügliches Zeichen für eine schwere, nicht umzukehrende Durchblutungsstörung ist, und der gesamte Rachenraum glich einem Ozean aus Blut. Und je mehr wir absaugten, desto mehr kam nach. Die Patientin blutete aus. Und wir konnten überhaupt nichts tun. Nach einigen Minuten beendeten wir die Maßnahmen und ich erklärte die Frau für tot.

Wir waren alle vier völlig geschockt, hatten wir doch gerade noch mit dieser ziemlich jungen Patientin gesprochen, und mussten uns erst mal hinsetzen. Vielleicht denken Sie, dass wir solche Dinge ja tagtäglich erleben und sie deshalb eigentlich nicht so schockierend für uns sein sollten. Es gibt aber tatsächlich immer wieder Situationen, in denen auch professionelle Retter an ihre psychischen Grenzen stoßen. Wenn man ein paar Augenblicken zuvor noch mit einem Menschen gesprochen, ihm Mut gemacht hat, und nun liegt er leichenblass auf der Behandlungsliege, dann ist das eine solche Situation. In diesem Moment wird unser Zuspruch gegenüber dem Patienten zu einer leeren Phrase.

Nachdem die erste Konsternation überwunden war, wurde mir bewusst, dass das Schlimmste ja noch vor mir lag. Ich musste der Familie sagen, was geschehen war.

Es ist nämlich eine Sache, wenn ich, als mehr oder weniger anonymer Notarzt, damit fertig werden muss, dass ein Mensch vor meinen Augen stirbt, ohne dass ich etwas dagegen tun kann. Eine ganz andere ist es, wenn ich jemandem mitteilen muss, dass sein Kind beziehungsweise die große Schwester nie mehr wiederkommen wird. Ich hasse es generell, Menschen sagen zu müssen, dass ihre Lieben verstorben sind. Meist handelt es sich um ältere Menschen, was die Sache nicht minder schwer macht, aber doch einen kleinen Trost birgt, denn ab einem gewissen Alter rechnen die Menschen damit, irgendwann nicht mehr da zu sein, und bereiten sich mental auf dieses Thema vor. Allein der körperliche Abbau zwingt die Menschen dazu, sich mit ihrer eigenen Vergänglichkeit auseinanderzusetzen. Aber wenn es einen relativ jungen Verwandten trifft, womöglich, wie in diesem Fall, das eigene Kind … Das ist wirklich hart für die Hinterbliebenen.

Emir und ich gingen also erneut die Treppe zur Wohnung hinauf, wo Schwester und Mutter der soeben Verstorbenen nichts ahnend am Küchentisch saßen. Ein Kloß bildete sich in meinem Hals, der in Sekundenbruchteilen größer zu werden schien. Ich muss in solchen Situationen nämlich immer daran denken, wie es wohl wäre, wenn ich derjenige wäre, der die schreckliche Nachricht bekommt. Was das betrifft, ist es mir bisher noch nicht gelungen, die notwendige Distanz zu den Fällen zu entwickeln, und so fallen mir diese Gespräche eben immer noch sehr schwer.

Weil die beiden Frauen überhaupt nichts ahnten, versuchte ich, mit der Schwere der Erkrankung zu beginnen, und schilderte die Ereignisse aus einer mehr oder weniger neutralen Sicht. Als ich ihnen dann mitteilen musste, dass ihre Tochter beziehungsweise Schwester von ihnen gegangen war, begannen beide, bitterlich zu weinen. Auch Emir und ich waren ernstlich betroffen.

Ich habe die Erfahrung gemacht, dass die meisten Menschen bei Erhalt solcher Nachrichten mehr oder weniger ähnlich reagieren. Fast alle durchlaufen in den ersten paar Minuten die fünf Phasen der Trauer: Leugnen, Wut, Verhandlung, Depression, Akzeptanz. Obwohl diese klassischen Trauerphasen eigentlich die Aufarbeitung der Trauer im Laufe vieler Wochen oder Monaten beschreiben sollen, beobachte ich immer wieder, wie die oben genannten Gefühle innerhalb von Minuten ablaufen.

Auch bei den beiden Frauen war das der Fall. Auf »Das kann doch nicht sein, sie hat doch eben noch mit uns gesprochen!« folgte die Wut auf den Alkohol, den sie in Massen konsumiert hatte, dann die Frage, ob wir uns ganz sicher seien, dass wir nichts mehr tun könnten, und schlussendlich begannen die Tränen zu fließen. Ich werde nie vergessen, was die Mutter der Patientin mit feuchten Augen zu uns sagte, als wir uns anschickten zu gehen: »Stirbt ein Partner, so geht er von deiner Seite. Stirbt ein Kind, so wird es aus deinem Herzen gerissen.«

*

Im Nachhinein habe ich mir oft – vielleicht etwas zu oft – Gedanken darüber gemacht, ob es uns irgendwie möglich gewesen wäre, die Patientin zu retten. Vielleicht, wenn ich an irgendeinem Punkt anders entschieden hätte? Aber leider lässt sich in Bezug auf den Tod eines Menschen nur selten eine direkte Kausalität herstellen. Schuld am

Tod der Frau war der exzessive Genuss von Alkohol, also letztendlich sie selbst. Auch gegen das Aufbrechen der Venen in der Speiseröhre konnten wir nichts tun, und die von uns verabreichte Flüssigkeit sowie die Medikamente blieben ohne Wirkung. Und trotzdem ich, auch nach Gesprächen mit anderen Kollegen und der intensiven Aufarbeitung des Falles mit meinem Team, mittlerweile sicher bin, dass wir für die arme Frau nichts hätten tun können, wird sie immer eines der Gräber auf meinem persönlichen Friedhof belegen, denn ich habe zugeschaut, wie sie gestorben ist, und konnte es nicht aufhalten.

Eines haben mein Team und ich aber trotzdem aus dieser Sache lernen können: Es ist unendlich wichtig, dass wir unser Handeln immer wieder kritisch hinterfragen – gerade in diesem Beruf. Nur so können wir besser werden und vor allen Dingen die Toten auf unserem persönlichen Friedhof ruhen lassen und verhindern, dass ihre Stimmen uns nachts um den Schlaf bringen. Denn jeder Fehler kann fatale Folgen haben, und mein Team und ich müssen uns immer im Klaren darüber sein, dass nichts von dem, was wir tun, wieder rückgängig gemacht werden kann.

Doch auch, wenn man alles richtig macht und das Schicksal schlichtweg den Verlauf nimmt, den es nun einmal nehmen will, auch dann ist es äußerst schwer, mit dem negativen Ausgang des Einsatzes abzuschließen. Auch der nächste Patient, dem ich nicht mehr helfen kann, wird Einzug in meine Erinnerungen halten. Und auch bei ihm werde ich kritisch mit mir ins Gericht gehen und mich fragen müssen, ob eine meiner Entscheidungen falsch und möglicherweise für den Patienten fatal war. Bislang musste ich diese Frage noch nie mit »Ja« beantworten, und ich hoffe, dass das so bleibt.

Die älteren und erfahreneren Retter wissen, wovon sie reden, wenn sie sagen, dass es oft Jahre dauere, bis die Patienten wiederkommen – aber wiederkommen würden sie alle. Und daran sind nicht wenige, die sich der Rettung von Menschenleben verschrieben haben, zerbrochen. Und trotzdem machen wir weiter. Denn wer soll sonst kommen, wenn Not am Mann ist?

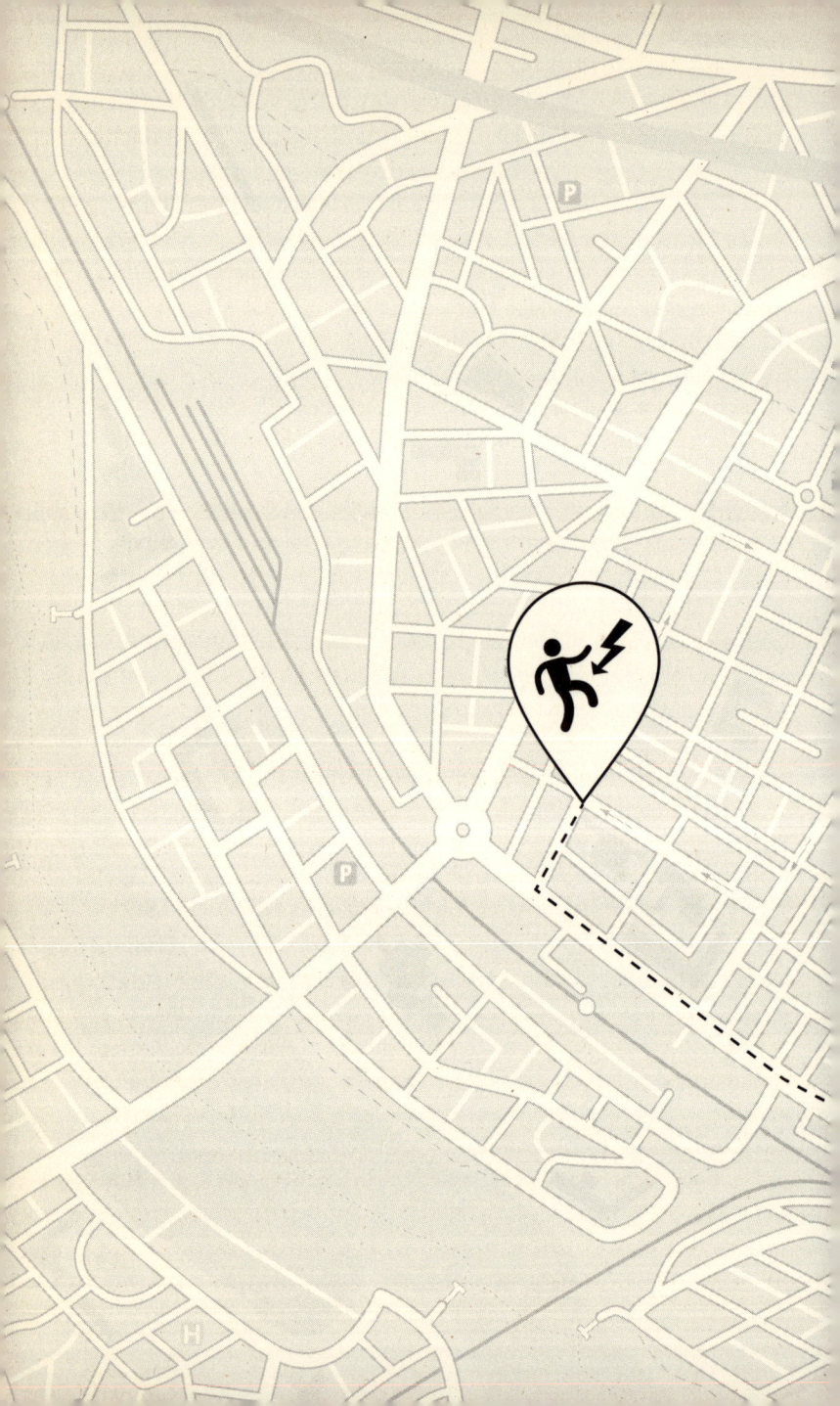

Im Jet um die Welt

WO AUCH IMMER DAS SCHICKSAL ZUSCHLÄGT

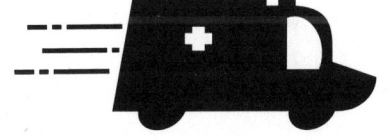

Stellen Sie sich vor, Sie fahren in den Urlaub. Endlich! Das Jahr war hart, die Kinder nervig und die Arbeit belastend, und was Sie jetzt wirklich brauchen, sind zwei oder vielleicht auch drei Wochen auf einer wunderbaren Südseeinsel. Drei Wochen, in denen Sie die Seele baumeln lassen können und der Stress des Alltags von Ihnen abfällt, um Sie für die nächste Runde Alltagswahnsinn zu rüsten. Im Katalog haben Sie ein attraktives Angebot gefunden, das verspricht, Sie und Ihren Anhang für einen ordentlichen Batzen Kleingeld direkt zu Ihrem Traumziel zu fliegen. Sie schlucken die Sache mit der Kohle runter und buchen – schließlich haben Sie das ganze Jahr über dafür gespart, nun also nur nicht knausrig sein! Und ein paar lange Wochen, nachdem Sie Ihr Konto geleert und die Reise gebucht haben, ist der große Tag endlich da. Die Koffer sind gepackt, die Familie im Auto verstaut, und los geht's zum Flughafen.

Einige Stunden später setzt Ihr Flieger endlich auf dem Boden der Sonneninsel auf, Sie steigen aus, und Hitze schlägt Ihnen entgegen. Jetzt nur noch schnell die Einreiseformalitäten erledigen und dann geht's endlich los. Vor dem Flughafen wartet auch schon der Bus, mit dem Sie die letzten dreißig Kilometer Ihrer Reise zurücklegen werden. Sie steigen ein und das Gefährt braust durch wunderbare Landschaften. Von Zeit zu Zeit können Sie sogar schon einen Blick auf das Meer erhaschen, und die Vorfreude darauf, sich endlich mit einem guten Buch an den Strand zu legen, erreicht langsam ihren Höhepunkt.

Bis ein unachtsamer Einheimischer mit vollem Karacho in Ihren Reisebus knallt, woraufhin dieser umkippt und dafür sorgt, dass die Schwerkraft mit Ihnen und Ihrer Familie Billard spielt. Jetzt werden Sie sich vielleicht wünschen, daheimgeblieben zu sein, denn leider verfügt das paradiesische Eiland zwar über Strände, Palmen und Piña Colada – aber nicht über ein Notarztsystem.

Aber ganz ehrlich! Was für eine Spielverderberei, oder? Wer denkt denn im Urlaub an so etwas? Das ist Urlaub, hallo … Da passieren keine Unglücke!

Leider doch, denn das Schicksal kennt keine Ferien. Und deshalb hängt Ihr Leben nun am seidenen Faden, und es ist eine Menge Glück erforderlich, damit Sie und Ihre Familie wieder heil nach Hause gelangen. Dabei kommt es selbstverständlich darauf an, wo Ihnen das Unglück zustößt. Aber meiner Erfahrung nach gibt es südlich der Alpen kein Land, das die medizinischen Standards Deutschlands übertreffen würde. Das ist zwar nur meine Meinung, aber die basiert auf einer gewissen Erfahrung im Umgang mit medizinischen Notfällen im Ausland. Denn nach dem ersten Teil meiner Ausbildung in der Klinik und nach meiner Prüfung zum Notarzt entschied ich mich dafür, für ein paar Monate als fliegender Arzt um die Welt zu düsen. Langeweile kann jeder, sagte ich mir und beschloss, ein Abenteuer zu erleben.

Es gibt zwei Möglichkeiten, wie ein im Ausland verunglückter oder erkrankter Mensch wieder in sein Heimatland gebracht werden kann. Zum einen geht das via Linienmaschine, zum anderen via Ambulanzflugzeug. Je nach Verletzungsmuster werden dabei Crews aus verschiedenen Fachrichtungen direkt ins Urlaubsland des Patienten geschickt, um ihn sich anzuschauen, seinen Gesundheitsstatus zu beurteilen, eventuell Eingriffe vorzunehmen, und ihn schließlich, wenn der Patient stabil genug ist, auf die Heimreise zu begleiten.

Meine Reisen führten mich in die verschiedensten Länder und auf fast alle Kontinente. Das läuft wie folgt ab: Ein Team von Ärzten spricht über eine zentrale Leitstelle die jeweiligen Verfügbarkeiten ab und wird dann entsprechend disponiert. Man meldet sich also für einen gewissen Zeitraum frei und wartet dann auf den Anruf der Leitstelle. Das ist unglaublich spannend, denn während man zu Hause seinem Alltagsleben nachgeht, klingelt irgendwann das Telefon und gibt einen Einsatz durch, der irgendwo auf der Welt stattfindet. Und los geht's – oft binnen einer oder zwei Stunden.

*

Einer meiner ersten Flüge führte mich gleich nach Afrika. Ich sollte auf dem schwarzen Kontinent eine Frau abholen, die nach einem schweren Autounfall im Krankenhaus von Windhoek, der Hauptstadt von Namibia, lag. Ich verbrachte den Tag gerade mit meiner Frau im Freizeitpark und war ganz aufgeregt, als der Anruf kam. Etwas beschämt muss ich zugeben, dass ich als Erstes auf meinem Telefon recherchierte, wo denn dieses Namibia eigentlich liegt. Und als ich es herausfand, war ich noch aufgeregter. Schließlich sollte ich zehn Stunden dorthin fliegen, und weil es sich um einen Arbeitseinsatz handelte, durfte ich diese Zeit in der Businessclass verbringen. Die Patientin war nämlich nicht ganz so schwer verletzt, sodass der Arzt vor Ort einen Rücktransport via Linienmaschine als die sinnvollste Variante einstufte. Allerdings durfte der Flug nur in Begleitung eines Arztes erfolgen, weil die Patientin Schmerzmittel und Infusionen brauchen würde. Außerdem war ihre Mobilität logischerweise eingeschränkt.

Die Nacht vor dem Abflug schlief ich kaum. Ich hatte bisher nur Tagestouren unternommen, die bevorstehende Mission sollte mein erster großer Einsatz werden – und das gleich in Afrika. Immer und immer wieder ging ich alles durch, um sicherzugehen, dass ich auch nichts vergaß. Und dabei war eine ganze Menge zu bedenken: Neben etlichen Formularen, Hotelbuchungen und Routeninformationen musste ich auch sichergehen, dass ich alle medizinischen Utensilien dabeihatte.

Am nächsten Morgen stand ich früh auf und machte mich auf den Weg zum Frankfurter Flughafen, an dem ich viel zu früh ankam, denn meine Mission würde erst am Abend starten. Weil ich noch so viel Zeit hatte, setzte ich mich in ein Café und beobachtete die Flugzeuge beim Starten und Landen. Dabei las ich mir die medizinische Akte der Patientin, die mir noch am vorigen Abend zugestellt worden war, noch mal durch und legte mir einen genauen Behandlungsplan zurecht. In Afrika sollte ich zwei Tage Zeit haben, um mir einen Überblick zu verschaffen und eventuelle Anpassungen bei der Behandlung der Verunglückten vorzunehmen. Ich verschaffte mir via Internet einen Einblick in die lokalen Gegebenheiten und glich diese mit den Informationen ab, die ich über den Verlauf des Transports hatte.

Als ich das Thema Schmerztherapie bearbeitete, bekam ich einen mittleren Schock. Ich riss meine Tasche auf, und da waren sie: fünf Ampullen eines starken Schmerzmittels, die ich aus einem vorherigen Dienst in meinem Ampullarium lagerte. Zwar handelt es sich bei diesem Medikament um ein hervorragendes Wundermittel, das sogar bei Herzinfarkten wegen seiner positiven Wirkung auf das Herz-Kreislauf-System zum Einsatz kommt, aber leider macht die Substanz auch ziemlich abhängig. Und die Drogenspürhunde sprechen mit Sicherheit wunderbar auf einen jungen Mann an, der mit einem riesigen Haufen Rauschgift (denn um nichts anders handelt es sich in den Augen der Behörden) mal eben in ein afrikanisches Land einreist. Man hatte mir im Vorhinein extra mehrmals empfohlen, mich unbedingt dieser Medikamente zu entledigen, bevor ich mich auf den Weg machte. Und gerade das hatte ich vergessen. Nun konnte ich das Zeug auch nicht einfach in den nächsten Mülleimer werfen, denn auf dem Flughafen laufen ja bekannterweise eine Menge Junkies herum, die sich über diese unerwartete Zuwendung sicher mehr als gefreut hätten. Also ging ich schnurstracks zum nächsten Zollbüro.

»Guten Tag, wie kann ich Ihnen helfen?«, wollte der Beamte von mir wissen, als ich zur Tür hereinkam.

»Guten Tag«, erwiderte ich. »Ich habe eine ganze Menge Schmerzmittel bei mir und muss die irgendwie loswerden.«

Der Mann am Schalter schaute mich an, als hätte ich den Verstand verloren. »Wie bitte?«

Vielleicht hatte ich mich ja etwas unglücklich ausgedrückt. Ich erklärte ihm die Zusammenhänge. Zwar verstand er mein Anliegen nun, eine Lösung hatte er aber trotzdem nicht.

»Ich kann Ihnen das Zeug nicht einfach abnehmen. Ich bin doch kein Arzt«, sagte er. Und: »Was soll ich denn damit machen?«

Ich hatte auch keine Antwort. Wir grübelten ein paar Minuten vor uns hin, dann hatte der Mann plötzlich eine Idee.

»Kommen Sie mal mit!«, sagte er und führte mich aus seinem Büro heraus.

Wir durchquerten einen kleinen Gang, an dessen Ende eine Tür war, durch die er mich führte. Auf der anderen Seite fand ich mich plötzlich mitten im Getümmel der Haupteinkaufspassage des Flughafens wieder.

»Kommen Sie!«, sagte der Zöllner und führte mich in einen weiteren Raum, an dessen Tür ein Strichmännchen prangte. Wir waren auf der öffentlichen Männertoilette. »Schütten Sie es doch da rein!«, sagte er.

Ich dachte, ich höre nicht richtig, doch der Mann nickte mir nur zu.

»Vernichtung von Medikamenten in Anwesenheit einer Amtsperson«, erklärte er, als sei damit alles gesagt.

Also spülte ich meine Ampullen im Männerklo des Flughafens Frankfurt herunter. Geschätzter Warenwert: einige Tausend Euro. Aber immer noch besser, als bei der Einreise nach Namibia von ein paar sympathischen Grenzern angehalten zu werden. Ich bedankte mich bei dem Mann und zog meiner Wege.

Ein Blick auf die Uhr sagte mir, dass ich genug Zeit verplempert hatte und ich mich nun sputen musste. Als Nächstes war die Sicherheitskontrolle an der Reihe. Versuchen Sie mal, mit einem Koffer voller Flüssigkeiten, Nadeln, Messer und Scheren durch die Sicherheitskontrolle am Frankfurter Flughafen zu kommen. Ist nicht ganz so einfach! Glücklicherweise hatte ich ein Schreiben, das bestätigte, dass ich auf einer medizinischen Mission war und die Utensilien tatsächlich benötigte. Trotzdem – auch bei allen nachfolgenden Flügen war die Passage der Sicherheitskontrolle immer ein Problem. Vor allem dann, wenn ich es besonders eilig hatte und unbedingt meinen Anschlussflieger erwischen musste, gestaltete sich die Diskussion mit den netten Menschen von der Flughafensicherheit teils ziemlich verzwickt. Am allerschlimmsten war es tatsächlich in Portugal. Dort wurde ich einmal sogar mit einem Patienten festgesetzt, weil man mein Bestätigungsschreiben sowie meinen Ausweis nicht akzeptierte – von wegen EU.

Eine Deodose sowie eine Zahnpastatube später war ich im Sicherheitsbereich und wartete auf den Einstieg in meinen Flieger. Ich hatte noch keinen Zentimeter von der Erde abgehoben und trotzdem schon ein halbes Abenteuer erlebt. Ich war gespannt, was mich während meiner ersten großen Mission sonst noch erwarten würde.

Der Flug war entspannt, denn im vorderen Teil der Maschine gibt es nicht nur besseres Essen und (dessen bin ich mir sicher) hübschere Flugbegleiterinnen, sondern auch bessere Möglichkeiten, sich auszustrecken und entspannt schlafen zu können.

Ich kam also ausgeruht und bester Dinge in Afrika an und machte mich, nachdem ich meinen Koffer abgeholt hatte, auf den Weg zum Hotel. So zumindest der Plan. Leider funktionierte der nicht ganz so wie gedacht, denn wer schon einmal in Windhoek war, der weiß, dass der Flughafen irgendwo, Dutzende Kilometer auswärts und mitten in der Prärie, hingepflastert wurde. In vollkommener Dunkelheit stand ich also vor dem Flughafengebäude und musste einen Weg in die Stadt finden. Die einfachste Möglichkeit schien mir logischerweise das Taxi zu sein. Besonders viele standen davon allerdings nicht herum, und außerdem waren sie auch überhaupt nicht als solche zu identifizieren. Ich hatte den starken Verdacht, dass jeder, der in Namibia ein Auto hatte, mal eben zum Taxifahrer mutieren konnte. Und so befand ich mich am frühen Morgen, allerdings in absoluter Dunkelheit, mit zwei jungen, sympathischen Namibiern auf dem Weg nach Windhoek. Der Taxifahrer hatte nämlich kurzerhand entschieden, noch einen Kumpel mit in die Stadt zu nehmen. Hätte es sich bei den beiden nicht wirklich um einen Taxifahrer und seinen Freund, sondern um ein paar nette Terroristen gehandelt, dann wäre ich wohl für immer irgendwo in Afrika verschwunden. Denn selbstverständlich funktionierte mitten in der Wüste kein Handy, und ich bezweifle auch, dass es mir viel genutzt hätte. Aber ich hatte Glück und eine Stunde später kam ich endlich im Hotel an.

Nach einer kurzen Dusche zog ich neue, den Klimaverhältnissen angemessene Kleidung an und machte mich auf den Weg zum Krankenhaus, um meine Patientin zu visitieren. Mittlerweile war es hell geworden und ich bekam einen Eindruck von der Stadt. Sie sah aus wie jede andere x-beliebige Großstadt auch. In meiner ganzen Zeit als Flugarzt habe ich ein furchtbares Phänomen immer und immer wieder beobachten müssen. Die meisten größeren Städte der Welt sind nahezu identische Abbilder voneinander. Ob Toronto, Montreal, Los Angeles, Dubai, Orlando, Berlin oder Hamburg – in jedem Stadtzentrum findet man genau die gleichen Geschäfte, Fast-Food- und Kaffeeketten. Die Globalisierung hat die Welt zum Teil langweilig gemacht, denn wenn ich einen pappigen und ungesunden Hamburger möchte, dann kann ich den auch zu Hause essen und muss nicht nach Windhoek fliegen.

Meine Patientin war eine nette ältere Frau, der ein furchtbares Unglück zugestoßen war. Sie lag in einem der kleinen, schäbigen Krankenzimmer des heruntergekommenen Krankenhauses. Ihr rechter Arm und ihr linkes Bein waren in Gips einbandagiert, und bevor sie mich erblickte, starrte sie stur an die Zimmerdecke.

»Guten Tag, ich bin der Arzt, der Sie zurück nach Hause bringt«, stellte ich mich vor.

Traurig schaute sie mich an. In ihrem Blick lag keinerlei Freude darüber, dass ihre Tortur nun endlich vorbei war. Irgendwie hatte ich mir das anders vorgestellt. Ich untersuchte die Frau und fragte, was eigentlich geschehen war. Als sie zu Ende erzählt hatte, verstand ich, wieso sie so betrübt war.

Zusammen mit ihrem Mann, mit dem sie seit über fünfzig Jahren verheiratet gewesen war, hatte sie sich einen Lebenstraum erfüllen wollen: eine Safari. Sie hatten viel über Namibia gelesen und waren gemeinsam hierher gereist. Was weder meine Patientin noch ihr

Mann gewusst hatten – die Qualitäten der namibischen Fahrer lassen generell zu wünschen übrig. Bei viel zu hohem Tempo war das Fahrzeug des Paares von der Straße abgekommen. Wegen fehlender Sicherheitsgurte schleuderte es den achtzigjährigen Ehemann meiner Patientin aus dem Fenster. Er war sofort tot. Die Frau überlebte schwer verletzt. Auch der Fahrer des Unglückswagens kam mit dem Leben davon.

Leider musste Frau Mayer, so der Name der Patientin, nun eine Erfahrung machen, die auch vielen anderen Menschen, denen ich im Laufe meiner Reisen begegnet bin, nicht erspart geblieben ist. Denn hat man im afrikanischen Busch einen Unfall, so ist es nicht möglich, einfach den Rettungswagen zu rufen. Es ist unmöglich, irgendeine Art von Hilfe herbeizuholen, denn selbst wenn irgendwo ein Handy verfügbar ist – man kann es nicht nutzen. Und so lag Frau Mayer fast vierzehn Stunden lang mit gebrochenen Gliedmaßen und halb ohnmächtig vor Schmerz in der Steppe Namibias und musste zusehen, wie sich der Erdboden unter dem Körper ihres Mannes nach und nach rot färbte.

Irgendwann kam dann die heiß ersehnte Rettung in Form eines weiteren Safarifahrzeuges, das die beiden Überlebenden fast über den Haufen gefahren hätte. Die nächsten Tage brannten sich als eine Wolke von Schmerzen, Trauer und Hilflosigkeit ins Gedächtnis von Frau Mayer. Sie wusste nicht, wo der Körper ihres verstorbenen Mannes hingebracht worden war, sie hatte keine Ahnung, ob die Familie zu Hause überhaupt etwas von dem Unglück wusste, und sie verlor jeden Lebensmut, denn die Liebe ihres Lebens war tot. Irgendwann kam ihr Sohn dann irgendwie doch an die notwendigen Informationen und erinnerte sich daran, dass seine Mutter doch eine Reiserückholversicherung abgeschlossen hatte. Und die schickte mich.

Also hier stand ich nun – war von Frau Mayers Schicksal überfahren und für ihre medizinische Versorgung zuständig. Mitten in Afrika. Wie die Frau sich wohl gefühlt haben musste? Sie hatte tagelang ohne Aussicht auf Besserung in dem deprimierenden Zimmer herumgelegen, ohne vertraute Gesichter um sich herum, ungewiss, ob sie hier wieder rauskäme. Eine schreckliche Vorstellung.

Nachdem ich meine Untersuchung beendet hatte, entschied ich, dass wir den Flug am nächsten Abend nehmen konnten, telefonierte mit der Leitstelle zu Hause und nutzte den Rest des Tages, um mir Windhoek ein bisschen genauer anzuschauen. Besonders begeistert war ich nicht. Als ich den Taxifahrer bat, mit mir eine Stadtrundfahrt zu machen, um mir die Attraktionen der afrikanischen Metropole zu zeigen, musste der furchtbar lachen.

»No attractions in Windhoek!«, sagte er, fuhr mich zu einem völlig überdimensionierten Präsidentenpalast, der keine Zweifel am Grund für die Armut der Bevölkerung des Landes zuließ, und dann zurück zum Hotel, wo ich den Rest des Tages verbrachte.

Am nächsten Morgen gab ich der Stadt erneut eine Chance und bummelte durch ihre Hauptstraßen. Aber wie gesagt, Windhoek bot keine besonderen Highlights, nur die üblichen Verdächtigen, die man auch in der Münchner Fußgängerzone findet. Und so war ich ganz froh, als die Zeit gekommen war, die Patientin im Krankenhaus abzuholen und mit ihr den Heimweg anzutreten.

Der Transport vom Krankenhaus zum Flughafen wurde über ein Krankentransportunternehmen abgewickelt. Wobei ich mir nicht ganz sicher bin, wie weit man diesen Begriff ausdehnen kann. Denn tatsächlich wurden wir von einem umgebauten Sprinter mit einer Liege und einer ungesicherten Sauerstoffflasche im hinteren Teil des Wagens transportiert. Die Fahrt ließ auch mich an den Status meiner Reiserückholversicherung denken, und ich war froh, als wir lebend am Flughafen ankamen. Ich besorgte mir von irgendwoher einen Rollstuhl, und so stand ich mit der armen, vom Schicksal gebeutelten Frau in der Empfangshalle und musste mir irgendwie einen Weg in Richtung Flugzeug überlegen.

Die Probleme begannen schon bei der Sicherheitskontrolle, denn in Afrika war man in Bezug auf meine etwas gewöhnungsbedürftige

»Reisetasche« weniger verständnisvoll. Außerdem war die Hilfsorganisation, deren Symbol den Kopf meines Bestätigungsschreibens
schmückte, den Sicherheitsbeamten vollkommen unbekannt. Glücklicherweise erinnerte ich mich an einen Tipp, den mir ein Kollege
gegeben hatte. »Du musst dich in Afrika nur genug aufplustern. Die
kennen ihre eigenen Regeln nicht und alles wird zum Machtspiel!« –
Eigentlich hatte ich gedacht, der Hinweis sei für die Kommunikation
im Krankenhaus bestimmt, aber dort fand sowieso kaum nennens-
werte Kommunikation statt, denn niemand interessierte sich dafür,
dass Frau Mayer den Heimflug antrat. An der Sicherheitskontrolle
funktionierte der Hinweis des Kollegen aber super. Brust raus, Bauch
rein und mit strenger Stimme irgendwas von »German« und »offi-
cial« und »medical transport« gesagt, bei zweifelnden Blicken noch
das Wort »embassy« hinterhergelegt sowie das Handy aus der Tasche
gezogen, und schon war alles möglich. Auch die ungehinderte Passage durch die namibische Sicherheitskontrolle.

Nachdem wir in den Jumbojet eingestiegen waren, befolgte ich
einen weiteren Rat des erfahrenen Kollegen – ich stellte mich dem
Kapitän vor. Ist das Cockpit eines Linienfliegers normalerweise
strengstens abgeriegelt, so öffnet einem der Umstand, dass man als
Flugarzt für einen der Passagiere zuständig ist, Tür und Tor. Sofort
wurde ich nach ganz vorne gebeten und besprach die relevanten
Einzelheiten der Flugbegleitung mit dem Kapitän. Weil ich ein
großer Flugfan bin, erklärte der mir noch die verschiedenen Inst-
rumente und wir kamen ein wenig ins Gespräch. Meine Patientin
lag bereits mit Schmerzmitteln versorgt und mehr oder weniger
entspannt in ihrem Businessclass-Sitz.

Der Rückflug war angenehm – bis auf einen kleinen Startabbruch. Von meinem jetzigen Standpunkt aus betrachte, ist das
nichts Besonderes mehr, damals fand ich es aber weniger prickelnd,
denn ich hatte doch alles so schön geplant. Alle möglichen Fragen
schwirrten mir plötzlich durch den Kopf. Was, wenn wir doch nicht
starten können? Es gab schließlich nicht einfach so ein Ersatzflug-

zeug. Was sollte ich also tun, wenn die Besatzung uns plötzlich bat, wieder auszusteigen, und die Fluggesellschaft uns in die umliegenden Hotels brachte? Frau Mayer konnte doch nicht noch eine Nacht in irgendeinem afrikanischen Krankenhaus zwischengeparkt werden – und für ein Hotel war sie bei Weitem nicht fit genug. Ganz abgesehen davon, dass ich nicht den Hauch einer Ahnung hatte, wie ich die Frau überhaupt wieder ins Krankenhaus bekommen sollte. Ihr Bett war sicher schon wieder belegt.

Noch während ich mir diese Gedanken machte, konnte die Stewardess aber Entwarnung geben. Es sei lediglich irgendetwas mit der Klimaanlage, und das defekte Teil würde gerade repariert. Mit zwei Stunden Verspätung konnten wir Namibia also dann doch endlich hinter uns lassen, und neun Stunden später landete der Vogel auf dem Frankfurter Flughafen. Die Nacht war allerdings ganz schön anstrengend, denn Frau Mayer wurde immer wieder von Albträumen geplagt und von Schmerzen geweckt, sodass ich mit der Medikamentengabe kaum hinterherkam.

In Frankfurt wurde mir die Patientin dann von einem RTW-Team abgenommen. Ich übergab die wichtigsten Fakten, Frau Mayers Gepäck und die medizinischen Dokumente, und ein paar Minuten später stand ich allein und verlassen mit meinem Koffer mitten in der Ankunftshalle. Die Frau, mit der ich die letzten drei Tage verbracht hatte, war weg und der Auftrag abgeschlossen. Ich sollte nie wieder etwas von Frau Mayer hören.

Dafür aber von meinem Telefon, das keine zwei Minuten nach der Verabschiedung anfing zu vibrieren.

»Na, wie ist es gelaufen?«, wollte Markus aus der Leitstelle wissen. »Hatten Sie Probleme bei Ihrer ersten großen Tour?«

Ich bedankte mich für die Nachfrage, verneinte und gab ihm die wichtigsten Details der letzten drei Tage durch.

»Super!«, sagte er. »Und ich sehe gerade, Sie stehen noch eine Woche auf dem Plan. Dann gehen Sie mal was essen, denn in fünf Stunden startet Ihr Flieger!«

Ich war erfreut. Noch eine Tour! »Wo soll's denn diesmal hingehen?«, fragte ich.

»Florida.«

Und so ging es den ganzen Sommer über. Fortaleza und Recife in Brasilien, Montreal und Toronto in Kanada, Orlando und Sarasota in Florida, Kenia, Namibia, Ägypten, Türkei, Norwegen, Schweden, Dänemark, England, Schottland, ja sogar nach Pakistan führten mich meine Wege. Dabei wären die Menschen, die ich kennenlernen durfte, und die Abenteuer, die ich mit ihnen erlebte, es wert, ein eigenes Buch zu füllen.

*

Obwohl ich nun fast am Ende meiner Erzählungen angelangt bin, gibt es noch ein oder zwei Erlebnisse, die ich Ihnen dann doch nicht vorenthalten möchte.

Eines hat mit der Sicherheit an europäischen Flughäfen zu tun: Mein Einsatz führte mich diesmal nach Venedig und ich sollte eine Nacht dort verbringen. Mein Flieger landete schon am Morgen in der Lagunenstadt, also hatte ich den ganzen Tag Zeit, um mir das riesige Kunstwerk genauer anzuschauen. Ich versuchte, so viel Kultur wie möglich in mich aufzunehmen, und fiel abends total geplättet in mein Hotelbett. Ärgerlicherweise hatte das Hotel mit dem Namen »Flughafenhotel« auf sich aufmerksam gemacht, was meiner Meinung nach suggerieren müsste, dass es sich um ein Hotel am Flughafen handelt. Leider lag das Etablissement aber fast fünfzig Kilometer von besagtem Flughafen entfernt, sodass ich ziemlich früh aufstehen musste, um pünktlich dort zu sein. Denn ich sollte den Patienten erst am Flughafen treffen.

Es handelte sich um einen Familienvater, der sich im Campingurlaub mit Frau und Kind beim Wandern das Bein gebrochen hatte. Er war vom Fuß bis zum Becken eingegipst und konnte keinen Schritt gehen, weshalb die Leitstelle mit den italienischen Behörden ausgemacht hatte, dass man uns via Krankenwagen direkt aufs Vorfeld fahren sollte. Also stieg ich in das Fahrzeug ein, stellte mich dem Mann vor, und nachdem ich ihn untersucht und für flugtauglich befunden hatte, gab ich dem Krankenwagenfahrer ein Zeichen, dass er losfahren konnte. Wir wurden zu einem kleinen Eingang am Rande des Flugfeldes gebracht. Nachdem der Wagen dort angehalten hatte, klopfte es an der Tür und ein italienischer Sicherheitsbeamter steckte seinen Kopf zu uns herein. Obwohl er an einem internationalen Flughafen arbeitete, wo zu erwarten war, dass von Zeit zu Zeit Menschen landeten, die der italienischen Sprache nicht mächtig waren, konnte der Sicherheitsmann kein Englisch. Das machte aber auch nichts. Wir verständigten uns in der internationalen Sprache des Lächelns.

Er lächelte mich an, sagte: »Okay?!«, ich lächelte ihn an und antwortete: »Okay!« – Dann schloss er die Tür und der Wagen fuhr weiter. Direkt aufs Vorfeld.

Okay! Ich traute meinen Augen kaum, als der Krankenwagen anhielt, ich ausstieg und zwischen lauter A320 und B747 mitten auf dem Feld, direkt neben der Maschine stand, die uns nach Hamburg bringen sollte. Wir waren überhaupt kein bisschen kontrolliert worden. »Okay« – das war alles.

Nicht falsch verstehen – ich fand es super, mit meinem Patienten schnell und unkompliziert via Laderampe ins Flugzeug gebracht zu werden. Wir hätten aber ebenso gut ein fideles Terroristen-Duo sein können, das sich als Arzt und Kranker ausgibt. Wer weiß das schon genau? Ich bin mir auch sicher, dass wir nicht, ohne dass ich es merkte, durch ein riesiges Röntgengerät gefahren sind. Wir wurden einfach nicht kontrolliert. Während man in Deutschland schon Probleme bei Schuhen mit Stahlabsatz oder Herzschrittmachern bekommt und mich in Amerika ein großer, dicker Polizist fast ins Gefängnis gesteckt hat, weil ich ihm partout nicht erlauben wollte, mein steriles Behandlungsbesteck zu öffnen, hat man sich in Venedig nicht einmal für unsere Koffer interessiert. Weil wir kein

Gepäck aufgeben konnten, hatten wir also alles, was eigentlich nicht ins Handgepäck darf, griffbereit im Flugzeug dabei. Ich verlor an diesem Tag ein bisschen mein Vertrauen in die allmächtige Flughafensecurity.

*

Genau das Gegenteil musste ich im Land der unbegrenzten Unmöglichkeiten erleben, in dem, wie in den letzten Tagen durch die furchtbaren Nachrichten aus Ferguson bekannt, Willkür und Vorurteile an der Tagesordnung sind. Ich war auf dem Weg nach Sarasota, Florida. Ein Rentner, der dort seinen Lebensabend verbrachte, hatte einen Herzinfarkt erlitten und versuchte nun, dem amerikanischen Gesundheitssystem zu entkommen. Obwohl im Fernsehen durch diverse Serien enorm gehypt, gehört dieses nämlich leider zu den schlechteren Versorgungssystemen, die ich kennengelernt habe. Auf meiner persönlichen Liste der halbwegs zivilisierten Länder, in denen ich auf keinen Fall krank werden möchte, stehen die Vereinigten Staaten auf jeden Fall ganz oben. Zwar gibt es ein paar Topuniversitäten, aber der Großteil der amerikanischen Kliniken hat kaum Geld und bietet eine, meiner Meinung nach, unterirdische Qualität. Als ich das erste Mal in einem solchen Krankenhaus ankam, war ich einigermaßen überrascht, denn ich hatte Großes erwartet.

Dem armen Rentner war es wohl genauso gegangen, und nun wollte er der Misere so schnell wie nur irgend möglich entfliehen. Auch er erinnerte sich an seine Reiserückholversicherung, und obwohl der Mann mit seiner Frau praktisch auf der anderen Seite des großen Teiches wohnte, befand er sich im Prinzip tatsächlich auf einer großen Reise, von der er nun gerne zurückgeholt werden wollte. Weil sein Zustand so schlecht war, dass man ihn nur liegend transportieren konnte, wurde ich geschickt, um den Transport medizinisch sowie logistisch zu organisieren.

Mein Flug ging von Nürnberg nach Frankfurt, von dort nach Atlanta und schließlich nach Sarasota. Erst nach fast achtzehnstündiger Reise kam ich an meinem Ziel an. Allerdings war es weniger eine Reise als vielmehr eine Odyssee. Während in Frankfurt, bis auf das gewohnte Gemecker am Sicherheitscheck, noch alles rundlief und ich den folgenden Flug nach Amerika in vollen Zügen genoss, lief die Angelegenheit, sobald ich amerikanischen Boden betreten hatte, nicht mehr so super.

Wenn Sie schon einmal in diesem wunderbaren Land waren, dann wissen Sie, dass das Misstrauen allem Fremden gegenüber hier bereits bei der Einreise beginnt. Nachdem man von mehreren Sicherheitsleuten im XXXXL-Outfit ungefähr so kritisch gemustert wurde wie ein Guantanamohäftling auf Wochenendurlaub, kann auch das mechanische »Welcome to America!« nicht über den Fingerabdruckscanner und das Gefühl, hier ganz und gar nicht willkommen zu sein, hinwegtäuschen. Und weil man niemandem trauen kann, gibt es auf US-amerikanischen Flughäfen nicht nur eine, sondern gleich zwei Sicherheitskontrollen. Für die, die richtig Pech haben, gibt es auch noch eine dritte. Denn wenn man dem Mann bei der ersten Kontrolle nicht gefällt oder er keine gute Laune hat oder keine Deutschen mag oder weiß der Geier, dann bekommt der Kollege an der nächsten Ecke eine Information, und schwuppdiwupp wird man rausgefischt und in einen großen Raum mit einem schwarzen Viereck auf dem Boden gebeten, welches man auf unbestimmte Zeit nicht verlassen darf. Natürlich wird einem vorher alles Gepäck weggenommen.

Der Mann an Kontrolle eins schien mich nicht sonderlich sympathisch zu finden. Vielleicht war ihm auch einfach mein überdimensionierter roter Rucksack suspekt. Wie auch immer: Kaum angekommen, sah ich mich auch schon in besagtem Raum sitzen, ohne Gepäck, ohne Geld, ohne Handy – und mein Anschlussflug ging in einer Stunde! Die Hoffnung, dass alles doch noch einigermaßen schnell über die Bühne gehen würde, wurde zerstört, als ich sah, was mit dem Gepäck des Mannes gemacht wurde, der gerade mit der Vollvisitation dran war. Der Reisende musste seinen Koffer öffnen – oder besser, öffnen lassen – und dann mit ansehen, wie der junge, sympathische Grenzer (ohne Haare, dafür aber mit einer Figur wie Arnold) all seine Sachen durchwühlte. Dabei machte er auch vor den intimsten Besitztümern nicht halt. Und der Besitzer hatte keinerlei Recht, sich irgendwie über die Maßnahme zu beklagen. Nachdem der Grenzer nichts gefunden und die Dinge wieder achtlos in den Koffer geschmissen hatte, war ungefähr eine halbe Stunde vergangen, und bei meinem Anschlussflug hatte das Boarding begonnen. Das Problem war nur, dass vor mir noch vier andere dran waren.

Ich musste mir etwas einfallen lassen. Also stand ich auf und ging auf den Kontrolleur zu. Der schätzungsweise Zwanzigjährige schaute mich böse an und schmetterte mir mit drohender Stimme entgegen, ich solle mich sofort hinsetzen und warten, bis ich dran sei. Ich ignorierte seine Aufforderung und versuchte, ihm zu vermitteln, was genau mein Problem war. Leider hörte er mir gar nicht zu, sondern brüllte mich an, ich solle mich setzen, während seine Hand nach dem Pfefferspray in seinem Gürtel tastete.

Mein Gott, hatte ich Muffensausen! Man weiß ja aus Funk und Fernsehen, wie gnadenlos die amerikanische Exekutive zuschlägt, wenn ihr etwas nicht in den Kram passt. Wahrscheinlich hätte mich der Typ schon niedergestreckt, wenn meine Hautfarbe nur etwas dunkler gewesen wäre. Stattdessen versuchte der Bursche, mich lediglich mit drohenden Gesten zu beeindrucken.

Peinlich genau darauf bedacht, innerhalb des auf dem Boden aufgemalten Vierecks zu bleiben, erklärte ich ihm einfach, dass ich ein Arzt sei und dringend weitermüsse, weil das Leben eines Patienten in Gefahr sei. Das ließ ihn innehalten.

Während meiner Reisen in die Staaten habe ich gelernt, dass Amerikaner nur vor einem noch mehr Angst haben als vor Fremden – und zwar davor, persönlich für etwas haftbar gemacht zu werden. Wenn ich in einem Krankenhaus wieder einmal ewig auf einen Entlassungsbrief warten musste, dann funktionierte es immer, wenn ich ankündigte, dann eben ohne die Papiere mit dem Patienten zu gehen. Ich fragte dann nach jemanden, den ich als Verantwortlichen angeben könne, und keine zwei Minuten später hatte ich, was ich wollte.

Auch in diesem Fall funktionierte die Taktik. Mit argwöhnischer Miene schaute der Grenzer mich an und stellte mir Dutzende Fragen zu meinem Beruf. Er wollte meine Unterlagen und Ausweise sehen und nahm mich dann tatsächlich als Nächsten dran.

Und dann kam der Knaller! Als ich ihm brav den Inhalt meiner Taschen zeigen wollte, in der Hoffnung, ich würde meinen Anschlussflug vielleicht doch noch erreichen, hatte der Mann jegliches Interesse daran verloren. Nachdem er sich davon überzeugt hatte, dass ich nicht log, reichte dem Beamten allein der Umstand, dass ich Arzt war und dringend weitermusste, um von der Harmlosigkeit meiner Absichten überzeugt zu sein.

Wenn Sie schon einmal den Flughafen Atlanta bereist haben, dann wissen Sie, dass dessen Größe mit nichts zu vergleichen ist, was wir aus Deutschland kennen. Seine vielen Terminals sind über einen Zug miteinander verbunden, der sie unterirdisch abfährt. Schweißüberströmt kam ich dennoch gerade rechtzeitig am Flieger an, nachdem man mich bereits zwei Mal ausgerufen hatte. Die Gäste schauten mich an wie einen Aussätzigen, als ich in die kleine Maschine stieg und sich direkt hinter mir die Türen schlossen.

Der Rest der Reise verlief ruhig. Ich visitierte meinen Patienten und erklärte ihn für transportfähig. Danach hatte ich zwei Tage Zeit, mir das kleine Örtchen in Florida anzusehen. Es war einen Tag vor dem amerikanischen Unabhängigkeitstag und überall waren die Vorbereitungen in vollem Gange. Ich spazierte durch die Straßen, die irgendwie alle die Namen von Früchten hatten, wie Pineapple Avenue, Orange Street und Apple Boulevard.

Als ich mich auf den Weg zu einem Supermarkt machte, um die Liste der amerikanischen Lebensmittel abzuarbeiten, die man unbedingt kaufen muss, wenn man in den Staaten verweilt, traf ich zwei kleine, schwarze Amerikaner, die offenkundig gerade von der Schule nach Hause gingen. Als die beiden mich sahen, senkten sie den Kopf, sagten »Good morning, sir!« und wechselten die Straßenseite.

Ich war etwas irritiert, vergaß den Vorfall aber schnell wieder. Erst im Rettungswagen auf dem Weg zum Flughafen nach Orlando fielen mir die beiden wieder ein. Während der dreistündigen Fahrt unterhielt ich mich eine ganze Weile mit dem Rettungsassistenten, der in den USA »Paramedic« heißt, über die verschiedensten Dinge. Ich lernte viel über das Gesundheitswesen und die amerikanische Sicht auf die Weltpolitik.

Während wir über den aktuellen Präsidenten sprachen, fiel mir die Sache mit den beiden Kindern wieder ein, und ich sprach den Paramedic darauf an. Was er mir dann erklärte, verschlug mir fast die Sprache. Offenkundig sind in den USA rassistische Diskriminierungen immer noch an der Tagesordnung. Der Mann berichtete von einigen Vorfällen, zu denen er als Ersthelfer gerufen wurde, wo Menschen aufgrund ihrer Hautfarbe zu Opfern von Gewalt wurden – teils auch mit tödlichem Ausgang. Beispielsweise sei er auf dem Weg zu einem Verkehrsunfall gewesen, als die Leitstelle ihm auf halber Strecke mitteilte, dass es sich jetzt um eine Schießerei handelte. Als er am Ort des Geschehens ankam, musste er feststellen, dass der weiße Fahrer ausgerastet war, als er gesehen hatte, dass es sich beim Unfallverursacher um einen Schwarzen handelte. Obwohl lediglich ein Blechschaden zu verzeichnen war, zog der Weiße seine Pistole, die man in vielen Bundesstaaten mit sich herumtragen darf wie Kaugummi, und schoss den Schwarzen nieder. Er war sofort tot.

Ich war schockiert. Dem Paramedic schien meine in seinen Augen naive Sicht auf die Rassenproblematik zu amüsieren, und er erzählte noch viele weitere Geschichten, in denen immer der Schwarze das Nachsehen hatte. Und das Schlimmste war die Selbstverständlichkeit, mit der er die Erlebnisse von sich gab. Als wir nach drei Stunden Fahrt am Flughafen ankamen, hatte ich eine Menge Denkstoff für den Heimflug im Gepäck. Der verlief ruhig und am nächsten Morgen konnte ich den Patienten in guter Verfassung am Frankfurter Flughafen abgeben.

*

Alles in allem erlebt man als Flugarzt eine ganze Menge interessanter Dinge, lernt fremde Kulturen kennen und kann sich einen Überblick auch über die entlegensten Orte der Welt verschaffen. So werde ich meinen Ausflug nach Pakistan beispielsweise nie vergessen. Von Köln aus flogen wir mit einem Learjet 55, jenem Flugzeug, das normalerweise Prominente von A nach B bringt, erst nach Georgien und dann weiter über Afghanistan nach Islamabad. Weil der Patient ernst erkrankt war, konnten wir das Risiko, ihn mittels einer Linienmaschine zu transportieren, nicht eingehen.

In einem Ambulanzjet stehen mir als Arzt die Möglichkeiten einer Intensivstation zur Verfügung. Egal, ob wir den Erkrankten in eine Vollnarkose legen, ihn intubieren oder mit Medikamentenpumpen versorgen müssen, sogar einen Ultraschall kann man in so einem Flugzeug durchführen. Von Kathetern in jede mögliche vorhandene sowie noch zu schaffende Körperöffnung ganz zu schweigen. So kann man zentrale Venenkatheter, Arterienkatheter, Blasenkatheter und so weiter installieren.

Bei dem Patienten in Pakistan handelte es sich um einen sehr alten Mann, dem mehrere Organe versagten und der nun zurück in sein Heimatland Schweden gebracht werden musste. Für uns alle, die wir medizinische Arbeit unter erschwerten Bedingungen gewohnt sind, war es trotzdem eine besondere Situation und Erfahrung, denn eine Reise nach Pakistan ist eine seltene Angelegenheit.

Die Crew bei so einem Einsatz besteht in der Regel aus vier Mitgliedern: einem Piloten, einem Kopiloten, einer Pflegekraft sowie dem Arzt.

Das Problem im Ambulanzjet ist, dass jeder Zentimeter funktionell genutzt wird, sodass leider kein Platz für eine Toilette bleibt. Weil wir aber sowieso alle vier Stunden landen und die Kiste auftanken müssen, kann man sich seine Bedürfnisse einigermaßen gut einteilen.

Das versuchte ich auch beim Start in Köln. Ich trank wenig, ging direkt, bevor wir mit der Kiste vom Hof rollten, noch mal schnell für kleine Notärzte, um mich dann mit einem Startabbruch konfrontiert zu sehen.

»Macht nichts, das haben wir gleich«, versuchte Markus, der Kapitän, die Wogen zu glätten. »Wir rollen nur noch mal kurz in die Maintenance.«

Während die Techniker versuchten, den Fehler zu finden, vergnügten wir uns bei einem schönen heißen Kaffee. Schwerer Fehler! Denn die Herrn Flugzeugmonteure fanden den Fehler ziemlich schnell – und zwar genau nach dem dritten Tässchen der heißen, schwarzen Flüssigkeit. Und da wir sowieso dem Zeitplan hinterherhinkten, trieb uns Markus an, schnell wieder an Bord zu kommen, damit wir die Nacht wie geplant in Pakistan und nicht irgendwo in Georgien verbringen konnten. Tja, den Rest können Sie sich sicher denken. Es war kein besonders schöner Flug. Während der ersten zwei Stunden dachte ich noch, ich schaffe es irgendwie, aber als sich die Minuten dann zogen wie Stunden, musste ich leider kapitulieren. Für solche Fälle haben wir an Bord immer sogenannte Gel-Beutel dabei. Ich verschone Sie am besten mit Details …

Manchmal reichen diese Beutel allerdings nicht mehr. So war eine der Crews eines Tages nach Ostafrika unterwegs, als dort noch nicht die verheerende Ebolaepidemie wütete. Was es da unten allerdings schon immer in rauen Mengen gab, waren Magen-Darm-Viren. Die Kollegen infizierten sich mit den possierlichen Tierchen und verbrachten den gesamten Flug auf dem »Notfallsitz«, der selbstredend keinerlei Isolation, weder akustischer noch optischer und erst recht nicht olfaktorischer Art, bietet.

Zurück nach Pakistan … Der Weg dorthin war weit. Wir flogen über biblische Gebirge und die unendlichen Weiten Afghanistans. Beim Blick nach unten wurde mir auf einmal klar, warum man einen Krieg in diesem Land schlicht nicht gewinnen kann. Nach insgesamt über zehn Stunden Flug landeten wir endlich auf dem Flughafen von Islamabad. Wir wurden direkt auf dem Rollfeld kontrolliert. Keiner durfte den Flieger verlassen, bis sich die Grenzer nicht davon überzeugt hatten, dass wir ungefährlich waren. Um uns den Ernst der lokalen Bestimmungen mit Nachdruck klarzumachen, kamen die Kontrolleure mit einem Pick-up angefahren, auf dessen Heck ein riesiges Maschinengewehr montiert war. Das richteten sie auf unser kleines Flugzeug und stellten somit sicher, dass wir penibel darauf achteten, den Forderungen der Gastgeber nachzukommen.

Aber auch diese Tortur ging vorüber, und so saßen wir, fast zwölf Stunden, nachdem wir unsere Reise angetreten hatten, in einem Kleinbus, der uns die letzten Kilometer bis zum Hotel bringen sollte. Die Unterbringung an sich war für normale Menschen überhaupt nicht zu erreichen. Aufgrund der hochproblematischen Sicherheitslage im Land waren Hotels, Botschaften und andere lohnenswerte Anschlagziele hermetisch abgeriegelt. Man konnte nur Zugang zu ihnen bekommen, wenn man eine Art Schleuse passierte. Der Bus fuhr über eine erste in den Boden gelassene Sperre aus Beton und wurde dann mittels irgendeines technischen Gerätes gescannt. In dieser Zeit hob sich ein weiterer Betonpoller aus dem Boden, sodass man vorerst gefangen war. Erst wenn die Sicherheitsleute zu den Schluss kamen, dass man keine Gefahr für das Hotel und dessen Insassen war, durfte man seine Fahrt fortsetzen. Im Gegensatz zu den Security-Leuten an italienischen Flughäfen schienen diese Menschen wirklich Sorge um das Wohlergehen der Gäste und wahrscheinlich auch ihr eigenes zu haben.

Man befand, wir seien trotz der Sauerstoffflaschen und Spritzen sowie der merkwürdigen Phiolen, die wir mit uns herumtrugen, keine besonders große Gefahr, und ließ uns passieren. Wir bezogen die Zimmer und verabredeten uns auf ein sogenanntes Landungsbier an der Bar. Die Tradition, einen Absacker zu sich zu nehmen, wenn ein anstrengender Tag zu Ende geht, ist wahrscheinlich so alt wie die Fliegerei selbst. Man sitzt mit der Crew zusammen, lässt den Tag Revue passieren und freut sich, dass alles mehr oder weniger gut geklappt hat. Sie können sich unsere Enttäuschung vielleicht vorstellen, als wir erkennen mussten, dass es im islamischen Pakistan auch für weniger religiöse Hotelgäste kein Bierchen gibt. Wir mussten also mit einem Landungspfefferminztee vorliebnehmen.

Die Nacht war kurz, denn am nächsten Morgen mussten wir früh raus, um den Patienten aus dem Hotel abzuholen. Wir sollten noch am Abend in Schweden eintreffen. Der Weg ins Krankenhaus führte uns durch die Rushhour von Islamabad. Wir konnten uns kaum sattsehen. Überall fuhren Menschen auf bunt bemalten Mopeds durch die Gegend. Verkehrsregeln schien es nicht zu geben. Der Lärm der Metropole drang durch alle Ritzen unseres Taxis. Man kaufte, verkaufte und trieb sonstigen Handel. Dabei schienen die Menschen ihren Emotionen freien Lauf zu lassen. In unserem Land wäre eine solche Umgangskultur undenkbar, in Islamabad schien das Sich-gegenseitig-Anschreien an der Tagesordnung zu sein.

Plötzlich sahen wir eine Menschenmenge, die interessiert um irgendetwas herumzustehen schien. Beim Näherkommen wurde uns klar, dass es sich um einen verunfallten Mopedfahrer handelte, der bewusstlos auf der Straße lag und blutete. Keiner schien ihm helfen zu wollen. Die Menschen rätselten offenbar nur, wie sie den Mann von der Straße herunterbekommen sollten, damit der Verkehr weiter seinen chaotischen Lauf nehmen konnte. Glücklicherweise sprach unser Taxifahrer ein paar Brocken Englisch. Doch danach gefragt, ob man nicht bis zum Eintreffen der Ambulanz Erste Hilfe leisten solle, schaute er uns belustigt an und sagte: »Ambulance? No ambulance! No money, no hospital!«

Ich musste lernen, dass man die Menschen einfach auf dem Boden liegen lässt. Wer kein Geld hat, der bekommt auch keine medizinische Hilfe. Und offenkundig entschied der umstehende Mob darüber, ob die hilflose Person auf dem Boden nach Geld aussah oder nicht. Ich wollte aussteigen und helfen, aber der Taxifahrer lachte mich nur aus und setzte seinen Weg unbekümmert fort.

Unser Patient lag in einem, wohl gemerkt, privaten Krankenhaus, in dem es allerdings zuging wie auf einem Wochenmarkt. Ich lernte ein paar interessante Dinge über pakistanische Kliniksitten. Zum Ersten gibt es keine Pflegekräfte. Die Schwestern sind für medizinische Aufgaben gebunden. Die Pflege, das heißt die Beschaffung von Speisen, das Wickeln von Inkontinenten oder die Mobilisation von Bettlägerigen muss durch die Familie organisiert werden. Wer keine Familie hat, hat Pech. Entweder er kann sich einen privaten Pfleger leisten oder eben nicht. Für Medikamente gilt das Gleiche. Sie werden nicht, wie in Deutschland üblich, für die Dauer des Krankenhausaufenthaltes von der Klinik gestellt. Im Erdgeschoss einer jeden Einrichtung gibt es eine Apotheke, dort sind die entsprechenden Pillen auf Rezept zu bekommen. Meistens jedenfalls.

Wir luden unseren Patienten in den zur Verfügung gestellten Krankenwagen, was ein wirklich interessantes und herausforderndes Erlebnis war, denn weil der Mann ja im künstlichen Koma lag und außerdem beatmet werden musste, ragten aus seinem Körper eine Menge Schläuche, die auch dringend dort bleiben sollten. Leider handelte es sich bei dem Krankenwagen – uns wurde zugesichert, dass man bereits die Deluxe-Variante geschickt hatte – um eine Art Pick-up mit Liege hinten drin. Apparativ war das kein Problem, denn wir hatten alles dabei, was man für die Versorgung eines Intensivpatienten so braucht. Wir hatten eher ein Platzproblem.

Außerdem war zu befürchten, dass bei jedem Schlagloch irgendwo ein Draht herausrutschen und die Umgebung mit Blut besudeln würde. Den Fahrer unseres Vehikels interessierte das allerdings eher nicht so richtig. Der kämpfte sich so durch die nie enden wollende Rushhour von Islamabad, wie er es schon immer getan hatte. Ob der Typ in seinem Wagen nun eine Magenverstimmung oder eine Hirnblutung hatte, schien ihm dabei herzlich egal zu sein.

Irgendwie schafften wir es dann doch zum Flughafen, wo der Wahnsinn aber leider immer noch nicht enden wollte. Die Securityleute waren nämlich total erpicht darauf, dass wir unseren Patienten mit dem flughafeneigenen Krankenwagen zu unserem Flugzeug fuhren. Und der war leider eine noch viel größere Katastrophe. Wir wussten nicht, wie wir den Patienten, die Geräte, die ihn am Leben erhielten, Anne, die Krankenschwester, die mit mir unterwegs war, und mich da reinkriegen sollten. Es stellte sich heraus, dass es schlicht nicht möglich war. Aber auch dieses Problem ließ sich mit pakistanischem Charme lösen: Anne durfte sowieso nicht mit in das Auto, denn – Sie ahnen es vielleicht schon – sie war eine Frau. Und Frauen haben in Islamabad das große Privileg, einen extra für sie errichteten Eingang benutzen zu dürfen. Frauen und Männer zusammen – in Pakistan undenkbar. Also blieb mir nur die Hoffnung, Anne am Flugzeug wiederzusehen.

Ich wurde mitsamt dem Patienten und allen Gerätschaften ins Auto verladen, wo ich aus Platzgründen keinerlei Möglichkeit hatte einzugreifen, falls das notwendig werden sollte. Der arme Mann musste die nächsten fünfzehn Minuten ohne medizinische Hilfe überstehen. Meine Aufgabe bestand vielmehr darin, dafür zu sorgen, dass Beatmungsmaschine und Sauerstoffflasche den Patienten nicht erschlugen. Außerdem musste ich den mir Anvertrauten mit einem Bein auf die Liege drücken, denn leider war im Wagen kein Gurtsystem vorhanden, und so hieß es auf das Beste hoffen.

Wir schafften es zum Flieger – alle drei. Anne kam ein bisschen spät und wir verpassten fast unseren Abflugslot. Man hatte sich entschlossen, bei der jungen Frau aus Deutschland, die ohne Kopftuch und in Jeans durch die Gegend lief, eine Leibesvisitation durchzuführen. Als wir dann endlich im Flugzeug saßen, hatten wir bereits eine gehörige Verspätung. Das mag nicht schlimm klingen, weil wir ja schließlich in einem Privatjet unterwegs waren und starten und landen konnten, wann wir wollten. Leider ist das nicht ganz so. Denn das Problem ist, dass Piloten nur eine begrenzte Anzahl an Stunden arbeiten dürfen. Wird diese Zeit überschritten, dann bleibt der Jet stehen. Ohne Wenn und Aber. Und es heißt warten, bis die vorgeschriebene Pausenzeit abgelaufen ist. Diese Vorschrift gilt überall, weltweit. Leider beginnt der Arbeitstag eines Piloten aber nicht in dem Moment, wo er die Motoren der Maschine anschaltet, sondern die Zeit läuft, sobald die Crew das Hotel verlässt.

Eine Stunde Verspätung machte also bei so einem straffen Zeitplan, wie wir ihn einzuhalten hatten, schon eine Menge aus. Unglücklicherweise waren wir mehr als zwei Stunden zu spät.

Lange Rede, kurzer Sinn: Als wir in Schweden landeten, musste die Maschine nach dem Tanken sofort wieder abheben, da wir es sonst nicht mehr bis nach Deutschland geschafft hätten. Dumm nur, dass im Krankenwagen, der auf dem Rollfeld auf uns wartete, kein Arzt saß und ich den Transport unbedingt begleiten musste. Der Patient lag schließlich im künstlichen Koma. Da kann man nicht einfach mal schnell sagen: Den Rest schafft ihr auch ohne mich! Was man aber sagen kann, ist: Wir fliegen dann mal ohne dich!

Und so war ich gezwungen, die Nacht in einem Hotel am Flughafen zu verbringen und am nächsten Morgen mit der Linienmaschine nachzukommen, während sich meine Kollegen bereits auf den Heimflug machten. Meine Laune war auf dem Tiefpunkt. Allerdings nicht lange, denn bereits kurz nachdem der Jet von der Landebahn abgehoben hatte, rief mich die internationale Leitstelle nochmals an.

Ich dachte, sie würden mir lediglich die Daten für das Hotel durchgeben, in dem ich gezwungen sein würde, die Nacht zu verbringen. Zu meinem Erstaunen teilte der Dispatcher, so der offizielle Name des Disponenten, mir aber mein nächstes Reiseziel mit. In zwei Tagen würde es nach Los Angeles gehen. Diese Information machte meinen Frust wegen des verpassten Heimfluges mehr als wett. Ich war begeistert und die Reise sollte fantastisch werden.

*

Selbstverständlich habe ich auf all diesen Reisen viel erlebt. Und dabei ist es nicht nur interessant, die verschiedenen Kulturen und deren Gesundheitswesen kennenzulernen. Lehrreich war auch zu beobachten, wie Menschen aus anderen Kulturkreisen mit Problemen verschiedenster Art umgehen. Hierbei meine ich nicht einmal vordergründig die menschlichen Schicksale, sondern praktische Probleme des Alltags, für die in anderen Ländern manche kreative Lösungen gefunden werden. Beispielhaft möchte ich von einer Begebenheit erzählen, die sich auf der sonnigen Insel Zypern abgespielt hat.

Unsere Aufgabe war es, einen Patienten per Ambulanzflugzeug von Kenia nach London zu fliegen. Der Mann hatte sich im Urlaub mit einem gefährlichen Darmvirus infiziert, infolgedessen seine Nieren den Geist aufgegeben hatten. Die wiederum sind für die Ausscheidung von Wasser zuständig. Weil der Mann zu spät zum Arzt gegangen war und die medizinische Versorgung in Kenia außerdem nicht dem entspricht, was wir Mitteleuropäer gewohnt sind, führte eins zum anderen. Das Wasser, das den Körper nicht mehr verlassen konnte, sammelte sich in der Lunge des Patienten an und sorgte dafür, dass er nicht mehr atmen konnte.

Als mein Team und ich im Krankenhaus eintrafen, sah es alles in allem bereits nicht besonders gut für den Mann aus. Er lag japsend im Bett und niemand schien sich so richtig um ihn zu kümmern.

Nur seine Frau versuchte, beruhigend auf ihren Mann einzureden, und war überglücklich, als sie uns sah.

Mr Brown, so erfuhren wir, war nun bereits seit zwei Tagen im Krankenhaus und hatte, bis auf ein paar Antibiotika und eine völlig unnötige Bauchspiegelung, keinerlei notwendige Medizin bekommen. Ich versuchte, einen ärztlichen Kollegen zu organisieren, was sich als Ding der Unmöglichkeit erwies. In Kenia funktioniert das Gesundheitssystem nämlich etwas anders als bei uns. Ich musste lernen, dass es keinesfalls üblich ist, dass die Intensivstation mit einem Arzt besetzt wird. Den muss man anfordern, anrufen, anpiepsen und was weiß ich noch alles. Und wenn man Glück hat, dann kommt irgendwann im Laufe des Tages mal jemand vorbei. Wir hatten kein Glück. Der Kollege hatte die Entlassungsunterlagen fertig gemacht und sah das Problem damit als erledigt an. Aus dem Arztbrief ging lediglich hervor, was ich sowieso schon wusste. Jetzt hieß es kreativ sein. Ich bat die Schwester, mir die letzten Röntgenaufnahmen zu zeigen, und konnte darauf sehen, dass die Lunge wirklich vollkommen überwässert war. Außerdem sah es so aus, als habe sich der arme Mr Brown obendrein noch eine Lungenentzündung eingefangen. Insgesamt also alles andere als gut. Wenigstens bekam der Mann Antibiotika.

Allerdings konnten wir ihn in diesem Zustand nicht transportieren, denn der Patient drohte auf dem Flug zu ersticken. Um eine künstliche Beatmung zu umgehen, entschied ich, unseren Aufenthalt in Kenia um einen Tag zu verlängern, und versuchte eine sogenannte Rekompensation. Dafür nutzte ich ein Verfahren mit dem komplizierten Namen CPAP/ASB. Der Patient bekam eine große Atemmaske aufgesetzt, durch die er versuchen sollte, ruhig ein- und auszuatmen. Der Clou bei dieser Beatmungsform liegt darin, dass unserem Mr Brown über die Maske nicht nur Sauerstoff zugeführt wurde, sondern auch ein einstellbarer Druck aufgebaut werden konnte, der das Wasser aus den beiden Lungenflügeln des Patienten förmlich herausdrücken sollte. Auf diese Weise kann es gelingen, das Nötigwerden einer Intubation zu vermeiden – und das war ja schließlich unser Ziel. Wir verbrachten den ganzen Tag bei Mr Brown auf der Intensivstation, und als wir ihn am Abend verließen, um unser Hotel zu beziehen, war ich guter Dinge.

Als wir am nächsten Morgen im Krankenhaus ankamen, um unseren Patienten abzuholen, hatte sich dessen Zustand allerdings erneut massiv verschlechtert, sodass ich nicht umhinkam, ihm doch noch den Beatmungsschlauch einzuführen. Nun mussten wir ihn im künstlichen Koma von Afrika nach England fliegen, was einen enormen Aufwand bedeutete. Denn für das Aufrechterhalten einer Narkose ist ein Haufen technischer Geräte nötig. Angefangen bei Spritzenpumpen, die kontinuierlich Medikamente verabreichen, über das Beatmungsgerät und Maschinen, die dauerhaft die Kreislauffunktionen überwachen.

Ich musste Mr Brown auf der kenianischen Intensivstation einen Katheter in die Arterie, einen in eine herznahe Vene sowie einen in die Blase legen, und als es endlich losgehen konnte, musste jeder Schritt sehr langsam und bedächtig ablaufen, damit ja nichts verrutscht oder verstellt wurde. Wir brauchten also viel zu lange, bis wir endlich abheben konnten.

Weil unsere Piloten im Vorfeld schon davon ausgegangen waren, dass es diesbezüglich Probleme geben würde, checkten sie erst aus dem Hotel aus, als wir schon auf dem Weg zum Flughafen waren, sodass wir es an einem Tag nach London schafften. Und tatsächlich – nachdem unser Patient ins Flugzeug verladen war, lief alles wie am Schnürchen. Wir starteten in Nairobi, machten eine Zwischenlandung in Khartum und flogen dann weiter in Richtung Europa, wo wir gezwungen waren, einen erneuten Tankstopp auf der Insel Zypern einzulegen.

Und kurz vor der Landung auf Zypern passierte es. Ich war gerade dabei, die Urinproduktion von Mr Brown zu kontrollieren, als ein Piepsen mich aufhorchen ließ. Eine der Medikamentenpumpen zeigte an, dass sie drohte leerzulaufen. Ich bat meinen Mitstreiter

Martin, mir aus dem Rucksack eine weitere Ampulle des benötigten Narkosemedikaments zu reichen. Aber Martin konnte meinem Wunsch leider nicht entsprechen, denn wir hatten alle Vorräte der Substanz aufgebraucht. Zwar benötigte Mr Brown relativ viel von besagtem Medikament, um den gewünschten Effekt zu erzielen, aber eigentlich hätten wir mehr als genug dabeihaben müssen. Doch weil wir die Substanz bereits bei dem vorherigen Einsatz gebraucht hatten und dazwischen nicht mehr auf unserer Basis gelandet waren, mussten wir nun feststellen, dass nichts mehr da war. In ungefähr einer Stunde würde Mr Brown munter werden. Wir steckten also ganz schön in der Klemme.

»Jungs, wie lange brauchen wir noch bis Zypern?«, fragte ich die Piloten.

Glücklicherweise sollten wir schon ungefähr zwanzig Minuten später dort landen. Ich schnappte mir das Satellitentelefon, das extra für solche Fälle im Flieger vorgehalten wird, und verständigte die Leitstelle über unser Problem. Die versprach, man würde sich etwas einfallen lassen. Martin und ich überlegten. Zwar war es möglich, die Wirkung des fehlenden Mittels durch die Kombination mehrerer anderer Medikamente zu erzielen – optimal war diese Lösung jedoch nicht. Aber irgendetwas mussten wir ja schließlich tun.

Nachdem wir auf Zypern gelandet waren und an unserer Parkposition angehalten hatten, kam auch sofort ein formell aussehender junger Mann an Bord und bat mich, ihm zu folgen. Wir fuhren erst in Richtung des Flughafenhauptgebäudes, um dann kurz davor nach links abzubiegen. Der Fahrer steuerte auf unbefestigtem Gelände schnurstracks auf den Sicherheitszaun des Flughafens zu. Dort stand, gut sichtbar, ein Mann. Bei genauerem Hinsehen stellte ich fest, dass sich der Bursche auf der anderen Seite der Sicherheitsbefestigung befand. Er schien auf uns zu warten, denn der Umstand, dass wir näher kamen, störte ihn nicht im Geringsten. Wie sich herausstellte, handelte es sich um einen ortsansässigen Arzt, der damit beauftragt worden war, mir das benötigte Medikament zu besorgen.

Nachdem ich die Papiere des Mannes geprüft hatte, nahm ich das Mittel etwas zögerlich an mich, denn schließlich befand sich der zypriotische Kollege auf der anderen Seite eines Flughafensicherheitszaunes. Aber das störte weder den Arzt noch den jungen Mann, der mich vom Flugzeug hierhergefahren hatte und aus dessen Kleidung ich schloss, dass er zum Team der Flughafensicherheit gehörte. Ich prüfte das Medikament und stellte fest, dass es sich um ausgezeichnete Ware handelte.

Der Patient konnte also im Koma bleiben und überstand den Transport unbeschadet. Was mich an diesem Tag allerdings schockierte, war, dass man mir das Medikament einfach so durch den Sicherheitszaun eines internationalen Militärflughafens gereicht hatte. Wie auch schon in Venedig dachte ich besser nicht darüber nach, was gewesen wäre, wenn ich kein Arzt aus Deutschland, sondern ein motivierter Terrorist aus dem Nahen Osten gewesen wäre.

*

Und noch einen Auftrag möchte ich Ihnen schildern. Es war Neujahr und ich tat gerade Dienst in der Notaufnahme, als ich via SMS gebeten wurde, eine Patientin in die Türkei zu begleiten. Die Dame war über Silvester zu Besuch bei ihrem Sohn, der bereits seit einigen Jahren in Deutschland lebte. Doch leider war ihr das kalte deutsche Winterklima nicht besonders gut bekommen und sie hatte sich eine Lungenentzündung zugezogen. Wegen ihres ohnehin schlechten Herzens steckte sie die Krankheit wesentlich weniger gut weg als ein ansonsten gesunder Mensch. Aus versicherungstechnischen Gründen wurde lediglich die Akutbehandlung in Deutschland durchgeführt. Die Infektion hatte sich von der Lunge auf das Herz verlagert und drohte, die dort ansässigen Klappen zu zerstören. Eine Operation war dringend nötig. Aber nicht in Deutschland.

Die Versicherungen konnten sich in Bezug auf die Finanzierung der Maßnahme lediglich darauf einigen, dass die Operation nur in der Türkei stattfinden durfte. Allerdings war die Frau viel zu krank, als dass es zu vertreten gewesen wäre, sie ganz allein nach Hause fliegen zu lassen.

Und hier kam ich ins Spiel. Ich sagte zu und bekam wenig später die Flugtickets per E-Mail zugesandt. Der auf den Unterlagen ausgewiesene Zielort war mir zwar gänzlich unbekannt, aber es hatte ja von Anfang an geheißen, dass das Reiseziel die Türkei sein sollte. Eine kleine Recherche im Internet minderte meine Vorfreude relativ stark. Der Zielort lag mitten im türkisch-syrischen Grenzgebiet.

Aber ich hatte den Auftrag angenommen und die Tickets waren bereits gebucht und bezahlt. Ich würde aus der Nummer nicht mehr rauskommen. Somit blieb mir nichts anderes übrig, als meine Koffer zu packen und am übernächsten Morgen zum Flughafen zu fahren. Ich versuchte, mich damit zu beruhigen, dass ich ja lediglich eine Nacht dort verbringen sollte und man mich sicher nie in ein Gebiet schicken würde, in dem ich nicht zu hundert Prozent sicher war. Ich sollte mich irren.

Die Reisewarnung des Auswärtigen Amtes tat ich als reine Übertreibung ab, und als ich am Flughafen ankam und meine Patientin in Empfang nahm, versicherte mir deren Sohn, dass ich mich durch eine Reise in das Grenzgebiet keinerlei Gefahr aussetzen würde.

Möglicherweise denken Sie jetzt: Vollidiot. Jeder weiß doch, was dort unten los ist. Und Sie haben recht! Aber was sollte ich tun? Ich hatte zugesagt, und obwohl mein Reiseziel nur ungefähr vierzig Kilometer von der umkämpften Stadt Kobanê entfernt lag, handelte es sich schließlich immer noch um türkisches Territorium. Und jeder weiß ja, dass die Türkei ein sicheres Reiseland ist.

Die Patientin sprach kein Wort Deutsch, daher beschränkte sich unsere Kommunikation auf »Daumen hoch« und »Daumen runter«, aber es ging. Tatsächlich ist es erstaunlich, wie viel man mit einfachen Gesten und einem Lächeln sagen kann. Manchmal mehr als mit umständlichem Geschwafel. Dementsprechend gab es während des Fluges auch keine Probleme.

Die gingen erst am Zielflughafen los. Bereits der Flieger von Istanbul bis zu unserem Ziel war, gelinde gesagt, spärlich besetzt. Aber gut, dachte ich mir. Vielleicht wollen einfach nicht so viele Menschen an diesen Ort. Der Landeanflug führte uns, wenn man der im Flugzeug eingeblendeten Landkarte Glauben schenken konnte, über Syrien. Zwar konnte ich mir das kaum vorstellen, denn bis zu diesem Zeitpunkt war ich davon überzeugt gewesen, der syrische Luftraum sei gesperrt. Auf dem Rollfeld wurde meine Patientin bereits von einem aufgeregten Team von Krankenwagenfahrern erwartet. Obwohl – oder vielleicht auch gerade weil –in dem Fahrzeug nicht einmal der Sauerstoffadapter auf die entsprechende Flasche passte, schienen für seine Bedienung mindestens vier Leute vonnöten zu sein. Einer von ihnen sprach glücklicherweise etwas Englisch. Ich informierte ihn über alles Notwendige, denn es war nicht vorgesehen, dass ich die Patientin bis ins Krankenhaus begleitete. Dann verabschiedete ich mich.

Der Mann fragte, wie ich zu meinem Hotel kommen wollte, und ich antwortete ihm, dass ich ein Taxi nehmen würde.

»No taxi, no taxi!«, war seine knappe Antwort.

Ich war etwas irritiert.

»I drive you!«

Okay, dachte ich mir. Nett von ihm. Auf so gastfreundliche Menschen stößt man nicht alle Tage.

Ich wurde gebeten, ins Fahrerhäuschen des kleinen RTW einzusteigen, und der Mann war tatsächlich mehr als freundlich. Sogar die Musik im Radio wählte er nach meinen Wünschen aus. Wir unterhielten uns ein bisschen, und ich erfuhr, dass es mittlerweile gefährlich war, in diesem Teil der Welt mit dem Taxi unterwegs zu sein. Ich schaute aus dem Fenster und sah, was er meinte. Die Stadt, in der normalerweise über eine Million Menschen wohnten, schien nahezu ausgestorben. Nur wer wichtige Dinge zu erledigen hatte, wagte sich raus. Der Fahrer erklärte mir, dass der Krieg hier alles verändert hatte. Früher sei seine Heimat eine Touristenhochburg gewesen. Die Menschen seien in Strömen gekommen, um hier Urlaub oder Geschäfte zu machen. Doch seit dem Krieg in Syrien und im Speziellen seit der Bedrohung durch radikale Milizen komme keiner mehr.

Und die Einheimischen? – Diejenigen, die es sich leisten konnten, hatten diesen Teil des Landes verlassen. Und die anderen hofften, ihre Familie durchzubringen.

Man merkte meinem Fahrer an, dass ihn das Thema mitnahm. Offenkundig gehörte er nicht zu den Wohlhabenden und konnte dieses Niemandsland, das sich irgendwo zwischen Krieg und Normalität befand, nicht ohne Weiteres verlassen.

Ich fuhr also doch mit zum Krankenhaus, und nachdem die Patientin abgegeben war, chauffierte der Rettungsassistent mich sogar noch in seinem Privatauto zum Hotel. Und das ganz ohne irgendetwas von mir zu wollen.

Ich hatte ein Fünfsternehotel gebucht. Um noch ein wenig Sport zu machen, war ich sogar mit einem extra Rucksack, in dem sich die entsprechende Ausrüstung befand, aufgebrochen. Die Hotelbeschreibung im Internet war in Bezug auf dessen Ausstattung unzweideutig und so freute ich mich auf einen gemütlichen Abend in einem sicheren Hotel. Ich hatte eine Nacht in Pakistan verbracht – da sollte es doch in der Türkei, auch wenn ich mich im Grenzgebiet befand, keine Probleme geben. Gab es aber. Das Hotel war so gut wie verlassen. In dem Moment, in dem ich die Lobby betrat, verstand ich, wieso ich für die Grand Suite nur siebzig Euro hatte bezahlen müssen. Der einzige Mitarbeiter stand bereits aufbruchsfertig am Tresen, gab mir den Zimmerschlüssel, informierte mich darüber, dass Fitnessstudio, Restaurant und alle anderen Annehmlichkeiten momentan leider geschlossen seien, und zog von dannen. Ich war allein. In einem elfstöckigen Hotel.

Kurz überlegte ich mir, ob ich mir irgendwo noch etwas zu trinken und zu essen für die Nacht holen sollte, entschied mich dann aber aus naheliegenden Gründen dagegen und suchte stattdessen meine Suite auf. Das Zimmer war, wenn auch etwas staubig, ganz gut hergerichtet. Zwar war die Haltbarkeitsdauer der Getränke und Snacks in der Minibar seit Langem abgelaufen und warmes Wasser war auch nicht zu bekommen, aber zumindest gab es überhaupt welches. Nachdem ich die Tür verriegelt hatte, überlegte ich, wie zur Hölle ich am nächsten Morgen zum Flughafen kommen sollte, wenn es nicht sicher war, ein Taxi zu nehmen. Abgesehen davon galt es erst einmal, den nächsten Morgen überhaupt zu erleben, denn wenn ich den Krankenwagenfahrer richtig verstanden hatte und die Zeichen in meinem Hotel nicht gänzlich falsch deutete, dann verirrten sich nur reichlich selten Ausländer in diesen Teil des Landes. Was also sollte ein paar Radikale daran hindern, mich hier nachts »abzuholen« und als Geisel zu halten. Wie das ausgeht, haben wir ja in den letzten Monaten leider viel zu häufig zu sehen bekommen. Immer wenn ich zuvor die Bilder von sinnlosen und brutalen Enthauptungen im Fernsehen gesehen hatte, hatte ich mich gefragt, wie man so leichtfertig sein konnte, in diese Gebiete zu reisen. Und nun war ich selbst genau dort.

Ich überlegte hin und her, ob ich noch irgendetwas tun konnte, um die Nacht sicher zu überstehen, musste aber dann einsehen, dass ich wohl einfach Glück brauchte. Und ich hatte Glück.

Am nächsten Morgen hörten die Probleme allerdings nicht auf, denn schließlich musste ich irgendwie zurück zum Flughafen kommen. Und von der Benutzung eines Taxis war mir ja dringend abgeraten worden. Ich packte also meine Sachen und hoffte, in der Lobby einen Mitarbeiter des Hauses anzutreffen. Es ist wohl unnötig zu erwähnen, dass ich auf Frühstück und Kaffee verzichten musste. Und tatsächlich, derselbe Herr, der mir am Abend den Zimmerschlüssel übergeben hatte, stand auch jetzt am Empfang. Ich bat ihn, mir ein Taxi zu rufen, weil ich einfach keine Idee hatte, wie ich die zwanzig Kilometer zum Flughafen anders zurücklegen sollte. Und ich hatte irgendwie die Hoffnung, dass er schon wisse, bei welcher Nummer man anrief, um einen vertrauensvollen Fahrer zu bekommen, der einen nicht gleich in Richtung Grenze, sondern tatsächlich zum gewünschten Ziel fuhr.

Wenige Minuten später saß ich also in einem Wagen, dem zumindest das kleine »Taxi«-Schild auf dem Dach einen halbwegs offiziellen Anstrich verlieh. Leider war die Zahlung per Kreditkarte weit außerhalb aller Möglichkeiten, und so fuhr der Fahrer mit mir einfach zur nächsten Tankstelle. Ich sollte seinen Wagen volltanken. Die Fahrt zum Airport bot er mir als Gegenleistung. Auch diesmal – es war früher Morgen – fiel auf, dass die Stadt wie leer gefegt war. Niemand, der nicht unbedingt etwas erledigen musste, schien freiwillig aus dem Haus zu gehen.

Im Flugzeug dachte ich über meine Erlebnisse nach. Mir wurde klar, wie schnell normale und zivilisierte Landstriche, in denen die Menschen halbwegs friedlich miteinander leben (okay, der Konflikt zwischen Kurden und Türken schwelt schon eine ganze Weile) dem Chaos verfallen können. Krieg ist nichts, was irgendwo anders stattfindet. Keiner von den Menschen, die ich hier kennengelernt hatte und die freundlich, hilfsbereit und friedfertig waren, hatte einige Jahre zuvor ahnen können, was auf sie zukommen würde. Und es leiden immer diejenigen, die am wenigsten dafür können. Ich kam zu dem Schluss, dass der Frieden in Europa ebenfalls nicht selbstverständlich ist. Wir müssen aktiv etwas dafür tun, sonst leben wir bald genauso in Angst wie die Leute im türkisch-syrischen Grenzgebiet oder in Syrien selbst. Unser Wohlstand und unser menschliches Miteinander sind Privilegien, die es jederzeit aufs Neue zu verteidigen gilt. Denn sie sind nicht selbstverständlich. Ein paar Tage später begriff ich, wie fragil unser Frieden wirklich ist, als ein paar Radikale in Frankreich siebzehn Menschen töteten.

*

Ich könnte noch viele Geschichten von meinen Erlebnissen in fremden Ländern erzählen, denn wenn man so darüber nachdenkt, war jeder Auslandseinsatz für sich genommen ein außergewöhnliches Abenteuer. Und jeder Patient ein außergewöhnlicher Patient.

Aber irgendwann ist die letzte Seite eines Buches geschrieben, und ich hoffe, dass ich Sie mit meinen Geschichten nicht gelangweilt habe. Außerdem hoffe ich, dass Sie nie mein Patient werden. Am besten dran ist nämlich der, der den Arzt nie braucht. Und deshalb sind wir Ärzte über wenig Arbeit meist sehr glücklich. Denn jeder Tag, an dem mein Melder nicht wie wild gepiept hat, ist ein Tag, an dem niemand verunglückt ist. Und somit ein guter Tag.

DANKSAGUNG

Die Geschichten in meinem Buch konnte ich nur niederschreiben, ja überhaupt erleben, weil mir eine Vielzahl von Menschen dabei geholfen hat – beim Retten von Leben, als Korrekturleser oder schlicht als Freunde.

Als Erstes zu erwähnen sind auf jeden Fall meine Frau sowie meine Eltern und Großeltern.

Außerdem möchte ich mich bei meiner Lektorin Uta Alder sowie dem gesamten Team des Schwarzkopf & Schwarzkopf Verlages für die Unterstützung während der Entstehung von *Ich kam, sah und intubierte* bedanken.

Eine große Hilfe war mir außerdem meine Agentur und hier insbesondere Frau Monika Hofko, die mir in unzähligen Telefonaten dabei geholfen hat, meine Schreibtechnik zu verbessern.

Sämtliche Geschichten wurzeln in der Realität. Um die Anonymität der Beteiligten zu wahren, habe ich Namen, Orte und thematische Zusammenhänge selbstverständlich geändert. Trotzdem möchte ich mich bei jedem einzelnen meiner Patienten bedanken, denn in meinem Beruf ist es keineswegs so, dass immer nur der Arzt dem Patienten etwas gibt – im Gegenteil: Mit jedem Patienten lerne ich etwas Neues oder jemand Neues kennen und diese Erkenntnisse sind immer nützlich.

Weiterer Dank geht an meinen Onkel Karsten Albert, der sich jederzeit für Erstkorrekturen und Meinungen zur Verfügung gestellt hat. Ich weiß, dass ich seine Geduld teils bis zum absoluten Maximum strapaziert habe, wenn ich ihn bat, hundert Seiten bis zum nächsten Tag »mal kurz« durchzusehen (noch dazu an seinem Hochzeitstag).

Außerdem möchte ich meinem Freund Emir Berberovic danken, der sich, trotz zahlreicher anderer Probleme, geduldig und intensiv mit dem Manuskript dieses Buches beschäftigt hat.

Weiterhin geht ein großer Dank an die wunderbare Fotografin Miriam Allermann und ihr Projekt Emotion in Frames.

Besonderer Dank geht auch an die Helden des Roten Kreuzes und der anderen Hilfsorganisationen, mit denen ich täglich einwandfrei zusammenarbeite und die täglich ihr Leben riskieren, um Schlimmeres zu verhindern. Insbesondere sind hier meine Freunde Thorsten Ehrlich und Christoph Badinski zu nennen, aber auch alle anderen, die täglich ihr Leben riskieren, um Schlimmes zu verhindern. Ihnen und dem ganzen Team vom Roten Kreuz gilt meine ganz besondere Hochachtung! Die Leistungen dieser Männer und Frauen sind nicht mit Gold aufzuwiegen und viele Menschen sind diesen Helden zu großem Dank verpflichtet.

Außerdem möchte ich Manfred Hasemann für die Durchsicht des Manuskriptes sowie für seine ungeteilte Unterstützung in der Aufarbeitung verschiedener Einsätze danken. Er hat sein Leben dem Roten Kreuz und der Menschlichkeit gewidmet, und obwohl er dabei manchmal mit dem Kopf gegen Mauern rennt, macht er so lange weiter, bis er sie niedergerissen hat.

Mein Dank geht ebenso an Rainer Wekwerth. Der beliebte Jugendbuchautor hat mir auf meinem Weg zum Autor sehr geholfen und mich auf den einen oder anderen Stolperstein aufmerksam gemacht.

Außerdem danke ich dem gesamten Team des Medic-Center Nürnberg für die tolle Arbeit, die sie täglich leisten.

Meinem Freund Hannes Müller gebührt Dank für seine Hilfe, die ihm oft eine große Menge Geduld abverlangte.

Auch dem Team der Notarztbörse und hier im Speziellen Dr. André Kröncke möchte ich für die gute Zusammenarbeit danken und für ihre Anstrengungen, dafür zu sorgen, dass die Notarztstandorte in unserem Land rund um die Uhr besetzt sind.

Am Ende möchte ich allen Lesern dieses Buches für ihr Interesse am Arztberuf danken. Ich hoffe, ich konnte Ihnen einen ungeschönten Einblick in den Alltag eines Notarztes geben.

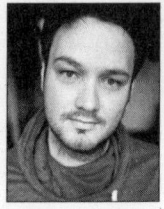

FALK STIRKAT, geboren 1984, arbeitet seit 2010 als Arzt. Seiner anfänglichen Tätigkeit in einer großen chirurgischen Klinik ging das Studium der Humanmedizin an der renommierten Karls-Universität voraus. Es folgten Ausbildungszeiten in Notaufnahme und Intensivstation. Heute arbeitet der Autor als Leiter einer großen Notarztwache.

Falk Stirkat
ICH KAM, SAH UND INTUBIERTE
*Wahnwitziges und Nachdenkliches
aus dem Leben eines Notarztes*

ISBN 978-3-86265-496-3
© Schwarzkopf & Schwarzkopf Verlag GmbH, Berlin 2015
1. Auflage Juli 2015
2. Auflage August 2015
3. Auflage September 2015
4. Auflage Dezember 2015

KATALOG
Wir senden Ihnen gern kostenlos unseren Katalog.
Schwarzkopf & Schwarzkopf Verlag GmbH
Kastanienallee 32, 10435 Berlin
Telefon: 030 – 44 33 63 00
Fax: 030 – 44 33 63 044

INTERNET | E-MAIL
www.schwarzkopf-schwarzkopf.de
info@schwarzkopf-schwarzkopf.de